全国高等卫生职业教育临床医学专业
（3+2）"十三五"规划教材

供临床医学、全科医学、预防医学、中医学等专业使用

附数字资源增值服务

传染病学

主　编　王　静　何愉胜　岳新荣

副主编　刘海云　孙　辉　王晓红

编　委（按姓氏笔画排序）

王　静　邢台医学高等专科学校

王晓红　湖北三峡职业技术学院

刘海云　邢台医学高等专科学校

孙　辉　阜阳职业技术学院

何愉胜　重庆三峡医药高等专科学校

陈瑞华　重庆三峡中心医院

岳新荣　湖北职业技术学院

胡　浩　湖北职业技术学院

崔文君　首都医科大学燕京医学院

程　勇　重庆三峡医药高等专科学校附属医院

U0302775

华中科技大学出版社
http://www.hustp.com
中国·武汉

内 容 简 介

本书是全国高等卫生职业教育临床医学专业(3+2)"十三五"规划教材。

本书共八章。第一章总论;第二章至第七章包括病毒性传染病、立克次体病、细菌性传染病、钩端螺旋体病、原虫病和蠕虫病;第八章医院感染。实训内容为穿脱隔离衣,是临床执业助理医师实践考核的技能操作项目。

本书可供临床医学、全科医学、预防医学、中医学等专业使用。

图书在版编目(CIP)数据

传染病学/王静,何愉胜,岳新荣主编. —武汉:华中科技大学出版社,2019.1(2024.7重印)
全国高等卫生职业教育临床医学专业(3+2)"十三五"规划教材
ISBN 978-7-5680-4758-6

Ⅰ. ①传…　Ⅱ. ①王…　②何…　③岳…　Ⅲ. ①传染病学-高等职业教育-教材　Ⅳ. ①R51

中国版本图书馆 CIP 数据核字(2018)第 290056 号

传染病学
Chuanranbingxue

王　静　何愉胜　岳新荣　主编

策划编辑:居　颖
责任编辑:熊　彦
封面设计:原色设计
责任校对:张会军
责任监印:周治超

出版发行:华中科技大学出版社(中国·武汉)　　电话:(027)81321913
　　　　　武汉市东湖新技术开发区华工科技园　　邮编:430223
录　　排:华中科技大学惠友文印中心
印　　刷:广东虎彩云印刷有限公司
开　　本:889mm×1194mm　1/16
印　　张:14
字　　数:401千字
版　　次:2024 年 7 月第 1 版第 2 次印刷
定　　价:49.80 元

全国高等卫生职业教育
临床医学专业(3＋2)"十三五"规划教材
编 委 会

网络增值服务使用说明

欢迎使用华中科技大学出版社医学资源服务网yixue.hustp.com

1.教师使用流程

（1）登录网址：http://yixue.hustp.com （注册时请选择教师用户）

注册 → 登录 → 完善个人信息 → 等待审核

（2）审核通过后，您可以在网站使用以下功能：

管理学生

建立课程　　　　　　　　　　布置作业

下载教学
资源　　　　　　　教师　　　　查询学生学习
　　　　　　　　　　　　　　记录等

2.学员使用流程

建议学员在PC端完成注册、登录、完善个人信息的操作。

（1）PC端学员操作步骤

①登录网址：http://yixue.hustp.com （注册时请选择普通用户）

注册 → 登录 → 完善个人信息

② 查看课程资源

如有学习码，请在个人中心-学习码验证中先验证，再进行操作。

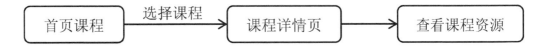

首页课程 —选择课程→ 课程详情页 → 查看课程资源

（2）手机端扫码操作步骤

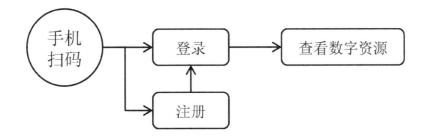

手机扫码 → 登录 → 查看数字资源

注册

2017年国务院办公厅印发《关于深化医教协同进一步推进医学教育改革与发展的意见》，就推动医学教育改革发展做出部署，明确了以"5＋3"为主体、"3＋2"(3年临床医学专科教育＋2年助理全科医生培训)为补充的临床医学人才培养体系，对医学教育改革与发展提出了新的要求，提供了新的机遇。

为了进一步贯彻落实文件精神，适应临床医学高职教育改革发展的需要，服务"健康中国"对高素质创新技能型人才培养的需求，促进教育教学内容与临床技术技能同步更新，充分发挥教材建设在提高人才培养质量中的基础性作用，华中科技大学出版社经调研后，在教育部高职高专医学类专业教学指导委员会专家和部分高职高专示范院校领导的指导下，组织了全国近40所高职高专医药院校的近200位老师编写了这套全国高等卫生职业教育临床医学专业(3＋2)"十三五"规划教材。

本套教材积极贯彻教育部《教育信息化"十三五"规划》要求，推进教材的信息化建设水平，打造具有时代特色的"融合教材"，服务并推动教育信息化。此外，本套教材充分反映了各院校的教学改革成果和研究成果，教材编写体系和内容均有所创新，在编写过程中重点突出以下特点：

(1)紧跟医学教育改革的发展趋势和"十三五"教材建设工作，具有鲜明的高等卫生职业教育特色。

(2)紧密联系最新的教学大纲、助理医师执业资格考试的要求，整合和优化课程体系和内容，贴近岗位的实际需要。

(3)突出体现"医教协同"的人才培养体系，以及医学教育教学改革的最新成果。

(4)教材融传授知识、培养能力、提高技能、提高素质为一体，注重职业教育人才德能并重、知行合一和崇高职业精神的培养。

(5)大量应用案例导入、探究教学等编写理念，以提高学生的学习兴趣和学习效果。

本套教材得到了专家和领导的大力支持与高度关注，我们衷心希望这套教材能在相关课程的教学中发挥积极作用，并得到读者的青睐。我们也相信这套教材在使用过程中，通过教学实践的检验和实际问题的解决，能不断得到改进、完善和提高。

全国高等卫生职业教育临床医学专业(3＋2)
"十三五"规划教材编写委员会

传染病学是临床医学专业主要课程,是临床执业助理医师考试的必考科目。本教材在编写过程中贯彻"以服务为宗旨,以就业为导向"的职业教育方针,将"三基""五性"渗透于教材中,紧紧围绕着学生关键能力的培养进行了教材内容的组织,强调实用性,促进了"教、学、做"一体化教学的实施。

本教材内容涵盖了临床执业助理医师考试大纲要求的所有传染病;也加入了我国常见、多发的传染病,如流行性感冒、狂犬病等,并加入了烈性传染病,如鼠疫、炭疽等;为了体现传染病的最新变化,加入了 H_7N_9 禽流感。根据临床实际和课时安排删除了一些近年来出现极少的传染病。本教材共八章。第一章总论;第二章至第七章包括病毒性传染病、立克次体病、细菌性传染病、钩端螺旋体病、原虫病和蠕虫病;第八章医院感染。实训内容为穿脱隔离衣,是临床执业助理医师实践考核的技能操作项目。

在编写体例上,每章书均设有学习目标、案例分析、知识链接和课后小结,每节均将该节的重要知识点以课后习题的形式呈现出来,以便学生更好地掌握重点和难点,对考点一目了然。

在编写本教材的过程中,编者学习并引用了许多传染病学领域前辈和同行的学术成果,并得到了兄弟院校和出版社的大力支持,全体成员以高度的责任心和认真负责的态度积极投入教材的编写工作中,在保证质量的前提下,如期完成,借此表示诚挚的谢意!

由于编者水平有限,加上编写经验不足,书中难免存在疏漏和不足之处,敬请广大同仁和读者批评指正。

王　静

目　录

MULU

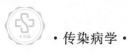

第一章 总 论

学习目标

知识目标:感染过程的表现,感染过程中病原体的作用和免疫应答的作用;传染病流行过程的基本条件及影响因素;传染病的基本特征、临床特点和治疗方法;传染病的诊断与治疗原则;传染病的预防措施。

能力目标:能够正确采集传染病患者的病史资料,做出正确的诊断和治疗。

素质目标:能够严格按照我国传染病防治法的要求,认真履行职责,关心、体谅患者及家属,保护患者隐私,做一名合格的医生。

传染病(communicable disease)是由病原微生物和寄生虫感染人体后引起的具有传染性、在一定条件下可引起流行的疾病。病原微生物包括朊粒、病毒、衣原体、支原体、立克次体、细菌、真菌、螺旋体等。寄生虫包括原虫、蠕虫等。感染性疾病(infectious disease)是指由病原体感染人体所引起的疾病,其范围较传染病更为广泛,既包括传染病,又包括非传染性感染性疾病。

传染病学是研究各种传染病在人体内、外环境中发生、发展、传播及其防治规律的一门学科,其重点是研究各种传染病的流行病学、发病机制、临床表现、诊断依据、鉴别诊断、治疗方法和预防措施,以求达到防治结合的目的。

案例分析

患儿,男,3岁,3天前因发热、流涕、咳嗽就诊。查体:体温38.7 ℃,两侧颊黏膜出现直径0.5～1 mm、盐粒状小白点。血常规:白细胞$4.2×10^9$/L,中性粒细胞60%。初步诊断为麻疹。

问题:

1. 传染病的诊断应注意收集哪几个方面的资料?

2. 麻疹属于法定传染病的哪一类?

3. 对于麻疹患者或疑似麻疹患者应在多长时间内进行报告?

第一节 感染和免疫

一、感染的概念

感染(infection)是病原体对人体的一种寄生过程。引起感染的病原体可来自宿主体外和体内。来自宿主体外的病原体所致的感染称为传染。传染主要指病原体通过一定途径从一个宿主侵入另一个宿主的感染。要构成传染和感染过程必须具备病原体、人体和它们所处的环境，三者之间此消彼长。通过漫长的生物进化，某些微生物、寄生虫感染人体后与人体之间形成了相互适应、互不损害的共生状态，如寄生在肠道的大肠埃希氏菌和某些真菌。但这种平衡是相对的，当某些因素导致宿主的免疫功能受损（如患艾滋病、接受放疗等），或机械损伤使寄生物离开其固有的寄生部位而到达其他寄生部位（如大肠埃希氏菌进入泌尿道、呼吸道），或应用大量抗菌药物导致菌群失调，平衡就将不复存在而引起宿主损伤，导致机会性感染。

大多数病原体与人体之间不适应，双方存在斗争。人感染病原体后因个体的适应程度不同而表现各异。临床上可见多种形式的感染情况。①首发感染：人体初次被某种病原体感染。有些传染病很少发生再次感染，如麻疹、水痘、甲型肝炎等。②重复感染：人体在被某种病原体感染的基础上再次被同一种病原体感染，如疟疾、血吸虫病等。③混合感染：人体同时被两种或两种以上病原体感染。该情况临床上较少见，如吸毒者因使用被污染的注射器而同时感染丙型肝炎病毒和艾滋病病毒。④重叠感染：人体在某种病原体感染的基础上再被其他的病原体感染。该情况临床上较多见，如感染慢性乙型肝炎病毒的患者重叠感染丙型肝炎病毒。在重叠感染中，出现在原发感染后的其他病原体感染称为继发性感染，如艾滋病患者继发弓形虫感染等。

二、感染过程的表现

病原体通过各种途径进入人体后就开始了感染过程。感染后的表现主要取决于病原体的致病力和人体的抗病能力，也与劳累、药物、放疗等来自外界的干扰因素有关。感染过程中呈现出的不同结局称为感染谱。

（一）病原体被清除

病原体进入人体后，可被处于机体防御一线的非特异性免疫屏障作用（如胃酸的杀菌作用、正常体液的溶菌作用）所清除。也可由事先存在于体内的特异性体液免疫与细胞免疫物质（特异性免疫球蛋白与细胞因子）将相应的病原体清除。机体通过预防接种或自然感染而获得特异性主动免疫，通过胎盘屏障从母体获得或注射免疫球蛋白而获得特异性被动免疫。治疗也是清除病原体的有效方法，如在血吸虫感染潜伏期内服用蒿甲醚可杀死血吸虫童虫。

（二）病原携带状态

病原携带状态是指病原体侵入机体后，可以停留在入侵部位或侵入较远的脏器继续生长、繁殖，而机体未表现出任何的疾病状态，但能携带并排出病原体，成为传染病流行的传染源。按病原体种类不同，病原携带者可分为带病毒者、带菌者和带虫者等。按其发生在显性感染或隐性感染之后可分为恢复期携带者和慢性携带者，发生在显性感染临床症状出现之前者称为潜伏期携带者。一般而言，携带病原体的持续时间短于 3 个月者，称为急性携带者；若超过 3 个月，则称为慢性携带者。对乙型肝炎病毒感染，超过 6 个月才算慢性携带者。病原携带者都具有一个共同的特点，即无明显临床症状而能排出病原体，因而在许多传染病（如细菌性痢疾、霍乱、伤寒、白喉、乙型肝炎和流行性脑脊髓膜炎等）中成为重要的传染源。但并不是所有传染病都有病原携带者，如麻疹、流行性感冒、甲型肝炎和登革热等。

（三）隐性感染

隐性感染又称亚临床感染，是指病原体侵入机体后，只引起机体产生特异性免疫应答，不引起或只引起轻微的组织损伤，在临床上也不出现任何症状、体征及生化改变，只有通过免疫学检查才能发现。在大多数传染病中，隐性感染是最常见的表现，其数量常常超过显性感染的 10 倍，隐性感染结束后大多产生不同程度的特异性主动免疫，病原体被清除。少数人可转变为病原携带状态,病原体持续存在于体内,如乙型肝炎病毒、伤寒沙门菌、志贺菌等,成为无症状携带者。在传染病流行期间,隐性感染对防止传染病的扩散有积极意义。因为,隐性感染者增多使人群对该传染病的易感性降低,这种传染病的发病率会下降。但也应该注意到隐性感染者可能处于病原携带状态,而成为传染病流行期间的重要传染源。

(四)潜伏性感染

潜伏性感染又称潜在性感染,是指病原体感染人体后,寄生在人体的某些部位,机体免疫功能足以将其局限化而不引起显性感染,但又不能将其清除,病原体便可在机体内长期潜伏起来,当机体免疫功能下降时,潜伏的病原体才引起显性感染。常见的潜伏性感染有单纯疱疹病毒、水痘-带状疱疹病毒和结核杆菌等感染。潜伏性感染者一般不排出病原体,因此,潜伏性感染者不构成传染源。潜伏性感染并不是在每种传染病中都存在。

(五)显性感染

显性感染又称临床感染,是指病原体侵入人体后,不但引起机体发生免疫反应,还通过病原体本身的作用或机体的变态反应导致组织损伤,引起病理改变和临床表现。在大多数传染病中,显性感染只占全部受感染者的一小部分。在麻疹、水痘等少数传染病中,大多数感染者表现为显性感染。大多数显性感染结束后病原体被清除,机体获得一定的免疫力。有些病原体(如伤寒沙门菌、麻疹病毒、甲型肝炎病毒、汉坦病毒等)感染结束后,机体可获得持久的免疫力,不易再受感染。有些病原体(如志贺菌、血吸虫、疟原虫等)的感染者其病后免疫力并不持久,可以再受感染而发病。小部分显性感染者可转变为慢性病原携带者,称为恢复期携带者。

上述感染的表现形式在一定条件下可移行或转化,一般来说,隐性感染最常见,病原携带状态次之,显性感染所占比率最低,但一旦出现,很容易识别。潜伏性感染仅存在于少数传染病中。

三、感染过程中病原体的作用

病原体侵入机体后能否引起疾病,取决于病原体的致病力和机体的防御能力这两个因素。其中,病原体的致病力包括以下几个方面。

(一)侵袭力

侵袭力是指病原体侵入机体并在机体内生长、繁殖的能力。有些病原体(如血吸虫尾蚴、钩端螺旋体、钩虫丝状蚴等)可直接进入人体。有些病原体(如结核杆菌、志贺菌等)需经消化道或呼吸道进入人体,先黏附于支气管黏膜或肠黏膜表面,再进一步侵入组织细胞,产生毒素,引起病变。有些病原体(如破伤风杆菌、狂犬病病毒等)的侵袭力较弱,需经伤口进入人体。有些细菌的表面成分(如伤寒沙门菌的 Vi 抗原)有抗吞噬作用的能力而促进病原体扩散。引起腹泻的大肠埃希氏菌能表达受体和小肠上皮细胞结合(定植因子方式),在肠壁定居繁殖并产生毒素。病毒常通过与靶细胞表面的受体或配基结合进入细胞内。

(二)毒力

毒力包括毒素和其他毒力因子。毒素包括外毒素与内毒素。外毒素由革兰氏阳性菌产生,通过与靶细胞上的受体结合,进入细胞内而起作用,其毒性强。能产生外毒素的病原体以白喉杆菌、破伤风杆菌和霍乱弧菌为代表。内毒素是革兰氏阴性菌的脂多糖,是细菌裂解后的产物,通过激活单核-巨噬细胞系统导致炎症和免疫损伤而致病。能释放内毒素的病原体以伤寒沙门菌、志贺菌为代表。其他毒力因子有:穿透能力(钩虫丝状蚴)、侵袭能力(志贺菌)、溶组织能力(溶组织内阿米巴)等。一些细菌能分泌抑制其他细菌生长的细菌素以利于自身的生长、繁殖。

（三）数量

对同一种病原体而言，入侵病原体的数量一般与致病力成正比。但在不同传染病中，能引起疾病发生的最低病原体数量可有较大差异，如伤寒需要10万个菌体，而细菌性痢疾仅需10个菌体。

（四）变异性

环境、药物、遗传等因素可引起病原体发生变异。一般来说，在人工培养多次传代的环境下，可使病原体的致病力减弱，如用于预防结核病的卡介苗（Bacillus Calmette-Guérin，BCG）就是通过人工培养多次传代后，使牛型结核杆菌的致病力减弱，而免疫原性得以保留。病原体在宿主之间反复传播引起的变异可使致病力增强，如肺鼠疫。病原体的抗原变异可逃逸机体的特异性免疫作用而继续引起疾病或使疾病慢性化，如流行性感冒病毒、丙型肝炎病毒和人类免疫缺陷病毒等。

四、感染过程中免疫应答的作用

机体的免疫应答对感染过程的表现和转归起着重要的作用。免疫应答包括有利于机体抵抗病原体的保护性免疫应答和促进病理改变的变态反应。保护性免疫应答又包括非特异性免疫应答和特异性免疫应答。变态反应都是特异性免疫应答。

（一）非特异性免疫（应答）

非特异性免疫又称先天性免疫、固有免疫或自然免疫，是机体对侵入体内异物（包括病原体）的一种清除机制。它不牵涉对抗原的识别和二次免疫应答增强现象。

1. 天然屏障　包括外部屏障（皮肤、黏膜及其分泌物，如唾液中的溶菌酶、气管黏膜上的纤毛等）和内部屏障（如胎盘屏障和血-脑屏障等）。

2. 吞噬作用　单核-巨噬细胞系统（包括血液中的游走大单核细胞，肝、脾、淋巴结、骨髓中固有的巨噬细胞）和各种粒细胞（特别是中性粒细胞）都具有非特异的吞噬功能，可清除吞噬的病原体。

3. 体液因子　存在于体液中的补体、溶菌酶、纤维连接蛋白、各种细胞因子等体液因子可以直接或通过免疫调节作用清除病原体。细胞因子主要是由单核-巨噬细胞系统和淋巴细胞激活后释放的一类有生物活性的肽类物质。与非特异性免疫应答有关的细胞因子有白细胞介素、γ干扰素、肿瘤坏死因子-α（tumor necrosis factor-α，TNF-α）、粒细胞-巨噬细胞集落刺激因子等。

（二）特异性免疫（应答）

特异性免疫是指宿主由于对抗原特异性识别而产生的免疫。因为不同病原体所具有的抗原绝大多数是不同的，所以通常情况下特异性免疫只针对一种病原体。感染后免疫均是特异性免疫，而且是主动免疫，通过T淋巴细胞介导的细胞免疫和B淋巴细胞介导的体液免疫的相互作用产生免疫应答。

1. 细胞免疫　致敏T淋巴细胞与相应抗原再次相遇时，通过细胞毒性和淋巴因子来杀伤、清除病原体及其所寄生的细胞。细胞免疫对清除细胞内寄生的病原体起重要作用。T淋巴细胞还具有调节体液免疫的作用。

2. 体液免疫　致敏B淋巴细胞受抗原刺激后，转化为浆细胞，并产生可以与相应抗原结合的抗体，即免疫球蛋白（immunoglobulin，Ig）。抗原不同诱发的免疫应答也不同，因此，抗体又可分为抗毒素、调理素、抗菌性抗体、中和（病毒的）抗体、促进吞噬作用的抗体、抑制黏附作用的抗体等。抗体主要作用于细胞外的微生物。在化学结构上 Ig 可分为 IgG、IgA、IgM、IgD 和 IgE 五类,它们各具有不同的功能。在感染过程中首先出现的是 IgM,为近期感染的标志,但持续时间不长。IgG 临近恢复期出现,并持续较长时间。IgA 主要是呼吸道和消化道黏膜上的局部抗体,IgE 是含量最少的免疫球蛋白,主要作用于入侵的原虫和蠕虫。

本 节 小 结

感染是病原体对人体的一种寄生过程。传染病感染过程有五种表现形式,即病原体被清除、病原携带状态、隐性感染、潜伏性感染和显性感染,其中隐性感染最常见,显性感染发生率最低。感染过程中病原体的致病力包括侵袭力、毒力、数量、变异性。免疫应答包括有利于机体抵抗病原体的保护性免疫应答和促进病理改变的变态反应。保护性免疫应答又包括非特异性免疫应答和特异性免疫应答。变态反应都是特异性免疫应答。

考 点 在 线

A1 型题

1. 传染病隐性感染特点不包括(   )。

A.感染结束后少数人可转变为病原携带状态

B.病原体感染人体后诱导机体产生特异性免疫应答

C.不引起或仅引起轻微组织损伤

D.无明显临床表现

E.在传染病中少见

2. 传染病潜伏性感染的临床特征不包括(   )。

A.并不是每种传染病中都存在

B.常见病原体有单纯疱疹病毒等

C.其病原体易排出体外

D.一般不引起显性感染

E.在人体免疫功能下降时可引起显性感染

3. 在感染过程的五种结局中最不常见的表现是(   )。

A.病原体被清除   B.隐性感染   C.显性感染

D.病原携带状态   E.潜伏性感染

4. 在大多数传染病的感染过程中最常见的是(   )。

A.病原体被清除   B.隐性感染   C.显性感染

D.病原携带状态   E.潜伏性感染

5. 参与传染病感染过程的特异性免疫反应的是(   )。

A.单核-巨噬细胞系统的吞噬作用   B.补体

C.溶菌酶   D.肿瘤坏死因子-α

E.细胞免疫

6. 关于感染过程中潜伏性感染特点的叙述正确的是(   )。

A.迅速引起显性感染   B.一旦免疫功能下降可引起显性感染

C.病原体侵入人体后,潜伏在各个部位   D.病原体不断排出体外

E.每种感染性疾病均有潜伏性感染

7. 与传染病病原体变异无关的因素是(   )。

参考答案

Note

A. 病原体数量   B. 抗生素的大量应用

C. 机体免疫力   D. 宿主的遗传因素

E. 抗病毒药物的使用

第二节　传染病的发病机制

一、传染病的发生与发展

疾病发展的阶段性是不同传染病发生、发展的一个共同特征。发病机制中的阶段性与临床表现的阶段性大多数一致，但有时并不完全相符，例如，在伤寒第一次菌血症时尚未出现症状，第四周体温下降时肠壁溃疡还未完全愈合。

（一）入侵部位

病原体的入侵部位与发病机制密切相关，入侵部位适当，病原体才能定植、生长、繁殖并引起病变。如破伤风杆菌必经伤口感染、疟疾必须经蚊虫叮咬感染、霍乱弧菌和志贺菌都必须经口感染才能引起病变。

（二）机体内定位

病原体入侵成功后可定植在机体的不同部位而致病：①直接在入侵部位引起病变，如细菌性痢疾。②在入侵部位繁殖并分泌毒素，引起远离入侵部位的病变，如破伤风和白喉。③通过血液循环定位于某一脏器（靶器官）并引起该脏器的病变，如病毒性肝炎、流行性脑脊髓膜炎。④经过一系列的生活史阶段，最后定居在某脏器中，如蠕虫病。

（三）排出途径

每种传染病都有其特有的病原体排出途径，这是隐性感染者、病原携带者和患者具有传染性的重要原因。有些病原体只有单一的排出途径，如：痢疾杆菌只通过粪便排出；有些病原体的排出途径可有多种，如脊髓灰质炎病毒可通过粪便或飞沫排出；有些病原体存在于血液中，在注射、输血或虫媒叮咬时才离开人体，如疟原虫。不同传染病有不同的传染期，这与病原体排出体外的持续时间长短不一有关。

二、组织损伤的发生机制

疾病发生的基础是组织损伤和功能受损。病原体感染人体后可通过以下三种方式导致组织损伤。

（一）直接损伤

病原体可借助其机械运动和所分泌的溶组织酶直接破坏机体组织，如溶组织内阿米巴滋养体；或直接导致组织炎症性坏死，如鼠疫；或引起细胞病变而使细胞溶解，如脊髓灰质炎病毒。

（二）毒素作用

有些病原体可产生毒力很强的外毒素，选择性损害靶器官或引起功能紊乱，如霍乱肠毒素、肉毒杆菌的神经毒素。革兰氏阴性杆菌（如伤寒杆菌、志贺菌）裂解后产生的内毒素可刺激单核-巨噬细胞系统分泌白细胞介素-1、TNF-α 等细胞因子，导致发热、休克及弥散性血管内凝血等现象。

(三) 免疫机制

许多传染病的发病机制与免疫应答有关。如麻疹病毒能抑制细胞免疫反应、人类免疫缺陷病毒可直接破坏 T 淋巴细胞导致免疫缺陷。更多的病原体则通过变态反应导致组织损伤，其中，以Ⅲ型(免疫复合物)反应(如肾综合征出血热)及Ⅳ型(细胞介导)反应(如结核病、血吸虫病)最为常见。

三、重要的病理生理变化

(一) 发热

发热是传染病常见的临床表现，但并非其所特有。当机体发生感染、损伤、炎症或受到抗原刺激时，病原体及其产物、免疫复合物、异性蛋白、大分子化合物或药物等外源性致热原进入机体后，单核-巨噬细胞系统、内皮细胞和 B 淋巴细胞等被激活，并释放白细胞介素-1(interleukin-1，IL-1)、IL-6、TNF 和干扰素等内源性致热原。内源性致热原通过血液循环到达第三脑室周围的终板血管器，与毛细血管内皮细胞相互作用而产生大量前列腺素 E_2(PGE$_2$)。PGE$_2$ 把恒温点调高，使产热多于散热而导致体温升高。

(二) 急性期改变

急性期改变是指感染、创伤、炎症等过程所引起的一系列急性期机体应答。急性期改变发生于感染后数小时至数天。

1. 蛋白代谢 肝脏合成一系列急性期蛋白，其中 C 反应蛋白是急性感染的重要标志。血浆内急性期蛋白浓度增高是血沉加快的重要原因。糖原异生加速、能量消耗增多、肌肉蛋白分解加快以及进食减少等均可导致负氮平衡和消瘦。

2. 糖代谢 葡萄糖生成加快，导致血糖增高，糖耐量短暂下降，这与糖原异生作用加速及内分泌影响有关。新生儿、营养不良者或肝衰竭患者可因糖原异生作用减弱而致血糖下降。

3. 水和电解质代谢 急性感染时，因呕吐、腹泻、出汗导致氯化钠丢失过多，同时因抗利尿激素分泌增多、尿量减少、水分潴留而出现低钠血症。钾的摄入减少和排出增多可导致钾的负平衡。巨噬细胞被激活后释出的介质导致铁和锌由血浆进入单核-巨噬细胞系统，因此持续感染者可出现贫血。另外，铜蓝蛋白分泌增加可导致高铜血症。

4. 内分泌改变 在急性感染早期，随着发热开始，由促肾上腺皮质激素(adreno-cortico-tropic-hormone，ACTH)所介导的糖皮质激素和类固醇在血中浓度增高，如糖皮质激素可达正常水平的 5 倍。但在败血症并发肾上腺出血时，则可导致糖皮质激素分泌不足或停止。在发热开始以后，醛固酮分泌增加，导致水钠潴留。中枢神经系统感染时，因抗利尿激素分泌增加而致水分潴留。在急性感染早期，胰高血糖素和胰岛素的分泌有所增加，血中甲状腺素水平在感染早期可因消耗增多而下降，后期随着垂体反应刺激甲状腺素分泌而逐渐升高。

本节小结

疾病发展的阶段性是不同传染病发生、发展的一个共同特征。病原体感染人体后可通过直接损伤、毒素作用和免疫机制三种方式导致组织损伤。发热是传染病常见的临床表现。

考点在线

1. 举例说明病原体在机体内的定位。
2. 简述病原体感染人体后导致机体组织损伤的机制。

Note

第三节 传染病的流行过程及影响因素

　　传染病的流行过程是指传染病在人群中发生、发展和转归的过程,即病原体从感染者体内排出,经过一定的传播途径,再侵入新的易感染者,并不断发生、发展的过程。流行过程的发生需要具备三个基本条件(环节),即传染源、传播途径和易感人群。这三个基本环节相互依存、相互联系,缺少其中任何一个环节,传染病的流行就不会发生。流行过程本身又受自然因素和社会因素的影响。

一、传染病流行过程的基本条件

(一) 传染源

　　传染源(source of infection)是指体内有病原体生长、发育、繁殖并能将病原体排出体外的人和动物。感染者排出病原体的整个时期,称为传染期,传染期是决定传染病患者隔离期限的重要依据。

　　1. 患者　　患者是显性感染者,患者体内通常存在大量病原体,可以通过咳嗽、呕吐、腹泻等途径排出病原体,是最重要的传染源。患者作为传染源的意义主要取决于患者的类型、活动范围和病程不同阶段所排出病原体的数量和频度。

　　2. 隐性感染者　　隐性感染者数量多,且不易被发现。在某些传染病中,如甲型肝炎、流行性脑脊髓膜炎、脊髓灰质炎等,隐性感染者在病原体被清除前是重要的传染源。

　　3. 病原携带者　　病原携带者是指没有任何临床症状而能排出病原体的人,即带菌者、带毒者和带虫者。病原携带者按其携带状态和疾病分期可分为三类。①潜伏期病原携带者:在潜伏期内携带并能排出病原体者。②恢复期病原携带者:临床症状消失后继续携带和排出病原体者,如痢疾、伤寒、乙型肝炎病原携带者等。③健康病原携带者:整个感染过程中均无明显临床症状与体征而排出病原体者,如白喉、脊髓灰质炎病原携带者等。病原携带者作为传染源的意义取决于其排出病原体的数量、携带病原体的时间长短、携带者的职业及社会活动范围和个人卫生习惯、环境卫生条件和防疫措施等。在饮食服务行业、供水企业、托幼机构等工作的病原携带者对人群的威胁严重。

　　4. 受感染的动物　　人类的某些传染病是由动物传播造成的,这些疾病的病原体在自然界的动物间传播,在一定条件下可以传染给人,所致疾病称为自然疫源性疾病或人畜共患病,如鼠疫、森林脑炎、钩端螺旋体病、狂犬病、血吸虫病等。由于动物传染源受地理、气候等自然因素的影响较大,动物源性传染病常存在于一些特定的地区,并具有严格的季节性。动物作为传染源的意义主要取决于人与受感染动物接触的机会和密切程度、动物传染源的种类和密度、环境中是否有适宜该疾病传播的条件等。

(二) 传播途径

　　传播途径(route of transmission)是指病原体由传染源排出,侵入新的易感宿主之前,在外环境中所经历的全部过程。传染病可通过一种或多种途径传播,常见的传播途径如下。

　　1. 经空气传播　　经空气传播有三种方式。

　　(1) 经飞沫传播　　含有大量病原体的飞沫在患者呼气、大声说话、大哭、打鼾、咳嗽、打喷嚏时经口鼻排出。小的飞沫在空气中悬浮的时间不长。飞沫传播的范围仅限于患者或携带者周围的密切接触者。流行性脑脊髓膜炎、流行性感冒、百日咳等均可经此方式传播。拥挤的临时工棚、旅客众多的船舱、车站候车室、影剧院等是发生此类传播的常见场所。

（2）**经飞沫核传播** 飞沫在空气中悬浮的过程中由于失去水分而剩下的蛋白质和病原体组成的核称为飞沫核。这种飞沫核可以在空气中悬浮较长时间,飘浮距离也较远。白喉、结核病、猩红热等可经飞沫核传播。

（3）**经尘埃传播** 含有病原体的飞沫或分泌物落在地面,干燥后形成尘埃。易感者吸入后即可感染。凡耐干燥的病原体,如结核杆菌、炭疽杆菌均可经尘埃传播。

2. 经水传播 经水传播有两种方式。

（1）**经饮水传播** 一般肠道传染病经此途径传播,如伤寒、霍乱、痢疾、甲型肝炎等。饮水被污染可能是由于自来水管网破损污水渗入,或因地面污物被雨水冲刷而流入,或因粪便、垃圾落入及在水源中洗涤污物直接或间接污染而引起疾病,经饮水传播的疾病常呈暴发流行。流行强度取决于水源类型、供水范围、水受污染的强度及频度、病原体在水中存活时间的长短、饮水卫生管理是否完善及居民卫生习惯等。其流行特征:病例分布与供水范围一致,有饮用同一水源史;除接受母乳喂养的婴儿外,发病无年龄、性别、职业差别;水源经常受到污染时,病例可终年不断;停用污染水源或采取消毒净化措施后,流行或暴发即可平息。

（2）**经疫水传播** 易感者接触含有病原体的疫水所引起的传播。病原体经过皮肤、黏膜侵入机体,引起感染,如钩端螺旋体病、血吸虫病。

3. 经食物传播 经食物传播的传染病有肠道传染病、某些寄生虫病以及个别呼吸道疾病(如结核病、白喉等)。其传播方式:一种是食物本身含有病原体;另一种是食物在不同条件下被污染。如1988年1月至3月,上海市发生大规模甲型肝炎流行,急性甲型肝炎患者达30余万人,其原因是当地居民生吃或半生吃受甲型肝炎病毒污染的毛蚶。食物是病原微生物生存的良好场所,在生产、加工、运输、储存、饲养与销售的各个环节均可能被污染。

4. 经接触传播 经接触传播有两种方式。

（1）**直接接触传播** 是指传染源与易感者直接接触所造成的传播,如狂犬病、性传播疾病。

（2）**间接接触传播** 是指易感者接触了被传染源排泄物或分泌物污染的日常生活用品而造成的传播。许多肠道传染病、体表传染病及某些人畜共患病可通过间接接触传播。

5. 经节肢动物传播 是指经节肢动物叮咬吸血或机械携带而传播的传染病。其传播方式有两种。

（1）**机械携带传播** 是指节肢动物只是机械携带、传送病原体,病原体在其体内或体表均不发育繁殖,如苍蝇、蟑螂携带肠道传染病病原体,传播细菌性痢疾、伤寒等。

（2）**生物学传播** 是指病原体必须在节肢动物体内经过一段时间(外潜伏期)的发育繁殖后,传给易感者,如蚊、蚤、蜱、螨等传播疟疾、丝虫病、登革热、流行性乙型脑炎、回归热、森林脑炎等。

6. 经土壤传播 是指易感者通过各种方式接触了被病原体污染的土壤所致的传播。经土壤传播的传染病往往与病原体在土壤中的存活时间、个体与土壤接触的机会和个人卫生条件有关,如蛔虫、钩虫、鞭毛虫等受精虫卵在人体内并不发育,只有随粪便排到土壤中经发育后的虫卵才具有传染性;赤脚在未加处理的人粪施肥土壤上劳动,易被钩蚴感染;儿童在泥土中玩耍,易感染蛔虫病;破伤风、炭疽等细菌的芽孢(又称芽胞)在土壤中可长期生存,可经破损的皮肤引起感染。

7. 医源性传播 是指在医疗、预防工作中,由于未能严格执行规章制度和操作规程,而人为地造成某些传染病的传播,称为医源性传播。医源性传播有两种类型。

（1）**经医疗器械和设备传播** 是指易感者在接受治疗、预防或检验(检查)措施时,由于所用器械、针筒、针头、穿刺针、采血器、导尿管等受医护人员或其他工作人员的手污染或消毒不严而引起的传播,如乙型肝炎、艾滋病等。

(2)经药品及生物制品传播　是指药厂或生物制品生产单位所生产的药品或生物制品受污染而引起传播,如我国曾报道血友病患者因使用进口的第Ⅷ因子而感染 HIV。

8. 垂直传播　是指病原体通过母体传给子代的传播,又称母婴传播。主要传播方式有三种。

(1)经胎盘传播　是指受感染的孕妇经胎盘使胎儿受感染,如风疹病毒、乙型肝炎病毒、梅毒螺旋体和麻疹病毒等。

(2)上行性传播　是指病原体经孕妇阴道通过子宫颈口到达绒毛膜或胎盘引起胎儿感染,如葡萄球菌、链球菌、大肠埃希氏菌、肺炎球菌及白色念珠菌等。

(3)分娩时传播　是指分娩过程中胎儿在通过严重感染的孕妇产道时可被感染,如淋球菌、疱疹病毒等。

以上前 7 种传播途径均是病原体在外环境中借助于传播因素而实现人与人之间的相互作用,故可将其统称为水平传播。婴儿出生前已从母亲或父亲获得的感染称为先天性感染,如梅毒、弓形体病。

(三)易感人群

易感人群(susceptible population)是指对传染病病原体缺乏特异性免疫力,而易受感染的人群。易感人群在某一特定人群中的比例决定该人群的易感性。当易感者在某一特定人群中的比例达到一定水平,同时又有传染源和合适的传播途径时,则该传染病很容易发生流行。某些病后免疫力较持久的传染病(如水痘、麻疹、乙型脑炎),经过一次流行后要等待几年,即当易感者比例再次上升到一定水平时,才会再次出现流行。这种现象称为传染病流行的周期性。在全面实行人工主动免疫的情况下,可把人群对某种传染病的易感性降至最低,从而阻止其流行周期性的发生。通过全民长期坚持预防接种可以达到消灭某些传染病(如天花、脊髓灰质炎)的目的。

二、传染病流行过程的影响因素

传染病的流行依赖于传染源、传播途径和易感人群三个环节的连接和延续,任何一个环节的变化都可能影响传染病的流行和消长。这三个环节的连接往往受自然因素和社会因素的影响和制约,而传染病的控制、预防和消灭也离不开这两类因素的作用。

(一)自然因素

自然因素包括气候、地理、土壤、生物等,对传染病流行过程的发生和发展都有重要影响,其中气候和地理因素对传染病流行过程影响最明显。

自然因素对动物传染源有明显的影响,特别是野生动物,因为自然疫源地的形成有赖于一定的地理和气候因素。如肾病综合征出血热的传染源黑线姬鼠,栖息在潮湿、多草地区;黄鼠有冬眠习性,多在春夏之交繁殖,秋季密度达到高峰,从而决定了黄鼠鼠疫及其引起的人间鼠疫流行季节为 4—10 月。

以节肢生物媒介作为传播途径时,自然因素的影响明显。因为媒介生物的地理分布、季节消长、活动能力以及病原体在媒介生物体内的发育、繁殖等均受自然因素制约。因此,疟疾、流行性乙型脑炎等由节肢动物媒介传播的传染病,有明显的地区性和季节性。气温影响环境中病原体的存活,如在冰中的伤寒杆菌可以越冬;雨量可影响病原体的传播,夏季暴雨所致的洪水泛滥,往往可使水型钩端螺旋体病暴发流行。

自然因素能影响人体受感染的机会及机体抵抗力,使传染病呈现时间分布的特点。如夏季气候炎热,人们喜食生冷食物,易发生肠道传染病;冬季寒冷,人们多在室内活动,增加了飞沫传播的机会,同时冷空气刺激呼吸道黏膜使血管收缩,造成局部缺血,致使上呼吸道抵抗力下降,从而使某些呼吸系统传染病的发病率增高。

(二) 社会因素

社会因素包括社会制度、生产活动、生活条件、医疗卫生状况、经济发展、文化水平、人口发展、宗教信仰、风俗习惯、生活方式、社会安定等,对传染病流行过程有决定性的影响。近年来新发、死灰复燃的传染病的流行,很大程度上受到了社会因素的影响。社会因素对传染病流行的三个环节均可以造成一定程度的影响。①抗生素和杀虫剂的滥用使病原体和传播媒介耐药性日益增强:目前全球约有耐药结核杆菌感染者 1 亿,使结核病的传染源增加,并且不易被消除。②城市化和人口爆炸使人类传染病有增无减:城市化造成贫富分化差距越来越大,贫穷、营养不良、居住环境拥挤、卫生条件恶劣、缺乏安全的饮用水和食物,是传染病滋生与发展的温床。③战争、动乱、难民潮和饥荒促进了传染病的传播和蔓延:如苏联的解体和东欧的动荡局势使这一地区 20 世纪 90 年代白喉严重流行。④全球旅游业的急剧发展,航运速度的不断加快也有助于传染病的全球性蔓延。⑤环境污染和环境破坏造成生态环境的恶化,森林砍伐改变了媒介昆虫和动物宿主的栖息习性,均可能导致传染病的蔓延和传播。

本节小结

传染病流行过程的发生需要具备传染源、传播途径和易感人群三个基本环节,这三个基本环节相互依存、相互联系,缺少其中任何一个环节,传染病的流行就不会发生。流行过程本身又受自然因素和社会因素的影响。

考点在线

A1 型题

1. 构成传染病流行过程的三个基本条件是( )。

A.宿主、环境、病因 　　　　　　　　　B.传染源、传播途径、易感人群

C.寄生虫、中间宿主、终末宿主 　　　　D.社会因素、自然因素、遗传因素

E.病原体及机体

2. 下列哪项不属于传染源?( )

A.患者 　　　　　　B.病原携带者 　　　　C.隐性感染者

D.易感者 　　　　　E.受感染的动物

3. 下列传播途径中不属于水平传播的是( )。

A.经空气传播 　　　B.经水传播 　　　　　C.经胎盘传播

D.经接触传播 　　　E.医源性传播

4. 病原携带者指( )。

A.急性期传染病患者 　　　　　　　　　B.恢复期传染病患者

C.有临床症状并排出病原体的人 　　　　D.无临床症状但排出病原体的人

E.以上均是

5. 决定传染病患者隔离期限的重要依据是( )。

A.易感期 　　　　　B.潜伏期 　　　　　　C.传染期

D.病情轻重 　　　　E.临床症状期

参考答案

Note

第四节　传染病的特征

一、基本特征

传染病具有病原体、传染性、流行病学特征、感染后免疫四个基本特征，是传染病与非传染性疾病的主要区别。

（一）病原体

每一种传染病都是由特异性的病原体所引起。病原体包括微生物和寄生虫。人们对病原体的认识是逐渐加深的，许多传染病都是先认识其临床表现和流行病学特征，然后才认识其病原体。特定病原体的检出在确定传染病的诊断和流行中有着重大意义。随着科学技术的发展，一些新的传染病病原体逐渐被发现和认识。

（二）传染性

传染性是传染病与其他感染性疾病的主要区别。传染性意味着病原体能通过某种途径感染他人。例如，耳源性脑膜炎和流行性脑脊髓膜炎，在临床上都表现为化脓性脑膜炎，但前者无传染性，无需隔离，后者则有传染性，必须隔离。传染病患者有传染性的时期称为传染期。传染期是决定传染病患者隔离期限的重要依据。

（三）流行病学特征

在自然因素和社会因素的影响下，传染病的流行过程表现出各种特征。

1. 流行性　流行性指传染病在人群中连续发生，造成不同程度蔓延的特性，包括散发、暴发、流行和大流行。

（1）散发（sporadic）　是指某病的发病率维持在历年的一般发病水平，且病例间无明显联系。散发所指的地区一般是指区、县以上的范围，不适于小范围人群。确定散发时多与此前三年该病的发病率进行比较。疾病出现散发的原因可能是：①该病在当地常年流行或因预防接种使人群维持一定的免疫水平，而出现散发。如麻疹流行后易感人数减少或因接种麻疹疫苗后人群具有一定的免疫力，而出现散发。②以隐性感染为主的疾病，可出现散发，如脊髓灰质炎、流行性乙型脑炎等。③传播机制不容易实现的传染病也可出现散发。如个人卫生条件好时，人群中很少发生斑疹伤寒。④某些潜伏期长的传染病也容易出现散发，如麻风。

（2）暴发（outbreak）　是指在集体单位或居民区短时间内突然出现许多症状相似的病例的现象。患者多有相同的传染源或传播途径。大多数患者常出现在该病的最长潜伏期内。暴发的原因主要是通过共同的传播途径而感染或有共同的传染源。如集体食堂的食物中毒或幼儿园中的麻疹暴发。

（3）流行（epidemic）　是指某地区某病发病率显著超过该病历年发病率水平。流行与散发是相对的流行强度指标。不同时间、不同地点及不同病种流行的实际水平有很大差别。

（4）大流行（pandemic）　有时疾病迅速蔓延可跨越一省、一国或一洲，其发病率水平超过该地一定历史条件下的流行水平时，称为大流行。如 2003 年传染性非典型肺炎的大流行、2009 年甲型 H_1N_1 流感的大流行。

2. 季节性（seasonality）　疾病的发病率随季节而变化的现象称为季节性。疾病可表现为以下两种明显的季节性特点：①季节性升高，即一年四季均可发生，但在一定季节发病率升高。②严格的季节性，即一年中仅有某些季节有某病发生。传染病的季节性明显，如流行性感冒有冬、春季节性升高;虫媒传染病常有严格的季节性,如流行性乙型脑炎在我国华中、华东和华北均有严格的季节性,而在华南却表现为季节性升高,这主要是因为乙型脑炎病毒在媒介昆虫体内繁殖及蚊虫本身的滋生、活动均需在一定的温度条件下才能进行。

造成传染病具有季节性的原因较为复杂,常见的原因包括:①病原体的生长、繁殖受气象条件的影响。②媒介昆虫的吸血活动、寿命、活动力及数量的季节消长均受到温度、湿度及雨量的影响。③受人们的风俗习惯,生产、生活方式及医疗卫生水平等因素的影响。④与野生动物的生活习性、家畜的生长繁殖等因素有关。⑤与人们暴露于致病因子的机会及人群易感性有关。

3. 地方性 有些传染病或寄生虫病由于中间宿主的存在、地理条件、气温条件、人们生活习惯、卫生条件、宗教信仰等因素,常局限在一定的地理范围内发生,如疟疾、血吸虫病、恙虫病、丝虫病、黑热病等。主要以野生动物为传染源的自然疫源性疾病也属于地方性传染病,如鼠疫、森林脑炎、恙虫病等。

4. 外来性 指在本地区或国内原来不存在,而是从外地或国外通过外来人口、货物、车辆等传入的传染病,如霍乱。

(四)感染后免疫

感染后免疫指免疫功能正常的机体感染病原体后,无论是显性感染或隐性感染,都能够产生针对该病原体及其产物(如毒素)的特异性免疫。通过检测血清中特异性抗体(抗毒素中和抗体等)可知其是否具有免疫力。感染免疫和疫苗接种一样都属于主动免疫。通过注射或从母体获得抗体的免疫属于被动免疫。不同传染病和不同个体感染后获得的保护性免疫力水平和持续时间长短有很大差异。一般来说,病毒性传染病(如麻疹、乙型脑炎和脊髓灰质炎等)感染后获得的免疫力持续时间较长,往往保持终身,但也有例外,如流行性感冒。细菌、螺旋体、原虫性传染病(如细菌性痢疾、钩端螺旋体病、阿米巴病等)感染后获得的免疫力持续时间一般较短,仅为数月至数年,但也有例外,如布鲁氏菌病、伤寒等。蠕虫(如血吸虫、肺吸虫、丝虫等)感染后机体通常不产生保护性免疫,在疾病进程中,可发生重复感染。

二、临床特点

(一)病程发展具有阶段性

急性传染病的发生、发展和转归过程,通常分为以下四个阶段。

1. 潜伏期(incubation period) 潜伏期是指从病原体侵入机体起,至开始出现临床症状为止的时期。每种传染病的潜伏期相对固定且有一个范围(最短、最长),并呈常态分布,是检疫工作观察、留验接触者的重要依据,对一些传染病的诊断也有参考意义。潜伏期一般相当于病原体在体内繁殖、转移、定位、引起组织损伤和功能改变,从而导致临床症状出现之前的整个过程。潜伏期长短因病原体的种类、数量、毒力与人体免疫力的强弱而异,短的只有几个小时(如沙门菌食物中毒),长的可达数月(如狂犬病)或数年以上(如艾滋病、麻风),但多数在数天内(如细菌性痢疾、猩红热、白喉等)。潜伏期的长短通常与感染病原体的量成反比。主要由毒素引起病理生理改变的传染病,潜伏期的长短与毒素产生和播散所需时间有关,如细菌性食物中毒,食物进入人体之前毒素已经存在,因此潜伏期可短至数十分钟。狂犬病的潜伏期与狂犬病病毒进入人体的部位(伤口)有关,距离中枢神经系统越近潜伏期越短。由于幼虫的移行,蠕虫病在潜伏期即可出现症状,所以潜伏期的计算应从病原体入侵机体到虫卵或幼虫出现为止这一阶段,一般比细菌性传染病的潜伏期要长得多(多数在几个月以上),如丝虫病、血吸虫病、肺吸虫病等。潜伏期短的传染病,流行时常常呈暴发型。有些传染病在潜伏期末已具有传染性。

2. 前驱期(prodromal period) 前驱期是指从起病至症状明显开始为止的时期。该期临床表现常无特异性,如头痛、发热、疲乏、食欲减退、肌肉酸痛等,与病原体繁殖产生的毒性物质有关,为许多传染病所共有,一般持续 1～3 天。前驱期患者已具有传染性。起病急骤者前驱期可以非常短暂或无前驱期。

3. 症状明显期(period of apparent manifestation) 急性传染病患者度过前驱期后,某些传染病(如流行性乙型脑炎、脊髓灰质炎等)大部分患者随即转入恢复期,临床上称为顿挫型,仅少部分患者转入症状明显期。某些传染病(如麻疹、水痘等)患者度过前驱期后往往转入症状明显期。在此期间该传染病所特有的症状和体征通常都获得充分的表现,如具有特征性的皮疹、肝脾肿大、脑膜刺激征、黄疸和器官功能衰竭等。

4. 恢复期(convalescent period) 当机体的免疫力增长到一定程度,患者体内的病理生理过程基本终止,临床症状和体征基本消失,临床上称为恢复期。在此期间,病原体还未能被完全清除(如霍乱、痢疾),体内病理改变(如伤寒)或生化改变(如病毒性肝炎)还未完全恢复,但食欲和体力均逐渐恢复,血清中的抗体效价也逐渐上升至最高水平。

有些传染病患者在病程中可出现复发(relapse)或再燃(recrudescence)。有些传染病患者进入恢复期后,已稳定退热一段时间,由于体内残存的病原体再度繁殖,使发热等初发病症状再度出现,称为复发。有些传染病病程进入缓解期,患者的临床症状和体征逐渐减轻,体温开始下降但还未降至正常时,由于潜伏于血液或组织中的病原体再度繁殖,体温再次升高,初发病的症状与体征再度出现,称为再燃。复发和再燃可见于疟疾、伤寒、细菌性痢疾等。

有些传染病患者在恢复期结束后,机体功能障碍,长期未能恢复,称为患有后遗症。后遗症多见于中枢神经系统传染病,如脊髓灰质炎、流行性脑脊髓膜炎和流行性乙型脑炎等。还有一些传染病则因变态反应,出现免疫性疾病,如猩红热后的急性肾小球肾炎。

(二)常见的症状与体征

1. 发热 大多数传染病都可引起发热,如疟疾、流行性感冒、恙虫病、结核病和伤寒等。

1)发热的分度 体温通常包括口温、肛温和腋下温度。口腔和直肠需探测 3 分钟,腋下需探测 10 分钟。以口腔温度为标准,发热的程度可分为①低热:37.3～38 ℃。②中度发热:38.1～39 ℃。③高热:39.1～41 ℃。④超高热:体温在 41 ℃以上。

2)传染病的发热过程 可分为以下三个阶段。

(1)体温上升期(发热期) 是指患者在病程中体温上升的阶段。体温可急剧上升到39 ℃以上,常伴有寒战,可见于疟疾、登革热等。体温亦可缓慢上升,呈梯形曲线,可见于伤寒、副伤寒等。

(2)高热期(极期) 是指体温上升至一定高度,然后持续数天(如流行性感冒)至数周(如伤寒)。

(3)体温下降期(退热期) 是指升高的体温缓慢或快速下降的阶段。体温可缓慢下降,几天后降至正常,如伤寒、副伤寒、结核病等;也可在一天内降至正常水平,如疟疾、败血症等,此时常伴有大量出汗。

3)热型及其意义 热型即不同形态的体温曲线,是传染病的重要特征之一,具有鉴别诊断意义。较常见的有以下几种热型。

(1)稽留热 体温恒定维持在 39～40 ℃甚至以上水平达数天或数周,且 24 h 内波动范围不超过 1 ℃,常见于伤寒、斑疹伤寒等的高热期。

(2)弛张热 体温常在 39 ℃以上,24 h 内体温波动超过 1 ℃,但最低点仍高于正常水平,可见于败血症、重症结核病、伤寒(缓解期)、肾综合征出血热等。

(3)间歇热 24 h 内体温波动于高热与正常体温之间,可见于疟疾、败血症等。

(4)回归热 体温急剧上升至 39 ℃或以上,持续数天后又骤然下降至正常水平,数天后又出现高热,这样高热与无热期各持续数天,有规律地交替出现,常见于回归热、布鲁氏菌病等。

(5)**波状热** 体温逐渐上升达 39 ℃ 或以上,持续数天后又逐渐下降至正常水平,再过数天后体温又逐渐升高,如此在病程中多次重复出现并持续数月之久,见于布鲁氏菌病。

(6)**不规则热** 是指发热患者的体温曲线无一定规律的热型,可见于结核病、流行性感冒、败血症等。

2. 发疹 约 1/3 的传染病在发热的同时伴有发疹,称为发疹性传染病。发疹分为皮疹(外疹)和黏膜疹(内疹)两大类。出疹时间、部位和先后次序对传染病的诊断和鉴别诊断具有重要参考价值。如水痘、风疹多于病程的第 1 天出疹,猩红热多于病程的第 2 天出疹,麻疹多于病程的第 4 天出疹,斑疹伤寒多于病程的第 5 天出疹,伤寒多于病程的第 6 天出疹等。麻疹的皮疹先见于耳后、面部,然后向躯干、四肢蔓延至手足心,同时有麻疹黏膜疹(科氏斑,Koplik spot);水痘的皮疹主要集中在躯干,呈向心性分布;伤寒玫瑰疹数量少,主要见于胸腹部。

皮疹的形态可分为四大类。①斑丘疹:斑疹呈红色,与皮肤表面相平;丘疹呈红色,略高于皮肤,可单独存在,也可相互融合存在;斑丘疹为斑疹和丘疹混合存在。斑疹可见于斑疹伤寒、猩红热等;丘疹可见于麻疹、恙虫病和传染性单核细胞增多症等;玫瑰疹为丘疹,呈粉红色,可见于伤寒、沙门菌感染等;斑丘疹可见于麻疹、风疹、伤寒、登革热、猩红热及柯萨奇病毒感染等传染病。②出血疹:因皮下出血所致,可为散在的瘀点(直径＜2 mm)或相互融合成片的瘀斑(直径＞5 mm)。多见于登革热、肾综合征出血热、流行性斑疹伤寒、流行性脑脊髓膜炎等传染病。另外,登革热、流行性脑脊髓膜炎等传染病可同时出现出血疹和斑丘疹。③疱疹、脓疱疹:是表面隆起、内含浆液或脓液的皮疹。常见于水痘、带状疱疹、单纯疱疹等病毒性传染病,金黄色葡萄球菌败血症等。④荨麻疹:为不规则的片块状丘疹。多见于血吸虫病、蠕虫蚴移行症、丝虫病、病毒性肝炎和血清病等。

3. 毒血症状 病原体的各种代谢产物(包括细菌毒素),可引起除发热以外的多种症状,如乏力、全身不适、厌食、头痛、肌痛、关节和骨骼疼痛等,严重者可有意识障碍、谵妄、中毒性脑病、脑膜刺激征、呼吸衰竭及休克等表现,有时还可导致肝、肾功能损害及多器官功能衰竭。

4. 单核-巨噬细胞系统反应 由于病原体及其代谢产物的作用,单核-巨噬细胞系统可出现充血、增生性反应,临床上表现为肝、脾增大和淋巴结肿大。

知识链接 1-1

(三)临床类型

根据传染病临床过程的长短可分为急性型、亚急性型和慢性型;根据病情轻重可分为轻型、中型(亦称普通型)、重型和暴发型;根据临床特征可分为典型和非典型,典型相当于中型,非典型可轻可重,极轻者可正常工作,又称逍遥型。

本节小结

传染病具有病原体、传染性、流行病学特征和感染后免疫四个基本特征。急性传染病的发生、发展和转归通常分为潜伏期、前驱期、症状明显期和恢复期四个阶段。传染病有发热、发疹、毒血症状和单核-巨噬细胞系统反应等常见症状和体征。

考点在线

A1 型题

1. 可作为传染病检疫与留验接触者的重要依据是( )。

Note

A. 传染期　　　　　　　B. 隔离期　　　　　　　C. 潜伏期

D. 前驱期　　　　　　　E. 免疫期

2. 急性传染病的发生、发展和转归通常分为（　　　）。

A. 潜伏期、前驱期、症状明显期、恢复期　　　B. 前驱期、出疹期、恢复期

C. 初期、极期、恢复期　　　　　　　　　　　D. 体温上升期、极期、体温下降期

E. 早期、中期、晚期

3. 传染病的基本特征不包括（　　　）。

A. 感染后免疫　　　　　B. 病原体　　　　　　C. 流行病学特征

D. 传染性　　　　　　　E. 遗传性

4. 弛张热是指（　　　）。

A. 高热持续 24 小时体温相差不超过 1 ℃

B. 高热 24 小时体温相差超过 1 ℃，但最低点仍高于正常水平

C. 24 小时内体温波动于高热与常温之间

D. 骤起高热、持续数天骤退，间歇无热数天，高热重复出现

E. 发热数天，退热 1 天，又再发热数天

5. 传染病与其他感染性疾病的主要区别是（　　　）。

A. 有病原体　　　　　　B. 有传染性　　　　　C. 有感染后免疫

D. 有发热　　　　　　　E. 有毒血症状

参考答案

第五节　传染病的诊断

正确的早期诊断是传染病有效治疗的先决条件，也是早期隔离患者所必需的。传染病的诊断需综合分析临床资料、流行病学资料和实验室检查及其他检查资料。

一、临床资料

全面、准确、详细地询问及收集患者的病史资料，并进行细致、系统的体格检查，对正确地做出传染病的临床诊断极为重要。对患者进行体格检查时，应特别注意有重要诊断意义的体征，如猩红热的红斑疹、麻疹的科氏斑、百日咳的痉挛性咳嗽、白喉的假膜、伤寒的玫瑰疹、脊髓灰质炎的肢体弛缓性瘫痪、霍乱的无痛性腹泻和米泔水样粪便、破伤风的角弓反张和苦笑面容、狂犬病的"恐水征"等。

二、流行病学资料

患者的发病年龄、性别、职业、居住状况、饮食习惯、输血史、手术外伤史、预防接种史、既往病史、接触史、旅行史、发病季节、发病地区等流行病学资料在传染病的诊断中占有重要地位。由于某些传染病在发病年龄、职业、季节、地区及生活习惯方面有高度选择性，考虑诊断时必须获取有关流行病学资料作为参考。预防接种史和既往患病史有助于了解患者机体的免疫状况，当地或同一集体中传染病发生情况也有助于建立诊断。

三、实验室检查及其他检查资料

实验室检查对传染病的诊断具有特殊的意义，因为病原体的检出或被分离培养可直接确定诊断，而血清免疫学检查亦是确诊某些传染病的重要依据。对许多传染病来说，一般实验室

检查对早期诊断也有很大帮助。

（一）一般实验室检查

一般实验室检查包括血液常规检查、大小便常规检查和生化检查。

1. 血液常规检查 血液常规检查中以白细胞计数与分类的用途最广。一般来说，细菌性感染白细胞计数增多，如流行性脑脊髓膜炎、败血症和猩红热等；但也有例外，如伤寒、副伤寒、布鲁氏菌病等革兰氏阴性杆菌感染时白细胞计数往往升高不明显甚至减少。病毒性感染时白细胞计数大多减少或正常，如流行性感冒、传染性非典型肺炎、人感染高致病性禽流感、登革热和病毒性肝炎等；但狂犬病、肾综合征出血热、流行性乙型脑炎和传染性单核细胞增多症患者的白细胞计数往往增高。原虫感染时患者的白细胞计数也常减少，如疟疾、黑热病等。中性粒细胞百分率一般随白细胞总数的增减而增减，但有些传染病例外，如肾综合征出血热患者白细胞总数虽然增加，但中性粒细胞百分率减少而淋巴细胞百分率增加，并有异型淋巴细胞出现。在严重感染时，可见中性粒细胞百分率增加甚至出现幼稚细胞而白细胞总数不高。传染性单核细胞增多症患者的淋巴细胞增多并有异型淋巴细胞出现。血吸虫、钩虫和并殖吸虫等蠕虫感染的患者嗜酸性粒细胞常增多。嗜酸性粒细胞减少常见于伤寒、流行性斑疹伤寒、流行性乙型脑炎和流行性脑脊髓膜炎等患者。

2. 大小便常规检查 大便（粪）常规检查有助于肠道细菌与原虫感染的诊断，如果酱样便常见于肠阿米巴病患者，黏液脓血便可见于细菌性痢疾患者。尿（小便）常规检查有助于肾综合征出血热和钩端螺旋体病的诊断，患者尿内常有蛋白、红细胞、白细胞，肾综合征出血热患者的尿内有时还可有膜状物。

3. 生化检查 肝、肾等生化指标检查有助于病毒性肝炎、肾综合征出血热等的诊断。

（二）病原学检查

1. 直接检查病原体 许多传染病可用肉眼或通过显微镜检出病原体而做出诊断。如粪便中的绦虫节片可用肉眼检出，通过孵化法从粪便孵出的血吸虫毛蚴也可用肉眼检出。从血液或骨髓涂片中检出疟原虫、利什曼原虫等；从血液涂片中检出微丝蚴和回归热螺旋体等；从大便涂片中检出各种寄生虫卵、阿米巴原虫等；从皮肤瘀斑和脑脊液涂片中检出脑膜炎球菌等。

2. 分离培养病原体 细菌、螺旋体和真菌（如伤寒沙门菌、痢疾杆菌、霍乱弧菌、钩端螺旋体和新型隐球菌等）通常可通过人工培养基分离培养，是临床常用的诊断方法。病毒分离一般需用组织细胞培养，如登革热、脊髓灰质炎等的病原体。立克次体需经动物接种或组织培养才能分离出来，如斑疹伤寒、恙虫病等。用以分离病原体的检测标本有尿液、粪便、痰、血液、脑脊液、骨髓、皮疹吸出液等。为提高病原体的检出率，标本的采集应注意无菌操作；应在病程早期阶段及应用抗病原体药物治疗前采集标本；尽可能采集病变明显部位的材料；应注意标本的正确保存与运输，多数标本可以冷藏运输，应在标本送检单上注明标本来源和送验目的；标本采集后要尽快送检。如细菌性痢疾患者病原体检测应采集其有脓血或黏液的粪便；肺结核病患者应取其干酪样痰液等。怀疑败血症时，应在体温上升过程中有明显畏寒、寒战时采集血样。疟原虫的最佳检测时间为体温的高峰期或稍后一点时间。

（三）分子生物学检查

1. 分子杂交技术 利用放射性核素或生物素标记的分子探针可以检测特异性的病毒核酸如乙型肝炎病毒 DNA，或检出特异性的毒素如大肠埃希氏菌肠毒素等。

2. 聚合酶链反应（polymerase chain reaction，PCR） 聚合酶链反应用于病原体核酸检测，可以把标本中的 DNA 分子扩增 100 万倍以上。如用于乙型肝炎病毒核酸检测，可以使检测的灵敏度显著提高。反转录聚合酶链反应（reverse transcription PCR，RT-PCR）用于检测病原体的核酸,如用于检测丙型肝炎病毒核酸。原位反转录聚合酶链反应(in situ reverse transcription PCR,IS-RT-PCR)可用于检测病原体的核酸。

(四)免疫学检查

1. 特异性抗体检测 在传染病早期,特异性抗体在血清中往往尚未出现或滴度(又称效价)很低,而在恢复期或病程后期抗体滴度则有显著升高,因此在急性期及恢复期双份血清检测其抗体由阴性转为阳性或滴度升高4倍或4倍以上时有重要诊断意义。既往感染过某病原体或曾接受预防接种者,再次感染同一种病原体时,原有抗体滴度亦可升高(回忆反应),双份血清抗体滴度升高常在4倍以下,有助于鉴别。特异性IgM型抗体的检出有助于现存或近期感染的诊断,特异性IgG型抗体的检出还可以评价个人及群体的免疫状态。常用的检测方法有凝集试验、补体结合试验、中和反应、放射免疫测定(radioimmunoassay,RIA)和酶联免疫吸附试验(enzyme-linked immunosorbent assay,ELISA)等。

2. 特异性抗原检测 病原体特异性抗原的检测有助于在病原体直接分离培养不成功的情况下提供病原体存在的证据。其诊断意义往往较抗体检测更为可靠。如在乙型肝炎病毒分离培养还未成功时,乙型肝炎表面抗原的检出即可给诊断提供明确的证据。在化脓性脑膜炎和阿米巴肝脓肿时特异性抗原检测对诊断也有很大帮助。常用于检测体液或血清中特异性抗原的免疫学检查方法有 ELISA、RIA、凝集试验(agglutination test)、荧光抗体技术(fluorescent antibody technique,FAT)、酶免疫测定(enzyme immunoassay,EIA)和流式细胞检测(flow cytometry,FCM)等。

3. 免疫标记技术

(1)酶标记技术 ①EIA:该法以酶标记抗原或抗体,将抗原、抗体的免疫反应与酶的高效催化作用有效结合,能够特异性测定体液中微量抗原、抗体。②改良的 EIA 检测:如将常用的 EIA 载体聚苯乙烯微孔反应板改为硝酸纤维素膜,建立斑点免疫结合测定法。该法所需抗原量小,只需纳克水平的抗原。

(2)免疫荧光技术 该法采用荧光素标记的抗体球蛋白分子与相应抗原结合形成免疫复合物的原理,借助标记的荧光,在荧光显微镜下观察抗原的有无及其定位。

(3)放射免疫测定(RIA) 以定量的放射性同位素标记的抗原和待测的未标记抗原与抗体相作用,使这两种抗原与抗体竞争性结合,通过测定抗原-抗体复合物和游离抗原的放射性强度,就可以得出样品中待测抗原含量。

(4)非放射标记技术 如酶标生物素或亲和素制成的抗生物素蛋白-生物素复合物。酶免疫测定检测乙型肝炎病毒标志物等,敏感性与放射免疫测定法相当。

(5)印迹法 常用的印迹法有 DNA 印迹法(又称 Southern 印迹法,Southern blotting)、蛋白质印迹法(又称 Western 印迹法,Western blotting)、点印迹法和重组免疫印迹法。点印迹法可用于检测血清 HBV DNA,方法为直接加样于硝酸纤维膜,再以标记探针直接杂交检测。

4. 皮肤试验 用特异性抗原作皮内注射,可通过皮肤反应了解受试者对该抗原的变态反应,常用于结核病和血吸虫病的流行病学调查。

5. 免疫球蛋白检测 血清免疫球蛋白浓度检测有助于判断体液免疫功能。降低者见于先天性免疫缺陷病,升高者见于艾滋病、黑热病和慢性肝炎等。

6. T 淋巴细胞亚群检测 用单克隆抗体检测 T 淋巴细胞亚群可了解各亚群的 T 淋巴细胞数和比例,常用于艾滋病的诊断。

(五)其他检查

1. 内镜检查 对传染病诊断有帮助的各种内镜检查包括:①纤维结肠镜 常用于诊断阿米巴痢疾、细菌性痢疾、弯曲菌肠炎、耶尔森菌小肠结肠炎、真菌性肠炎和血吸虫病等。②纤维

支气管镜　常用于诊断艾滋病并发肺孢子虫病和支气管淋巴结结核等。

2. 影像学检查　X线检查常用于诊断肺结核病和肺吸虫病。超声检查常用于诊断肝炎、肝硬化和肝脓肿等。计算机断层扫描（computed tomography，CT）和磁共振成像（magnetic resonance imaging，MRI）常用于诊断脑囊尾蚴病和脑脓肿等。

3. 活体标本检查　活体标本检查（biopsy），简称活检，常用于诊断：①各型慢性肝炎和肝硬化，肝活体（组织）标本用于病理组织学和分子生物学检查（如原位杂交和原位聚合酶链反应）对诊断病毒性肝炎的类型和发展阶段具有很重要的价值。②各型结核病，如淋巴结结核、附睾结核、骨结核及软组织结核等。③艾滋病并发卡波西肉瘤（Kaposi sarcoma）和其他淋巴瘤。④各种寄生虫病，如裂头蚴病、并殖吸虫病和利什曼病等。

近年来，各种系统生物学技术包括基因组学、蛋白质组学和代谢组学的主要技术如色谱-质谱联用等方法已开始应用于传染病的研究工作，并使传染病的病原体检测逐步向高通量、高自动化的方向发展。

本节小结

传染病的诊断需综合分析临床资料、流行病学资料和实验室及其他检查资料。

考点在线

A1 型题

1. 用于某些传染病早期诊断的免疫学检查，主要是测定血清中的（　　）。

A. IgG　　　　　　　　B. IgA　　　　　　　　C. IgM

D. IgD　　　　　　　　E. IgE

2. 血清特异性抗体检测的叙述中错误的是（　　）。

A. IgM 型抗体的检出有助于近期感染的诊断

B. IgD 型抗体滴度升高提示既往感染

C. 疾病早期抗体滴度低，后期滴度显著升高

D. 在疾病恢复期比早期抗体滴度升高 4 倍或 4 倍以上有诊断价值

E. 回忆反应是由于既往感染或预防接种者再感染另一种病原体时使原有抗体滴度升高所致

3. 急性传染病血液常规检查的特征不包括（　　）。

A. 白细胞总数显著增多常见于化脓性细菌感染，如流脑、猩红热

B. 革兰氏阴性杆菌感染时白细胞可正常，甚至减少，如布鲁氏菌病、伤寒

C. 病毒性感染时白细胞总数常减少或正常，如乙脑、狂犬病

D. 原虫感染时白细胞总数常减少，如疟疾、黑热病

E. 蠕虫感染时嗜酸性粒细胞常增多

4. 可用肉眼或通过普通显微镜检查涂片来确定病原体而确诊的疾病不包括（　　）。

A. 血液涂片检查微丝蚴　　　　　　　B. 骨髓涂片检查疟原虫

C. 皮肤瘀斑涂片检查脑膜炎球菌　　　D. 粪便涂片检查阿米巴原虫

E. 粪便涂片检查痢疾杆菌

5. 果酱样便可见于（　　）。

A. 上消化道出血　　　　B. 胆道阻塞　　　　C. 细菌性痢疾

D. 阿米巴痢疾　　　　　E. 直肠息肉

参考答案

Note

第六节　传染病的治疗

一、治疗原则

传染病治疗的目的不仅在于促进患者康复,还应注意控制传染源,防止传染病进一步传播。要坚持综合治疗的原则,即治疗、护理与隔离、消毒并重,一般治疗、对症治疗与病原治疗相结合,中医中药积极参与的原则。

二、治疗方法

(一) 一般治疗与支持治疗

1. 一般治疗　一般治疗包括隔离和消毒、护理及心理治疗。患者的隔离按其所患传染病的传播途径和病原体的排出方式及时间可分为呼吸道隔离、消化道隔离、接触隔离等,并包括随时做好消毒工作。保持病室安静清洁,空气流通,光线充足(破伤风、狂犬病患者除外),温度适宜,使患者保持良好的休息状态。对休克、出血、昏迷、窒息、呼吸衰竭、循环障碍等患者有专项特殊护理。舒适的环境、良好的护理对提高患者的抗病能力,确保各项诊断与治疗措施的正确执行和密切观察病情变化都具有非常重要的意义。医护人员良好的服务态度、工作作风、对患者的关心和鼓励等都是心理治疗的重要组成部分,有助于提高患者战胜疾病的信心。

2. 支持治疗　包括供给患者适当的营养、足够的热量和维生素等,维持患者水、电解质和酸碱平衡,必要时可考虑应用各种血液和免疫制品,以增强患者机体的防御能力和免疫功能,改善其一般状况。

(二) 病原治疗

病原治疗又称特异性治疗,是针对病原体的疗法,具有清除病原体的作用,达到根治和控制传染源的目的。常用的治疗药物有抗生素、化疗制剂和血清免疫制剂等。

1. 抗菌治疗　抗菌治疗是指对细菌、真菌、衣原体、螺旋体和立克次体等的治疗。针对细菌和真菌的药物主要有抗生素和化学制剂。应根据病原学诊断选择适当的抗菌药物,最好能够根据细菌培养和药物敏感试验(简称药敏试验)结果选择药物。同时应注意严格掌握抗菌药物的适应证,药物用量要适当、疗程要充足,并密切观察药物的不良反应。有些抗生素如青霉素可能引起过敏反应,使用前应详细询问患者有无药物过敏史并做好皮试。

2. 抗病毒治疗　一般认为抗病毒药物疗效大多不理想。按病毒类型可将抗病毒药物分为三类。①广谱抗病毒药物:如利巴韦林,可用于疱疹性角膜炎、病毒性呼吸道感染、肾综合征出血热和丙型肝炎的治疗。②抗 DNA 病毒药物:如阿昔洛韦常用于疱疹病毒感染;更昔洛韦对巨细胞病毒感染有效;核苷(酸)类药物如替比夫定、拉米夫定、恩替卡韦、阿德福韦酯、替诺福韦酯等抑制病毒反转录酶活性,是目前常用的抗乙型肝炎病毒药物,后两种对拉米夫定耐药的乙型肝炎病毒仍有作用。③抗 RNA 病毒药物:如奥司他韦(达菲)对甲型 H_5N_1 及 H_1N_1 流感病毒感染均有效。目前认为抗病毒治疗较有效果的疾病包括流行性感冒、慢性乙型肝炎、丙型肝炎、疱疹病毒感染、艾滋病和肾综合征出血热等,丙型肝炎的抗病毒治疗甚至可以达到临床治愈的目的。

3. 抗寄生虫治疗　原虫和蠕虫感染的病原治疗常用化学制剂。如甲硝唑是治疗阿米巴病的有效药物,阿苯达唑、甲苯达唑是目前治疗肠道线虫病的有效药物。氯喹、奎宁是控制疟疾发作的传统药物,自从发现抗氯喹恶性疟原虫以来,青蒿素类药物受到广泛关注。吡喹酮是最主要的抗吸虫病药物,对血吸虫病有特效。乙胺嗪及呋喃嘧酮用于治疗丝虫病。

4. 免疫治疗 抗毒素用于治疗白喉、破伤风、肉毒中毒等外毒素引起的疾病。抗毒素属于动物血清制剂,容易引起过敏反应,使用前需做过敏试验,过敏者必要时可采用小剂量开始、逐渐增量的脱敏方法。干扰素等免疫调节剂可调节机体的免疫功能,提高机体免疫力,可用于乙型肝炎、丙型肝炎的治疗。胸腺素作为免疫增强剂也在临床使用。特异性免疫制剂如乙型肝炎高效免疫球蛋白等可提高机体特异性免疫功能。

(三)对症治疗

对症治疗不但能减轻患者的痛苦,而且可以通过调节患者各系统的功能,达到减少机体消耗、保护重要器官使损伤降至最低的目的。例如,在高热时采取的各种降温措施,抽搐时给予的镇静措施,脑水肿时采取的各种脱水疗法,心力衰竭时采取的强心措施,昏迷时采取的恢复苏醒措施,休克时采取的改善微循环措施,严重毒血症时采用糖皮质激素疗法等,能帮助患者安全度过危险期,促进早日康复。

(四)康复治疗

某些传染病如脊髓灰质炎、脑炎和脑膜炎等急性期后可留有肢体瘫痪、语言障碍等后遗症,可采取理疗、针灸治疗、高压氧疗等康复治疗措施,以促进机体功能的早日恢复。

(五)中医中药及针灸治疗

中医的辨证论治对调节患者各系统的功能起着相当重要的作用。某些中药如黄连素(小檗碱)、鱼腥草、板蓝根和山豆根等还有一定的抗微生物作用。针灸在治疗瘫痪等后遗症方面也有较好的作用。

本节小结

传染病要坚持综合治疗的原则,即治疗、护理与隔离、消毒并重,一般治疗、对症治疗与病原治疗相结合,中医中药积极参与的原则。

考点在线

1. 简述传染病一般治疗的方法。
2. 举例说明抗病毒药物的种类。

第七节 传染病的预防

传染病的预防是传染病工作者的一项重要任务,及时报告和隔离患者是临床工作者不可推卸的责任。做好此项工作可以减少传染病的发生和流行,甚至能够达到控制和消灭传染病的目的。应针对构成传染病流行过程的三个基本环节采取综合性措施,并根据不同传染病的特点,针对传播的主导环节,采取适当措施,防止传染病继续传播。

一、管理传染源

传染病报告制度是早期发现、控制传染病的重要措施,可使疾病预防控制机构及时掌握疫情,采取必要的流行病学调查和防疫措施。根据《中华人民共和国传染病防治法》,将法定传染病分为三类,即甲类、乙类和丙类。

甲类包括:鼠疫、霍乱。为强制管理的传染病。

乙类包括:传染性非典型肺炎(严重急性呼吸综合征)、病毒性肝炎、人感染高致病性禽流感、伤寒和副伤寒、艾滋病、细菌性和阿米巴痢疾、淋病、梅毒、脊髓灰质炎、麻疹、百日咳、白喉、流行性脑脊髓膜炎、猩红热、流行性出血热、狂犬病、钩端螺旋体病、布鲁氏菌病、炭疽、血吸虫病、流行性乙型脑炎、疟疾、登革热、肺结核(病)、新生儿破伤风、人感染 H_7N_9 禽流感。为严格管理的传染病。

丙类包括:流行性感冒(包括甲型 H_1N_1 流感)、流行性腮腺炎、风疹、急性出血性结膜炎、麻风病、流行性和地方性斑疹伤寒、黑热病、包虫病(棘球蚴病)、丝虫病、手足口病、除霍乱、细菌性和阿米巴性痢疾、伤寒和副伤寒以外的感染性腹泻病。为监测管理的传染病。

各级各类医疗机构、疾病预防控制机构、采供血机构均为传染病责任报告单位;其执行职务的人员和乡村医生、个体开业医生均为传染病责任疫情报告人,必须按照传染病防治法的规定进行疫情报告,履行法律规定的义务。

责任报告单位和责任疫情报告人发现甲类传染病和乙类传染病中的传染性非典型肺炎、炭疽中的肺炭疽患者或疑似患者时,或发现其他传染病和不明原因疾病暴发时,应于2小时内将传染病报告卡通过网络报告;未实行网络直报的责任报告单位应于2小时内以最快的通信方式向当地疾病预防控制机构报告,并于2小时内寄送出传染病报告卡。对其他乙类、丙类传染病患者、疑似患者和规定报告的传染病病原携带者在诊断后,实行网络直报的责任报告单位应于24小时内进行网络报告;未实行网络直报的责任报告单位应于24小时内寄送出传染病报告卡。

传染病的接触者应该接受检疫,检疫期限从最后接触之日算起相当于该病的最长潜伏期。对已经发生甲类传染病病例的场所或该场所内特定区域的人员,所在地县级以上地方人民政府可以实施隔离措施,并同时向上一级人民政府报告;接到报告的上级人民政府应当立即做出是否批准的决定。上级人民政府做出不予批准决定的,实施隔离的人民政府应当立即解除隔离措施。

对病原携带者应做好登记,并根据携带者的类型、病原种类进行管理,指导督促他们自觉养成良好的卫生习惯和道德风尚。在食品行业、服务行业及托幼机构工作的病原携带者必须暂时调离工作岗位,艾滋病、乙型肝炎、丙型肝炎和疟疾的病原携带者严禁作为献血员。

对动物传染源可根据动物所患传染病的种类及动物自身的经济价值采取不同的处理方法。对人类危害大且无经济价值的动物应予以消灭,如灭鼠;危害不大且有经济价值的病畜,应予以隔离治疗,同时做好家畜、家禽及宠物的预防接种和检疫;危害性较大的病畜或野生动物,应予以捕杀、焚烧、深埋,如患疯牛病和炭疽病的家畜、患狂犬病的狗等。

二、切断传播途径

切断传播途径时,主要是针对传染源污染的环境采取相应的措施。不同的传染病因其传播途径各异,所采取的主导措施也各不相同,如呼吸系统传染病主要是通过飞沫和空气传播,重点措施是加强通风、空气消毒及个人防护。主要采取消毒、杀虫、灭鼠等卫生措施消灭传播途径中的病原体和媒介昆虫。消毒是指用物理、化学、生物的方法杀灭或消除环境中致病微生物的一种措施,包括预防性消毒和疫源地消毒。预防性消毒是指对可能受到病原微生物污染的场所和物品施行消毒,如乳制品消毒、饮用水消毒等。疫源地消毒是指对现有或曾经有传染源存在的场所进行消毒,其目的是消灭传染源排出的致病微生物。

三、保护易感人群

1. 免疫预防 被动免疫和主动免疫是保护易感者的有效措施。①被动免疫：人工被动免疫采用的是含特异性抗体的免疫血清，包括抗毒血清、人类丙种球蛋白等，给人体注射后免疫立即出现，但持续时间仅2～3周，免疫次数多为1次，主要用于治疗某些外毒素引起的疾病，或与某些传染病患者接触后的应急措施。②主动免疫：接种疫苗、菌苗、类毒素之后，可使机体产生对病毒、细菌和毒素的特异性主动免疫，免疫力常出现在接种后1～4周，可保持数月或数年，免疫次数1～4次，主要用于预防传染病。我国已将多种传染病的预防接种列入了扩大国家免疫规划程序之中，见表1-1。

表1-1 扩大国家免疫规划程序

疫 苗	接种对象月(年)龄	接种剂次	接种途径	备 注
乙型肝炎疫苗	0、1、6月龄	3	肌内注射	出生后24小时内接种第1剂次，第1、2剂次间隔≥28天
卡介苗	出生时	1	皮内注射	
脊灰疫苗	2、3、4月龄，4周岁	4	口服	第1、2剂次，第2、3剂次间隔均≥28天
百白破疫苗	3、4、5月龄，18～24月龄	4	肌内注射	第1、2剂次，第2、3剂次间隔均≥28天
白破疫苗	6周岁	1	肌内注射	
麻风疫苗	8月龄	1	皮下注射	
麻腮风疫苗	18～24月龄	1	皮下注射	
乙脑减毒活疫苗	8月龄，2周岁	2	皮下注射	
A群流脑疫苗	6～18月龄	2	皮下注射	第1、2剂次间隔3个月
A+C流脑疫苗	3周岁，6周岁	2	皮下注射	2剂次间隔≥3年；第1剂次与A群流脑疫苗第2剂次间隔≥12个月
甲型肝炎减毒活疫苗	18月龄	1	皮下注射	
出血热疫苗（双价）	16～60周岁	3	肌内注射	接种第1剂次后14天接种第2剂次，第3剂次在第1剂次接种后6个月接种
炭疽疫苗	炭疽疫情发生时，病例或病畜间接触者及疫点周围高危人群	1	皮上划痕	病例或病畜的直接接触者不能接种
钩体疫苗	流行区可能接触疫水的7～60岁高危人群	2	皮下注射	接种第1剂次后7～10天接种第2剂次
乙脑灭活疫苗	8月龄(2剂次)，2周岁，6周岁	4	皮下注射	第1、2剂次间隔7～10天

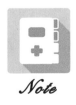

续表

疫　　苗	接种对象 月(年)龄	接种剂次	接种途径	备　　注
甲型肝炎灭活疫苗	18月龄, 24～30月龄	2	肌内注射	2剂次间隔≥6个月

2. 药物预防　有些传染病流行时,可以通过预防性服药进行预防,如疟疾流行时可口服乙胺嘧啶进行预防,流行性脑脊髓膜炎流行时可口服磺胺药进行预防。由于药物预防作用时间短、预防效果不巩固、易产生耐药性,一般只对密切接触者使用而不做普遍用药。

3. 个人预防　针对传染病的不同传播途径所采取的个人防护措施,如戴口罩、手套、鞋套,使用蚊帐和安全套等都可起到一定的防护作用。

📖 本 节 小 结

传染病的预防是传染病工作者的一项重要任务,应针对构成传染病流行过程的三个基本环节采取综合性措施,并根据不同传染病的特点,针对传播的主导环节,采取适当措施,防止传染病继续传播。法定传染病分为甲、乙、丙三类。可通过免疫预防、药物预防、个人预防等措施做好易感人群的保护工作。

🏥 考 点 在 线

A1 型题

1. 根据《传染病防治法》规定,需按照甲类传染病采取预防控制措施的乙类传染病是(　　)。

A. 疟疾　　　　　　　B. 肺炭疽　　　　　　　C. 登革热

D. 梅毒　　　　　　　E. 肺结核病

2. 我国法定传染病中甲类传染病包括(　　)。

A. 天花和鼠疫　　　　B. 狂犬病和天花　　　　C. 鼠疫和霍乱

D. 霍乱和副霍乱　　　E. 艾滋病和霍乱

3. 下列传染病中不属于乙类传染病的是(　　)。

A. 疟疾　　　　　　　B. 肺炭疽　　　　　　　C. 传染性非典型肺炎

D. 肺结核病　　　　　E. 流行性感冒

4. 接种下列哪种制剂不会获得主动免疫?(　　)

A. 活疫苗　　　　　　B. 灭活疫苗　　　　　　C. 抗毒素

D. 类毒素　　　　　　E. 菌苗

5. 传染病检疫期限的确定是依据该病的(　　)。

A. 隔离期　　　　　　B. 传染期　　　　　　　C. 最短潜伏期

D. 最长潜伏期　　　　E. 平均潜伏期

参考答案

Note

(孙　辉)

参 考 文 献

［1］ 黄象安.传染病学［M］. 2 版.北京:中国中医药出版社,2017.

［2］ 徐小元,段钟平.传染病学［M］. 4 版.北京:北京大学医学出版社,2016.

［3］ 王勤英,黄利华.传染病学［M］. 3 版.北京:中国医药科技出版社,2016.

［4］ 吴光煜.传染病护理学［M］. 3 版.北京:北京大学医学出版社,2014.

［5］ 李兰娟,任红.传染病学［M］. 8 版. 北京:人民卫生出版社,2013.

Note

第二章　病毒性疾病

第一节　病毒性肝炎

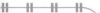

本节PPT

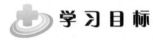

知识目标：病毒性肝炎的流行病学；病毒性肝炎的临床表现、诊断及治疗要点；病毒性肝炎的预防措施。

能力目标：能独立进行病毒性肝炎的诊疗。

素质目标：保护患者隐私，能够设身处地为患者考虑，做个有耐心、有同情心、专业技术过硬的医务人员。

案例分析

患者，男，20岁，急性起病，进食后上腹部胀满2周无缓解，曾服用吗丁啉、表飞鸣(乳酶生)等药物治疗，症状无明显缓解，近3天尿色呈浓茶样，无尿频、尿急、尿痛。近2天恶心、呕吐伴食欲下降，厌油腻。查体：未见肝掌、蜘蛛痣，肝区叩痛(＋)。实验室检查：ALT 1200 U/L，AST 960 U/L，PTA 78%，HBV DNA(－)，抗-HBs(＋)，抗-HAV-IgM(＋)。

问题：

1. 该案例初步诊断是什么疾病？

2. 诊断依据是什么？

3. 还需与哪些疾病相鉴别？

4. 该患者应如何治疗？

一、概述

病毒性肝炎(viral hepatitis)是由多种肝炎病毒引起的，以肝脏损害为主的一组全身性传染病。目前按病原学明确分类的有甲型、乙型、丙型、丁型、戊型五型肝炎病毒。各型病毒性肝炎临床表现相似，主要表现为疲乏、食欲减退、厌油腻、肝大、肝功能异常，部分病例出现黄疸。甲型和戊型多表现为急性感染；乙型、丙型和丁型易转变为慢性感染，少数病例可发展为肝硬化或肝癌。本病无性别差异，各年龄段均可发生；目前对病毒性肝炎尚缺乏特效的治疗方法。

Note

二、病原学

病毒性肝炎的病原体是肝炎病毒,目前已证实的肝炎病毒为甲型、乙型、丙型、丁型、戊型五型。最近还发现庚型肝炎病毒(hepatitis G virus,HGV)、输血传播病毒(transfusion transmitted virus,TTV)和 Sen 病毒(Sen virus,SENV),但其是否引起肝炎尚未有定论。

1. 甲型肝炎病毒(hepatitis A virus,HAV) 属于微小 RNA 病毒科,直径 27～32 nm。无包膜,呈球形。HAV 只有 1 个抗原-抗体系统。感染后早期产生 IgM 型抗体,一般可持续 8～12 周,是近期感染的标志。IgG 型抗体可长期存在,是既往感染或免疫接种后的标志。

HAV 对外界抵抗力较强,耐酸碱,室温下可生存 1 周,在贝壳类动物、污水、淡水、海水及泥土中能存活数月,在－70 ℃至－20 ℃数年后仍有感染力,在甘油内－80 ℃可长期保存。

对有机溶剂较为耐受,在 4 ℃20％乙醚中放置 24 h 仍稳定。60 ℃30 分钟,加热 100 ℃ 1 分钟方可完全使之灭活。对紫外线、余氯、甲醛等敏感。

2. 乙型肝炎病毒(hepatitis B virus,HBV) 属嗜肝 DNA 病毒科。在电镜下观察,HBV 感染者血清中存在三种形式的颗粒:①大球形颗粒,又称 Dane 颗粒,为完整的 HBV 颗粒,直径 42 nm,由包膜和核心组成。包膜含有乙型肝炎表面抗原(HBsAg)、糖蛋白与细胞脂质;核心含有环状双股 DNA、DNA 聚合酶(DNA polymerase,DNAP)、乙型肝炎核心抗原(HBcAg),是病毒复制的主体;②小球形颗粒;③丝状或核状颗粒。后两者不是完整的病毒颗粒,而是由 HBsAg 组成的空心包膜,不含病毒核心成分,无感染性。

HBV 的抗原-抗体系统如下。

(1)乙型肝炎表面抗原(HBsAg)与表面抗体(抗-HBs) 成人感染 HBV 后最早 1～2 周,最迟 11～12 周在血中首先出现 HBsAg。急性自限性 HBV 感染时,血中 HBsAg 多持续 1～6 周,最长可达 20 周。无症状携带者和慢性患者血中的 HBsAg 可持续存在多年甚至终身。HBsAg 可刺激机体产生保护性抗体抗-HBs。抗-HBs 在急性感染后期,HBsAg 转阴后一段时间开始出现,在 6～12 个月逐步达到高峰,可持续多年,以后缓慢下降。抗-HBs 阳性表示对HBV 有免疫力,见于乙型肝炎恢复期、既往感染或乙型肝炎疫苗接种后。

(2)乙型肝炎 e 抗原(HBeAg)与 e 抗体(抗-HBe) HBeAg 是一种可溶性蛋白,一般仅见于 HBsAg 阳性患者的血清中,出现时间稍晚于 HBsAg。若血清中 HBeAg 持续存在,提示病情有慢性化趋势。HBeAg 的存在是 HBV 活动性复制和传染性较强的标志。抗-HBe 在HBeAg 消失后出现,提示病毒复制多处在静止状态,传染性降低,但部分患者仍有病毒复制。

(3)乙型肝炎核心抗原(HBcAg)与核心抗体(抗-HBc) HBcAg 主要存在于受感染的肝细胞核内,血中 HBcAg 大多存在于 Dane 颗粒的核心,用一般方法不易检出。HBcAg 有很强的免疫原性,刺激机体产生对人体无保护性的抗-HBc。HBc-IgM 出现早,但持续时间较短,只存在于乙型肝炎的急性期和慢性乙型肝炎的急性发作期;HBc-IgG 出现稍迟,但可持续多年甚至终身。

HBV 的抵抗力很强,对热、低温、干燥、紫外线及一般浓度的消毒剂均能耐受。在 37 ℃可存活 7 天,在血清中 30～32 ℃可保存 6 个月,－20 ℃可保存 15 年。100 ℃10 分钟、65 ℃10小时或高压蒸汽消毒可被灭活,对 0.2％苯扎溴铵及 0.5％过氧乙酸敏感。

3. 丙型肝炎病毒(hepatitis C virus,HCV) 属黄病毒科,为单股正链 RNA 病毒,呈直径为 30～60 nm 的球形颗粒。血清中 HCV Ag 含量很少,检出率不高。抗-HCV 不是保护性抗体,是 HCV 感染的标志。抗-HCV-IgM 在发病后即可检测到,一般持续 1～3 个月。如果抗-HCV-IgM 持续阳性,提示病毒持续复制,易转为慢性。HCV RNA 阳性是病毒感染和复制的直接标志。HCV RNA 基因分型在流行病学和抗病毒治疗方面有一定意义,但尚未作为常规检测项目。

Note

HCV 对有机溶剂敏感,10%氯仿可杀灭 HCV。煮沸、紫外线等亦可使 HCV 灭活。血清经 60 ℃10 小时或 1/1000 甲醛溶液 37 ℃6 小时可使 HCV 传染性丧失。血液制品中的 HCV 可用干热 80 ℃72 小时或加变性剂使之灭活。

4. 丁型肝炎病毒(hepatitis D virus,HDV) 又称 δ 因子,是一种缺陷 RNA 病毒。HDV 必须有 HBV 的辅助才能复制及引起肝脏损害。HDV 的外壳为 HBsAg,核心为 HDV Ag 和 HDV RNA,HDV 可与 HBV 同时感染人体,但大部分情况下是在 HBV 感染的基础上引起重叠感染。HDV 只有一个抗原-抗体系统。HDV Ag 最早出现,然后分别是抗-HDV-IgM 和抗-HDV-IgG。抗-HDV 不是保护性抗体。血清或肝组织中 HDV RNA 是诊断 HDV 感染最直接的依据。

5. 戊型肝炎病毒(hepatitis E virus,HEV) 为 RNA 病毒,呈无包膜的球形颗粒,直径为 27~34 nm。HEV Ag 主要定位于肝细胞质,血中检测不到 HEV Ag。抗-HEV-IgM 和抗-HEV-IgG 在血清中基本上同步出现。抗-HEV-IgM 多在 3 个月内阴转,因此,抗-HEV-IgM 阳性是近期 HEV 感染的标志。抗-HEV-IgG 多数于发病后 6~12 个月阴转,部分持续几年甚至十多年。

HEV 在碱性环境中较稳定,对高热、氯仿、氯化铯敏感。

三、流行病学

我国是病毒性肝炎的高发区。甲型肝炎人群流行率(抗-HAV 阳性)约 80%。全世界 HBsAg 携带者约 3.5 亿,其中我国 1 亿左右。全球 HCV 感染者约 1.7 亿,我国人群抗-HCV 阳性者占 1%~3%,约 3000 万。丁型肝炎人群流行率约 1%,戊型肝炎约 20%。

(一) 甲型肝炎

1. 传染源 甲型肝炎的传染源是急性期患者和隐性感染者。后者数量远较前者多。甲型肝炎患者在起病前 2 周至血清丙氨酸转氨酶(ALT)高峰期后 1 周从粪便中排出 HAV 最多,传染性最强,少数患者可延长至其病后 30 天。隐性感染者因无明显临床症状及肝功能损害而不易识别,作为传染源对人群的危害性更大。

2. 传播途径 甲型肝炎主要经粪-口途径传播。可通过粪便污染水源、食物、蔬菜、玩具等引起流行。水源或食物污染可致暴发流行。日常生活接触多为散发性发病,输血后甲型肝炎极罕见。

3. 易感人群 抗-HAV 阴性者均为易感人群。6 个月以下的婴儿有来自母亲的抗-HAV 而不易感,6 个月龄后,血中抗-HAV 逐渐消失而成为易感者。在我国,甲型肝炎在幼儿、学龄前儿童发病率最高,但以隐性感染为主。成人抗-HAV-IgG 的检出率高达 80%。感染后可产生持久免疫。

知识链接 2-1

(二) 乙型肝炎

1. 传染源 主要是急、慢性乙型肝炎患者和病毒携带者。急性患者在潜伏期末及急性期有传染性。慢性患者和病毒携带者作为传染源的意义最大,传染性强弱与病毒复制成正比关系,其传染性与体液中 HBV DNA 含量成正比关系。

2. 传播途径 人类因密切接触含 HBV 的体液或血液而获得感染,具体传播途径主要有下列几种。

(1)血液传播 血液中 HBV 含量很高,微量的污染血进入人体即可造成感染,如输血及血液制品、注射、手术、针刺、血液透析、内镜检查、器官移植、共用剃刀和牙刷等均可传播。目前经血液、注射传播仍将占重要地位。虽然对供血员进行严格筛选,但不能筛除 HBsAg 阴性的 HBV 携带者。

（2）体液传播 现已证实唾液、汗液、精液、阴道分泌物、乳汁等体液含有 HBV,因此,密切的生活接触、性接触等亦是获得 HBV 感染的可能途径。

（3）母婴传播 是重要的传播方式,包括宫内感染、围生期传播及分娩后密切接触传播。宫内感染约占 HBsAg 阳性母亲的 5%,主要经胎盘获得,可能与妊娠期胎盘轻微剥离有关。围生期传播或分娩过程是母婴传播的主要方式,婴儿因破损的皮肤或黏膜接触母血、羊水或阴道分泌物而被传染。分娩后传播主要由于母婴间密切接触。在我国,母婴传播显得特别重要,人群中 HBsAg 阳性的 HBV 携带者中 30% 以上是由其传播积累而成。

3. 易感人群 普遍易感,感染后可获得一定程度的免疫力,抗-HBs 阴性者均为易感人群。婴幼儿期是 HBV 感染的高危时期,随年龄增长感染率逐渐下降。新生儿通常不具有来自母体的先天性抗-HBs,因而普遍易感。高危人群包括 HBsAg 阳性母亲的新生儿、HBsAg 阳性者的家属、反复输血及血液制品者(如血友病患者)、血液透析患者、多个性伴侣者、静脉药瘾者、接触血液的医务工作者等。感染后或疫苗接种后出现抗-HBs 者有免疫力。

4. 流行特征 乙型肝炎遍及全球,发病率与经济水平和卫生条件密切相关。

（1）有地区性差异 据 2006 年全国肝炎流行病学调查,我国 HBsAg 总阳性率为 7.18%,5 岁以下儿童的 HBsAg 阳性率为 0.96%。乡村高于城市,南方高于北方,西部高于东部。

按流行的严重程度分为高、中、低度三种流行区。高度流行区 HBsAg 携带率 8%～20%,以热带非洲、东南亚和中国为代表。中度流行区 HBsAg 携带率 2%～7%,以东欧、地中海、日本、俄罗斯为代表。低度流行区 HBsAg 携带率 0.2%～0.5%,以北美、西欧、澳大利亚为代表。

（2）无明显季节性。

（3）有性别差异 男性高于女性,男女比例约为 1.4∶1。

（4）婴幼儿感染多见。

（5）有家庭聚集现象 此现象与母婴传播及日常生活接触传播有关。

（6）以散发为主。

（三）丙型肝炎

1. 传染源 主要是急、慢性丙型肝炎患者和无症状病毒携带者。慢性患者和病毒携带者作为传染源的意义最重要,传染性强弱与病毒复制成正比关系。

2. 传播途径 和乙型肝炎类似,主要传播途径有下列几种。

（1）输血及血液制品 多见于成年人,以输血传播为多见,曾是最主要的传播途径,输血后肝炎 70% 以上是丙型肝炎。随着输血筛查技术方法的改善,此传播方式已得到明显控制,但输血仍有传播丙型肝炎的可能,特别是反复输血、使用血液制品者。

（2）注射、针刺、器官移植、骨髓移植、血液透析 如静脉注射毒品、使用非一次性注射器和针头等。器官移植、骨髓移植及血液透析患者亦是高危人群。

（3）性传播、生活密切接触传播 多个性伴侣及同性恋者属高危人群。

（4）母婴传播 母亲 HCV RNA 阳性传给新生儿的概率为 4%～7%。

3. 易感人群 普遍易感,抗-HCV 并非保护性抗体,感染后对不同病毒株无保护性免疫。

（四）丁型肝炎

传染源和传播途径与乙型肝炎相似。人类对 HDV 普遍易感。抗-HDV 不是保护性抗体。

（五）戊型肝炎

传染源和传播途径与甲型肝炎相似,戊型肝炎流行多发生于雨季或洪水后,其暴发流行均是粪便污染水源所致。散发多由于不洁食物或饮品引起。隐性感染多见,显性感染主要发生于成年人,有春、冬季高峰。

四、发病机制与病理变化

（一）发病机制

病毒性肝炎肝脏损害的机制尚未完全明确,各型肝炎的发病机制也不相同。

1. 甲型肝炎　目前认为,在感染早期 HAV 大量增殖,使肝细胞受到一定程度的破坏;随后细胞免疫起着重要作用,最终致使肝细胞变性、坏死。在感染后期体液免疫也参与肝损伤,抗-HAV 产生后可能通过免疫复合物致肝细胞破坏。

2. 乙型肝炎　乙型肝炎的发病机制非常复杂,肝细胞病变主要是(细胞)免疫反应所致。机体免疫反应不同,感染 HBV 后机体临床表现和转归也不同。当机体免疫功能正常时,多表现为急性肝炎,成年感染 HBV 者常属于这种情况,大部分患者可将病毒彻底清除;当机体免疫功能低下、不完全免疫耐受、自身免疫反应产生、HBV 基因突变逃避免疫清除等情况下,可导致慢性肝炎;当机体处于免疫耐受状态,如围生期获得 HBV 感染,不发生免疫应答,多成为无症状携带者;当机体免疫反应亢进,发生超敏反应时,可导致大片肝细胞坏死,发生重型肝炎。乙型肝炎的肝外损伤主要由免疫复合物引起。

3. 丙型肝炎　HCV 进入人体后,首先引起病毒血症,病毒血症间断地出现于整个病程。目前认为 HCV 致肝细胞损伤有 HCV 直接杀伤作用、免疫应答、细胞凋亡等多种因素参与,其中免疫应答起重要作用。

丁型肝炎和戊型肝炎的发病机制尚未完全阐明,有资料显示宿主免疫反应参与了肝细胞的损伤。

（二）病理变化

各型肝炎的基本病理变化都是以肝细胞变性、坏死为主,同时伴有不同程度的炎症细胞浸润、肝细胞再生和间质增生。

1. 肝细胞变性　肝细胞变性常表现为气球样变和嗜酸性变。

2. 肝细胞坏死　肝细胞坏死由高度气球样变发展而来。根据坏死的形态、范围可分为单细胞坏死、点状坏死、灶状坏死、碎屑状坏死和桥接坏死。

3. 炎症细胞浸润　是判断炎症活动度的一个重要指标。肝小叶内或汇管区常有不同程度的炎症细胞浸润,主要为淋巴细胞,以 $CD8^+$ 或 $CD4^+$ 的 T 淋巴细胞为主,其他尚有单核细胞、浆细胞,有时可见少量中性粒细胞。

4. 肝细胞再生　坏死的肝细胞周围常有肝细胞再生,肝炎恢复期或慢性阶段最为明显。如坏死范围较大,当网状支架塌陷,再生肝细胞可排列成结节状,导致肝小叶结构紊乱。

5. 间质增生　包括 Kupffer 细胞增生,间叶细胞和成纤维细胞增生,细胞外基质增多和纤维化形成。

（三）各临床类型肝炎的病理特点

1. 急性肝炎　黄疸型较无黄疸型肝炎病变重。主要病变为肝细胞广泛气球样变和嗜酸性变,小叶内肝细胞点状坏死,汇管区及小叶内有轻度炎症细胞浸润,坏死区肝细胞增生。

2. 慢性肝炎　我国将慢性病毒性肝炎分为轻度、中度、重度,各型均有不同程度的炎性变化、坏死及纤维化。

3. 重型肝炎　是最严重的肝炎类型。根据起病急缓和病变程度分为以下 3 型。

（1）急性重型肝炎　肉眼观肝体积明显缩小,包膜皱缩,重量减轻。肝细胞坏死严重而广泛,无纤维组织增生,也无明显的肝细胞再生。

（2）亚急性重型肝炎　肝体积有不同程度缩小,表面可见大小不等、分布不均的结节。肝细胞呈亚大块坏死、桥接坏死等多种形态变化,肝小叶周边可见肝细胞结节状再生,周围被增

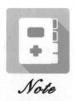

生胶原纤维包绕,伴小胆管增生。

（3）慢性重型肝炎　在慢性肝炎或肝硬化病变基础上出现亚大块或大块坏死,大部分病例可见碎屑状及桥接坏死。

4. 肝炎后肝硬化(posthepatitic cirrhosis)

（1）活动性肝硬化　肝硬化伴明显炎症,假小叶边界不清。

（2）静止性肝硬化　肝硬化结节内炎症轻,假小叶边界清楚。

5. 淤胆型肝炎　除有轻度急性肝炎病变外,还因胆汁代谢及排泄障碍致毛细胆管内胆栓形成、肝细胞内胆色素滞留。汇管区水肿和小胆管扩张,中性粒细胞浸润。

（四）各临床类型肝炎的病理生理

1. 黄疸　主要为肝细胞性黄疸。由于肝细胞的损伤使肝细胞摄取、结合及排泄胆红素功能障碍;肝细胞肿胀、汇管区炎症细胞浸润与水肿以及小胆管内的胆栓形成使胆汁排泄受阻而反流进入血液中。

2. 肝性脑病　肝细胞的严重坏死,使肝脏解毒功能降低,血中有毒物质如血氨、短链脂肪酸、硫醇、某些有毒氨基酸(如色氨酸、蛋氨酸、苯丙氨酸等)的潴留,某些胺类物质(如羟苯乙醇胺)不能被清除,通过血-脑屏障取代正常的神经递质,支链氨基酸与芳香族氨基酸的比例失调等诸多因素均可导致肝性脑病的发生。

3. 腹水　肝细胞合成清蛋白(白蛋白)减少,使血浆胶体渗透压下降,另外门静脉高压、肝淋巴液生成增多等诸因素均是腹水形成的重要原因。肝硬化和重型肝炎时,因肾皮质缺血,肾素分泌增多,致醛固酮分泌增加,导致水钠潴留。

4. 出血　重型肝炎肝细胞坏死致凝血因子(凝血酶原、纤维蛋白原、凝血因子 V 和凝血因子Ⅶ等)合成障碍、肝硬化门静脉高压时脾功能亢进使血小板减少、维生素 K 的吸收和利用障碍,重型肝炎时发生 DIC 均可导致出血。

5. 急性肾功能不全　又称肝肾综合征或功能性肾衰竭。在重型肝炎或肝硬化时,由于内毒素血症、肾血管收缩、肾缺血、前列腺素 E_2 减少、有效血容量下降等因素导致肾小球滤过率和肾血浆流量降低,引起急性肾功能不全。

6. 肝肺综合征　重型肝炎和肝硬化患者可出现肺水肿、间质性肺炎、盘状肺不张、胸腔积液和低氧血症等病理和功能改变,统称为肝肺综合征。表现为低氧血症和高动力性循环,临床上可出现胸闷、气促、呼吸困难、胸痛、发绀、头晕等症状,严重者可致晕厥与昏迷。产生的根本原因是肺内毛细管扩张,出现动、静脉分流,严重影响气体交换功能。同时,肝衰竭导致门脉循环受阻、门-腔静脉分流,使肠道细菌进入肺循环释放内毒素等也可能是原因之一。

五、临床表现

不同类型病毒引起的肝炎潜伏期长短不同,甲型肝炎 2～6 周,平均 4 周;乙型肝炎 1～6 个月,平均 3 个月;丙型肝炎 2 周～6 个月,平均 40 天;丁型肝炎 4～20 周;戊型肝炎 2～9 周,平均 6 周。

（一）急性肝炎

急性肝炎包括急性黄疸型肝炎和急性无黄疸型肝炎。各型肝炎病毒均可引起,甲型、戊型不转为慢性,成年急性乙型肝炎约 10% 转为慢性,丙型超过 50%,丁型约 70% 转为慢性。

1. 急性黄疸型肝炎　临床经过的阶段性较为明显,可分为以下三期,总病程 2～4 个月。

（1）黄疸前期　甲、戊型肝炎急性起病,约 80% 患者有发热伴畏寒。乙型、丙型、丁型肝炎多缓慢起病,仅少数有发热。部分乙型肝炎患者有皮疹、关节疼痛等症状,酷似血清病。此期主要症状有全身乏力、食欲减退、厌油腻、恶心、呕吐、腹胀、肝区疼痛、尿色加深至浓茶样等,肝

Note

功能改变主要为丙氨酸转氨酶(ALT,又称谷丙转氨酶)、天冬氨酸转氨酶(AST,又称谷草转氨酶)升高。本期持续5～7天。

（2）黄疸期　患者自觉症状好转,发热消退,尿色进一步加深,皮肤、巩膜出现黄染,约2周黄疸达高峰。部分患者可有一过性大便颜色变浅、皮肤瘙痒、心动过缓等梗阻性黄疸表现。肝大、肝区痛、质较软,有压痛及叩痛。部分患者有轻度脾肿大。肝功能检查 ALT 和胆红素升高,尿胆红素阳性。本期持续2～6周。

（3）恢复期　症状逐渐消失,食欲好转,体力恢复,腹胀等消化道症状减轻或消失。黄疸逐渐消退,肝、脾回缩,肝功能逐渐恢复正常。本期持续1～2个月。

2. 急性无黄疸型肝炎　除无黄疸外,其他症状与黄疸型相似。

无黄疸型肝炎发病率远较黄疸型肝炎多见,占急性肝炎的90%以上。无黄疸型肝炎起病较缓,症状较轻,有全身乏力、食欲减退、恶心、腹胀及肝区疼痛等症状。肝大,质软,有轻压痛及叩痛。肝功能呈轻、中度异常。有些患者无明显症状,易被忽视而漏诊。患者多数在3个月以内恢复。因其症状轻微,作为传染源对人群的危害性更大。

急性丙型肝炎的临床表现较轻,多无明显症状或症状较轻,少数病例有低热,血清 ALT轻、中度升高。无黄疸型占2/3以上,即使是急性黄疸型病例,黄疸亦属轻度。

急性丁型肝炎可与 HBV 感染同时发生(同时感染)或继发于 HBV 感染后(重叠感染),其临床表现部分取决于 HBV 感染状态。同时感染者,临床表现与急性乙型肝炎相似,大多数表现为黄疸型,在病程中有时可见两次 ALT 升高,分别表示 HBV 和 HDV 感染,预后良好,极少数可发展为重型肝炎。重叠感染者,病情常较重,ALT 升高可达数月之久,部分可进展为急性重型肝炎,此种类型大多会向慢性化发展。

戊型肝炎与甲型肝炎相似,但黄疸前期较长,平均10天,症状较重,自觉症状至黄疸出现后4～5天才开始缓解,病程较长。HBV 慢性感染者重叠戊型肝炎时病情较重,病死率增高。晚期妊娠妇女患戊型肝炎时,病情重,容易发生肝衰竭。

老年患者通常病情较重,病程较长,病死率较高。多数急性肝炎患者在3个月内临床康复。甲型肝炎预后良好,病死率约为0.01%;急性乙型肝炎60%～90%可完全康复,10%～40%转为慢性或病毒携带状态;急性丙型肝炎易转为慢性或病毒携带状态;急性丁型肝炎重叠HBV 感染时约70%转为慢性;戊型肝炎病死率为1%～5%。

（二）慢性肝炎

急性肝炎病程超过半年者;或原有乙型、丙型、丁型肝炎急性发作再次出现肝炎症状、体征及肝功能异常者。发病日期不明确或虽无肝炎病史,但根据肝组织病理学或根据症状、体征、化验及 B 超检查综合分析符合慢性肝炎表现者,均可诊断为慢性肝炎。慢性肝炎仅见于乙型、丙型、丁型3型肝炎。依据病情轻重可分为轻、中、重三度,分型有助于判断预后及指导抗病毒治疗。

1. 轻度慢性肝炎　病情较轻,反复出现乏力、头晕、食欲减退、厌油、尿黄、肝区不适、肝大伴压痛,肝功能指标仅1项或2项轻度异常。轻度慢性肝炎患者一般预后良好。

2. 中度慢性肝炎　有明显肝炎症状,慢性肝病面容,肝大,质地中等以上,伴有蜘蛛痣、肝掌、脾大,肝功能持续异常,有的患者伴有肝外器官损害表现,如皮疹、关节炎、肾炎等。症状、体征、实验室检查居于轻度和重度之间。中度慢性肝炎预后居于轻度和重度之间。

3. 重度慢性肝炎　除中度慢性肝炎表现外,肝炎还具有早期肝硬化的肝活检病理改变和临床上代偿期肝硬化表现。重度慢性肝炎预后较差,约80%五年内发展成肝硬化,少部分可转变为肝细胞癌。慢性丙型肝炎预后较慢性乙型肝炎稍好。

（三）重型肝炎(肝衰竭)

所有肝炎病毒均可导致重型肝炎,甲型、丙型少见。重型肝炎是病毒性肝炎中最严重的类型,占全部病例的 0.2%～0.5%,预后不良,病死率高达 70% 以上。年龄较小、治疗及时、无并发症者病死率较低。

1. 急性重型肝炎(急性肝衰竭) 又称暴发性肝炎。起病急,初期似急性黄疸型肝炎,但病情发展迅猛,发病 2 周内黄疸迅速加深,肝脏进行性缩小,出血倾向明显,如牙龈出血、鼻衄、皮下瘀点瘀斑,甚至呕血、便血等。出现中毒性鼓肠,伴有肝臭。发病多有过度劳累、精神刺激、嗜酒、营养不良、妊娠、重叠感染、合并细菌感染或使用损害肝脏药物等诱因。10 天内病情迅速恶化,出现极度乏力、严重消化道症状,最突出、最有诊断意义的是中枢神经系统症状的出现,如嗜睡、性格改变、烦躁、谵妄、昏迷、抽搐等症状。查体可见扑翼样震颤及病理反射等早期肝性脑病表现。患者多因肝性脑病、肝肾综合征、严重出血、脑水肿及脑疝而死亡。病死率高,病程不超过 3 周。急性重型肝炎存活者,远期预后较好,多不发展为慢性肝炎和肝硬化。

2. 亚急性重型肝炎(亚急性肝衰竭) 又称亚急性肝坏死。起病较急,发病 15 天～26 周内出现极度乏力,食欲明显减退,频繁恶心、呕吐,黄疸进行性加深,继之出现重度腹胀、腹水,出血现象明显,凝血酶原时间显著延长及凝血酶原活动度多低于 40%。出现 II 度以上肝性脑病表现,肝功能损害严重。本型病程较长,常超过 3 周,可达数月。预后较差,容易转变为慢性肝炎或肝硬化。亚急性重型肝炎存活者多数转变为慢性肝炎或肝炎后肝硬化。

3. 慢加急性(亚急性)重型肝炎 在慢性肝病基础上出现的急性或亚急性肝功能失代偿。

4. 慢性重型肝炎(慢性肝衰竭) 在肝硬化基础上,肝功能进行性减退导致的慢性肝功能失代偿。主要临床表现为腹水、门脉高压、凝血功能障碍或肝性脑病等。慢性重型肝炎病死率最高,可达 80% 以上,存活者病情可多次反复。

(四)淤胆型肝炎

又称胆小管性肝炎,是以肝内淤胆为主要表现的一种特殊临床类型。本型肝炎起病类似急性黄疸型肝炎,但自觉症状较轻。主要表现为持续较长时间(2～4 个月或更长)的肝内梗阻性黄疸,如皮肤瘙痒,大便颜色变浅,心动过缓,肝大明显。肝功能检查血清胆红素明显升高,以直接胆红素升高为主。大多数患者可顺利恢复。在慢性肝炎或肝硬化基础上发生上述表现者,为慢性淤胆型肝炎,慢性者容易转变为胆汁性肝硬化,预后较差。

(五)肝炎后肝硬化

根据肝脏炎症情况分为活动性与静止性两型。

1. 活动性肝硬化 有慢性肝炎活动的表现,乏力及消化道症状明显,黄疸,ALT 升高,白蛋白下降。伴有腹壁、食管静脉曲张,腹水,肝缩小,质地变硬,脾进行性增大,门静脉、脾静脉增宽等门脉高压症表现。

2. 静止性肝硬化 无肝脏炎症活动的表现,症状轻或无特异性,可有上述体征。

静止性肝硬化可较长时间维持生命,活动性肝硬化预后不良。

几种特殊人群的肝炎表现如下。

(1)小儿病毒性肝炎 小儿急性肝炎多为黄疸型,以甲型肝炎为主。小儿肝炎一般起病较急,黄疸前期较短,消化道和呼吸道表现较明显,早期易误诊为上呼吸道感染或消化道疾病。肝、脾肿大较显著。婴儿肝炎病情多较重,发生急性重型肝炎的机会相对较多。小儿慢性肝炎以乙型和丙型多见,病情较轻。由于小儿免疫系统发育不完善,感染 HBV 后易出现免疫耐受状态,多无症状而成为隐性感染,或成为无症状 HBsAg 携带者。多数患儿病情较轻,黄疸消退较快,病程较短。

(2)老年病毒性肝炎 老年急性病毒性肝炎以戊型肝炎多见,多表现为黄疸型。老年慢性肝炎较急性多见,并以淤胆型为多,病程较长,黄疸较深,合并症较多,重型肝炎比例较高,肝衰竭发病率高,预后较差。

六、并发症

甲型与戊型肝炎仅见急性感染,并发症少见。乙型肝炎为全身感染性疾病,各系统均可发生并发症。主要如下。

1. 肝性脑病 肝功能不全所引起的神经精神症候群,可发生于重型肝炎和肝硬化。常见诱因有上消化道出血、高蛋白饮食、感染、应用大量排钾利尿剂、大量放腹水、使用镇静剂等,其发生可能是多因素综合作用的结果。

肝性脑病临床症状以神经精神症状为主。轻度的有性格行为改变,定时、定向、计算力等异常。中度的扑翼样震颤可引出,肌张力增强,腱反射亢进,嗜睡,脑电图有异常 θ 波,性格行为异常。重度的出现昏睡状态,对刺激尚有反应,脑电图见异常 θ 波和三相慢波。最后出现深昏迷状态,对刺激无反应,腱反射消失。

2. 上消化道出血 病因主要有:①门脉高压;②胃黏膜广泛糜烂和溃疡;③凝血因子、血小板减少。上消化道出血可诱发肝性脑病、感染、肝肾综合征等。

3. 肝肾综合征 往往是严重肝病的终末期表现。约半数病例有放腹水、出血、大量利尿、严重感染等诱因。主要表现为少尿或无尿、氮质血症、电解质平衡失调。

4. 感染 重型肝炎易发生,感染难以控制,以胆道、腹膜、肺多见。

七、诊断与鉴别诊断

(一)诊断

1. 流行病学资料

(1)甲型肝炎 病前是否在流行区,有无进食未煮熟海产品如毛蚶、蛤蜊及饮用污染水等。多见于儿童,常发生于夏秋、秋冬季节。

(2)乙型肝炎 不洁注射史、输血,与 HBV 感染者密切接触史,家庭成员有无 HBV 感染者,特别是婴儿母亲是否 HBsAg 阳性等有助于乙型肝炎的诊断。青少年多见。

(3)丙型肝炎 有输血及使用血液制品史、静脉吸毒、血液透析、多个性伴侣、不洁注射及文身等。

(4)丁型肝炎 同乙型肝炎,我国以西南部感染率较高。

(5)戊型肝炎 基本同甲型肝炎,暴发以污染水源传播为多见。多见于成年人。

2. 临床表现

(1)急性肝炎 起病较急,初期常有畏寒、发热、乏力、头痛、周身不适、食欲减退、恶心、呕吐等急性感染症状。肝大,质偏软,ALT 显著升高。黄疸型肝炎血清胆红素正常或大于等于17.1 μmol/L,尿胆红素阳性。黄疸型肝炎分为黄疸前期、黄疸期、恢复期,病程不超过 6 个月。

(2)慢性肝炎 病程超过半年或发病日期不明确而有慢性肝炎症状、体征、实验室检查改变者。常有乏力、厌油、腹胀、肝区不适等症状,有时出现黄疸,可有慢性肝病面容、肝掌、蜘蛛痣,肝大质偏硬,脾肿大等体征。

(3)重型肝炎 临床主要表现为极度乏力,严重的消化道症状。急性黄疸型肝炎病情迅速恶化,2 周内出现Ⅱ度以上肝性脑病或其他重型肝炎表现者,为急性肝衰竭;15 天～26 周出现上述表现者为亚急性肝衰竭;在慢性肝炎基础上出现的急性肝功能失代偿为慢加急性(亚急性)肝衰竭。在慢性肝炎或肝硬化基础上出现的重型肝炎为慢性肝衰竭。

(4)淤胆型肝炎 起病类似急性黄疸型肝炎,黄疸持续时间长,症状轻,有肝内梗阻的表现。

（5）肝炎后肝硬化　多有慢性肝炎病史。有乏力、食欲减退、腹胀、尿少、肝掌、蜘蛛痣、脾大、腹水、双下肢水肿、食管-胃底静脉曲张、白蛋白下降、白蛋白与球蛋白比例倒置等肝功能受损和门脉高压表现。

3. 病原学检查

1）甲型肝炎

（1）抗-HAV-IgM　出现稍早，是近期感染的依据，是早期诊断甲型肝炎最简便而可靠的血清学标志。在发病后数天即可呈阳性，3～6 个月转阴。

（2）抗-HAV-IgG　属于保护性抗体，具有免疫力的标志。出现稍晚，于 2～3 个月达到高峰，持续多年或终身。

2）乙型肝炎

（1）HBsAg 与抗-HBs　HBsAg 在感染 HBV 两周后即可呈阳性。HBsAg 阳性说明现症 HBV 感染，阴性不能排除 HBV 感染。抗-HBs 为保护性抗体，阳性表示对 HBV 有免疫力。HBsAg 和抗-HBs 同时阳性可出现在 HBV 感染恢复期，此时 HBsAg 尚未消失，抗-HBs 已产生。

（2）HBeAg 与抗-HBe　急性 HBV 感染时 HBeAg 的出现时间略晚于 HBsAg。HBeAg 的存在表示病毒复制活跃且有较强的传染性。抗-HBe 阳转后，病毒复制多处于静止状态，传染性降低。但是，长期抗-HBe 阳性者并不代表病毒复制停止或无传染性。

（3）HBcAg 与抗-HBc　血清中 HBcAg 常规方法不能检出。抗-HBc-IgM 是 HBV 感染后较早出现的抗体，在发病第 1 周即可出现，持续时间差异较大，多数在 6 个月内消失。抗-HBc-IgG 在血清中可长期存在，高滴度的抗-HBc-IgG 表示现症感染，低滴度的抗-HBc-IgG 表示既往感染。

（4）HBV DNA　是病毒复制和具有传染性的直接标志。

3）丙型肝炎

（1）抗-HCV-IgM 和抗-HCV-IgG　HCV 抗体不是保护性抗体，是 HCV 感染的标志。抗-HCV-IgM 病后即可检测到，一般持续 1～3 个月，因此抗-HCV-IgM 阳性提示现症感染。抗-HCV-IgG 阳性提示现症感染或既往感染。

知识链接 2-2

（2）HCV RNA 阳性是病毒感染和复制的直接标志。常用的定量测定有助于了解病毒复制程度、抗病毒治疗的选择及疗效评估等。

4）丁型肝炎

（1）HDV Ag 和抗-HDV-IgM、抗-HDV-IgG　HDV Ag 阳性是诊断急性 HDV 感染的直接证据。HDV Ag 在病程早期出现，持续时间平均为 21 天，随着抗-HDV 的产生，HDV Ag 转为阴性。抗-HDV-IgM 阳性是现症感染的标志。抗-HDV-IgG 不是保护性抗体，高滴度抗-HDV-IgG 提示感染的持续存在，低滴度提示感染静止或终止。

（2）HDV RNA　血清或肝组织中 HDV RNA 是诊断 HDV 感染最直接的依据。

5）戊型肝炎

（1）抗-HEV-IgM 和抗-HEV-IgG　抗-HEV-IgM 阳性是近期 HEV 感染的标志，在发病初期产生，多数在 3 个月内转阴。抗-HEV-IgG 在急性期滴度较高，恢复期则明显下降。两者均为阴性时不能完全排除戊型肝炎，少数戊型肝炎患者始终不产生抗-HEV-IgM 和抗-HEV-IgG。

（2）HEV RNA　在粪便和血液标本中检测到 HEV RNA，可明确诊断。

4. 实验室及辅助检查

1）血常规检查　急性肝炎初期白细胞总数正常或略高，黄疸期白细胞总数正常或稍低，淋巴细胞相对增多，偶可见异型淋巴细胞。

Note

重型肝炎时白细胞可升高,红细胞及血红蛋白可下降。

肝炎后肝硬化伴脾功能亢进者可有血小板、红细胞、白细胞减少的"三少"现象。

2）尿常规检查　尿胆红素和尿胆原的检测有助于黄疸的鉴别诊断。肝细胞性黄疸时两者均为阳性,溶血性黄疸以尿胆原为主,梗阻性黄疸以尿胆红素为主。

3）肝功能检查

（1）血清酶

①丙氨酸转氨酶（ALT）。ALT 是目前临床上反映肝细胞功能的最常用指标。急性肝炎时 ALT 明显升高,黄疸出现后 ALT 开始下降。慢性肝炎和肝硬化时 ALT 轻度或（至）中度升高或反复异常。重型肝炎患者可出现 ALT 快速下降,胆红素却不断升高的"胆酶分离"现象,提示肝细胞大量坏死。

②天冬氨酸转氨酶（AST）。AST 80％存在于肝细胞线粒体中,肝病时血清 AST 升高,提示线粒体损伤,病情持久且较严重,通常与肝病严重程度呈正相关。其诊断意义稍次于 ALT。急性肝炎时如果 AST 持续在高水平,有转变为慢性肝炎的可能。

③乳酸脱氢酶（LDH）。肝病时可显著升高,但肌病时也可升高,须配合临床加以鉴别。

④γ-谷氨酰转肽酶（γ-GT）。肝炎和肝癌患者可有不同程度升高,在梗阻性黄疸、胆管炎症、酒精性肝损害时也可有明显异常。

⑤胆碱酯酶。由肝细胞合成,活性降低提示肝细胞已有较明显损伤,胆碱酯酶值越低,提示病情越严重。

⑥碱性磷酸酶（ALP）。ALP 测定主要用于肝病和骨病的临床诊断。当肝内或肝外胆汁排泄受阻时,ALP 不能排出体外而回流入血,导致升高。

（2）血清蛋白　主要由白蛋白（A）和球蛋白（G）组成。急性肝炎时,血清蛋白质和量可在正常范围内。慢性肝炎中度以上、肝硬化（亚急性及慢性）、重型肝炎时白蛋白下降,球蛋白升高,白蛋白与球蛋白比例（值）下降,甚至倒置。

（3）胆红素　胆红素含量是反映肝细胞损伤严重程度的重要指标。急性或慢性黄疸型肝炎时血清胆红素升高。活动性肝硬化时也可升高且消退缓慢,重型肝炎常超过 170 μmol/L。

（4）PT（凝血酶原时间）、PTA（凝血酶原活动度）　PT 延长或 PTA 下降与肝损害严重程度密切相关。PTA≤40％是诊断重型肝炎或肝衰竭的重要依据。PTA 也是判断其预后最敏感的指标。PTA<20％提示预后不良。

（5）血氨　肝衰竭时血氨升高,常见于重型肝炎、肝性脑病患者。

（6）血糖　超过 40％的重型肝炎患者有血糖降低。临床上应注意低血糖昏迷与肝性脑病的鉴别。

（7）血浆胆固醇　60％～80％的血浆胆固醇来自肝脏。肝细胞严重损伤时,胆固醇在肝内合成减少,故血浆胆固醇明显下降,胆固醇越低,预后越差。

4）甲胎蛋白（AFP）　甲胎蛋白（AFP）含量的检测是筛选和早期诊断肝细胞肝癌（HCC）的常规方法,但应注意有假阴性的情况。

5）影像学检查　B超有助于鉴别梗阻性黄疸、脂肪肝及肝内占位性病变。对肝硬化有较高的诊断价值,能反映肝脏表面变化,门静脉、脾静脉直径,脾脏大小,胆囊异常变化,腹水等。在重型肝炎中可动态观察肝脏大小变化等。彩超尚可观察到血流变化。CT、MRI 的应用价值基本同 B 超。

6）肝组织病理检查　肝组织病理检查对各型肝炎的明确诊断、衡量炎症活动度、纤维化程度及评估疗效具有重要价值。

（二）鉴别诊断

1. 药物性肝损害　有使用损害肝脏的药物的病史,停药后肝功能可逐渐恢复。肝炎病毒标志物阴性。

2. 感染中毒性肝炎 如流行性出血热、恙虫病、伤寒、钩端螺旋体病、阿米巴肝脓肿、急性血吸虫病、华支睾吸虫病等。主要根据原发病的临床特点和实验室检查加以鉴别。

3. 酒精性肝炎 有长期大量饮酒的病史,肝炎病毒标志物阴性。

4. 肝外梗阻性黄疸 常见病因有胆囊炎、胆石症、胰头癌、壶腹周围癌、肝癌、胆管癌等。有原发病症状、体征,肝功能损害轻,以直接胆红素升高为主。

5. 溶血性黄疸 常有药物或感染等诱因,表现为贫血、腰痛、发热、血红蛋白尿、网织红细胞升高,黄疸大多较轻,以间接胆红素升高为主。治疗后(如应用肾上腺皮质激素)黄疸消退快。

八、治疗

病毒性肝炎的治疗应针对不同病原体、不同临床类型区别对待。各型肝炎的治疗原则为适当休息、合理营养,辅以适当药物治疗,避免饮酒、过度劳累和使用损害肝脏的药物。

(一)急性肝炎

急性肝炎多为自限性,多可完全康复。急性期患者应进行隔离,以一般治疗及对症支持治疗为主。

1. 休息 症状明显及有黄疸者应强调卧床休息,待恢复期可逐渐增加活动量,但要避免过度劳累。

2. 饮食 宜清淡易消化,适当摄入蛋白质,热量不足者应静脉补充葡萄糖。避免饮酒。

3. 药物 应用药物对症治疗,药物不宜太多,避免应用损害肝脏的药物,以免加重肝脏负担。

一般不采用抗病毒治疗,急性丙型肝炎除外,因急性丙型肝炎易转为慢性,早期应用抗病毒治疗可降低转慢率。

(二)慢性肝炎

慢性肝炎的治疗可根据患者具体情况采用综合性治疗方案,包括合理的休息和营养,心理平衡,改善和恢复肝功能,调节机体免疫力,抗病毒,抗纤维化等治疗。

1. 一般治疗

(1)休息 症状明显或病情较重者应强调卧床休息,卧床可增加肝脏血流量,有助于恢复。病情轻的患者以活动后不觉疲乏为度。

(2)饮食 适当的高蛋白、高热量、高维生素的易消化食物有助于肝脏修复,不必过分强调高营养,防止发生脂肪肝。避免饮酒。

(3)心理 使患者有乐观的心态、正确的疾病观,对肝炎治疗应有耐心和信心。

2. 药物治疗

1)改善和恢复肝功能

(1)非特异性护肝药 维生素类、还原型谷胱甘肽、葡醛内酯(肝泰乐)等。

(2)降酶药 五味子类(联苯双酯等)、山豆根类(苦参碱等)、甘草提取物(甘草酸、甘草苷等)、垂盆草、齐墩果酸等有降转氨酶作用。

(3)退黄药物 丹参、门冬氨酸钾镁、前列腺素 E、腺苷蛋氨酸、低分子右旋糖酐、苯巴比妥、山莨菪碱等。

2)免疫调节

如胸腺素、转移因子、特异性免疫核糖核酸等。某些中草药提取物如猪苓多糖、香菇多糖、云芝多糖等亦有免疫调节效果。

3）抗肝纤维化

主要有丹参、冬虫夏草、核仁提取物、γ-干扰素等。

4）抗病毒治疗

目的是抑制病毒复制，减少传染性；改善肝功能；减轻肝组织病变；提高生活质量；减少或延缓肝硬化、肝衰竭和肝细胞肝癌（HCC）的发生，延长存活时间。

（1）α干扰素　普通干扰素每次 3～5 MU，推荐剂量为每次 5 MU，每周 3 次，皮下或肌内注射，疗程半年，根据病情可延长至 1 年。长效干扰素每周 1 次，疗程 1 年。长效干扰素用于治疗慢性乙型肝炎，多数认为其抗病毒效果优于普通干扰素。

可用于慢性乙型肝炎和丙型肝炎抗病毒治疗，适用于肝炎活动期；ALT 升高；病程短；年轻女性；HBV DNA 滴度低；组织病理有活动性炎症存在等。

有下列情况之一者不宜用 α 干扰素：①血清胆红素为正常值上限的 2 倍及以上；②失代偿性肝硬化；③有自身免疫性疾病；④有重要器官病变（严重心、肾疾病，糖尿病，甲状腺功能亢进或低下以及神经精神异常等）。

α 干扰素的不良反应有类流感综合征、骨髓抑制及神经精神症状，如焦虑、抑郁、兴奋、易怒、精神病。

（2）核苷类似物　目前该类药物仅用于乙型肝炎的抗病毒治疗，这些药物大致可分为两类，即核苷类似物和核苷酸类似物，前者包括拉米夫定、恩替卡韦、替比夫定等，后者包括阿德福韦酯等。

①拉米夫定　每天 100 mg，顿服，疗程至少 1 年。可用于慢性乙型肝炎的治疗。有下列情况应停止治疗：a. 治疗无效者；b. 治疗期间发生严重不良反应者；c. 依从性差，不能坚持服药者。

拉米夫定耐受性良好，仅少数病例有头痛、全身不适、疲乏、胃痛及腹泻，个别可能出现过敏反应。随用药时间的延长患者发生病毒耐药变异的比例增高，1～5 年的耐药率分别为 14%、38%、49%、67%、69%。

②阿德福韦酯　在体内水解为阿德福韦发挥抗病毒作用。每天 10 mg，顿服。本药对拉米夫定、替比夫定、恩替卡韦耐药变异的肝硬化患者均有效。在较大剂量时有一定肾毒性，但每天 10 mg 剂量对肾功能影响较小。

特殊情况下 HBV 感染患者核苷（酸）类似物的抗病毒治疗：a. 应用化疗和免疫抑制剂治疗，即使 HBV DNA 阴性和 ALT 正常，也应在治疗前至少 1 周开始服用，化疗和免疫抑制剂治疗停止后，根据患者病情决定停药时间；b. 肝移植患者，应于肝移植术前 1～3 个月开始服用。

（3）其他抗病毒药　苦参素（氧化苦参碱）系从中药中提取，具有改善肝脏生化指标及一定的抗-HBV 作用，已制成静脉内注射剂和肌内注射剂及口服制剂。

（三）重症肝炎

重症肝炎因病情发展快、病死率高（50%～70%），应积极抢救。治疗原则：依据病情发展的不同时期，以支持、对症、抗病毒等内科综合治疗为基础，早期以免疫控制，中、后期以预防并发症及免疫调节为主，辅以人工肝支持系统疗法，争取适当时机进行肝移植治疗。

1. 对症和支持治疗　患者应实施重症监护，卧床休息，密切观察病情，防止院内感染。饮食方面要避免油腻，宜清淡易消化，应给予以碳水化合物为主的营养支持治疗，以减少脂肪和蛋白质的分解。

补液量 1500～2000 mL/d，注意出入液量的平衡。注意维持电解质及酸碱平衡。供给足量的白蛋白，尽可能减少饮食中的蛋白质，以控制肠内氨的来源，减少脑水肿和腹水的发生。

补充足量 B 族维生素、维生素 C 及维生素 K。输注新鲜血浆、白蛋白或免疫球蛋白以加强支持治疗。禁用对肝、肾有损害的药物。

2. 促进肝细胞再生

(1) 肝细胞生长因子 静脉滴注 120～200 mg/d,疗程 1 个月或更长,可能有一定疗效。

(2) 前列腺素 E_1 可保护肝细胞,减少肝细胞坏死,改善肝脏的血液循环,促进肝细胞再生。静脉滴注 10～20 μg/d。

(3) 肝细胞及干细胞 重症肝炎(肝衰竭)患者能否存活,主要取决于肝细胞再生。外源性补充肝细胞或干细胞可以帮助机体补充或促进新生肝细胞产生。

3. 抗病毒治疗 乙型重型肝炎患者 HBV 复制活跃,应尽早抗病毒治疗;抗病毒治疗药物选择以核苷类药物为主,一般不主张使用干扰素类;抗病毒治疗对患者近期病情改善不明显,但对长期治疗及预后有重要意义。

4. 免疫调节 重症肝炎早期多以免疫亢进为主,后期以免疫抑制为主。故早期适当使用糖皮质激素,后期使用免疫增强药是有益的。糖皮质激素使用必须严格掌握适应证,对发病时间较早,ALT 水平较高,无肝硬化及其他糖皮质激素禁忌证患者,可短程使用。

5. 并发症的防治

(1) 防止肝性脑病

①低蛋白饮食,限制蛋白质摄入,口服乳果糖 30～600 mL/d,以保持大便通畅及酸化肠道环境,以减少氨的吸收。

②为减少氨的产生和吸收,可采取口服诺氟沙星抑制肠道细菌等措施,也可定时温水灌肠(不宜用肥皂水等碱性液体)。

③静脉滴注乙酰谷酰胺(醋谷胺)以降低血氨。静脉滴注左旋多巴 200～600 mg/d,恢复正常神经递质分泌,促进苏醒。

④有脑水肿时,应及早使用 20％甘露醇和呋塞米快速滴注,但须注意水、电解质平衡。

(2) 防止出血 可应用:①抗酸药及胃黏膜保护剂;②补充维生素 K;③针对凝血功能障碍,可适当补充凝血因子如新鲜血浆、血小板或凝血酶原复合物;④应用生长抑素、安络血,口服凝血酶等。

(3) 肝肾综合征 避免引起血容量降低的各种因素,避免使用各种对肾有损害的药物,及时排除一切诱发肾功能不全的因素。血容量不足时应采取静脉滴注低分子右旋糖酐、血浆及血清白蛋白等措施。少尿时应用利尿剂,使 24 小时尿量不低于 1000 mL,一般不用透析。

(4) 继发感染 严格消毒隔离,加强护理,减少院内感染。感染一旦发生,应及时应用抗菌药物。根据细菌培养和临床经验选择抗菌药物。胆系及腹膜感染可选用头孢菌素类或喹诺酮类;肺部感染疑为革兰氏阳性球菌可选用去甲万古霉素;厌氧菌可用甲硝唑。抗菌药物应用时注意避免选择有损肝肾的药物。同时要警惕二重感染发生。

6. 人工肝支持系统 目前我国已应用人工肝支持系统治疗重型肝炎患者,清除患者血中的毒性物质及生物活性物质。以替代已衰竭的肝功能。人工肝支持系统能缩短病程、延长患者的生存时间,有助于争取时间让肝细胞再生或为肝移植做准备。

知识链接 2-3

7. 淤胆型肝炎 治疗同急性黄疸型肝炎,黄疸持续不退时,可用泼尼松或地塞米松,2 周后如血清胆红素显著下降,则逐步减量。

8. 肝炎后肝硬化 治疗可参照慢性肝炎和重型肝炎的治疗,有脾功能亢进或门脉高压明显时可选用手术或介入治疗。

九、预防

（一）管理传染源

肝炎患者和病毒携带者是本病的传染源。急性患者应隔离治疗至病毒消失。慢性感染者和病毒携带者不能从事饮食服务、食品加工、饮用水供应及托幼保育等工作。携带者要注意个人卫生、经期卫生及行业卫生，牙刷、盥洗用具应与健康人分开。献血员应经过严格体检，不合格者不得献血。

（二）切断传播途径

1. 甲型和戊型肝炎　重点搞好饮水、饮食卫生，加强水源、粪便管理，搞好环境、个人卫生，培养良好的卫生习惯，防止病从口入。

2. 乙型、丙型和丁型肝炎　重点加强血液制品管理和医院内消毒隔离，对于每一个献血员和每一个单元血液样本都要检测 HBsAg 和抗-HCV，有条件时应同时检测 HBV DNA 和 HCV RNA。提倡使用一次性注射器，重复使用的医疗器械必须严格消毒。对污染物要严格消毒处理。

加强托幼保育单位及其他服务行业公共卫生意识，做好对美容、理发、洗浴行业的卫生监督。养成良好的个人卫生习惯，接触患者后用肥皂和流动水洗手。对 HBsAg 阳性的孕妇，避免羊膜腔穿刺，尽量缩短分娩时间，保证胎盘的完整性，减少新生儿暴露于母血的机会。采取主动和被动免疫阻断母婴传播。

（三）保护易感人群

1. 甲型肝炎　国内目前使用的甲型肝炎疫苗有甲型肝炎纯化灭活疫苗和减毒活疫苗两种类型。甲型肝炎疫苗主要用于幼儿、学龄前儿童及其他易感人群。减毒活疫苗可应用于 1 岁以上儿童及成人，保护期 5 年以上。甲型肝炎纯化灭活疫苗也可应用于 1 岁以上儿童及成人。注射 1 次，保护性抗体可维持 1 年，如在 6 个月后再加强 1 次免疫注射，甲型肝炎纯化灭活疫苗抗体滴度高，保护期可长达 20 年。

对近期有与甲型肝炎患者密切接触的易感者，可用人丙种球蛋白进行被动免疫预防注射，时间越早越好，免疫期为 2~3 个月。

2. 乙型肝炎

（1）乙型肝炎疫苗　属于主动免疫。接种乙型肝炎疫苗是我国预防和控制乙型肝炎流行最关键的措施。凡易感者均可接种。新生儿出生 24 h 内都应接种乙型肝炎疫苗；与 HBV 感染者密切接触者、医务工作者、药瘾者及从事托幼保育、食品加工、饮食服务等职业人群都是主要接种对象。乙型肝炎疫苗共注射 3 次，按 0、1、6 个月各肌内注射 1 次，抗-HBs 阳转率可达 90% 以上。接种后随着时间的推移，部分人抗-HBs 水平会逐渐下降，如果少于 10 mIU/mL，宜加强注射 1 次。

（2）乙型肝炎免疫球蛋白（HBIG）　属于被动免疫。从人血液中制备。主要用于阻断母婴传播，用于 HBV 慢性感染母亲的新生儿及暴露于 HBV 的易感者，应及早注射，保护期约 3 个月。HBV 慢性感染母亲的新生儿出生后立即注射乙型肝炎免疫球蛋白（HBIG）100~200 IU，3 天后接种乙型肝炎疫苗 30 μg，出生后 1 个月重复注射 1 次，6 个月时再注射乙型肝炎疫苗，保护率可达 95% 以上。

3. 戊型肝炎　由我国著名专家夏宁邵教授带领的研究组历经 14 年成功研制出"重组戊型肝炎疫苗（大肠埃希氏菌）"，以肌内注射方式，接种 30 μg/0.5 mL 该疫苗，采用 0、1、6 个月接种方案，保护率达到 100%。

目前对丙型、丁型肝炎尚缺乏特异性免疫预防措施。

本 节 小 结

病毒性肝炎是由多种肝炎病毒引起的一组全身性传染病。甲型肝炎和戊型肝炎传播途径为粪-口途径，乙型肝炎、丙型肝炎、丁型肝炎以血液传播为主。病毒性肝炎无特效药物。甲型肝炎可采取甲型肝炎疫苗进行预防，乙型肝炎应用乙型肝炎疫苗采取 0、1、6 的方式进行接种。为了最大限度地阻断母婴传播，可以采取主动免疫和被动免疫相结合的免疫接种方法。

考 点 在 线

A1 型题

1. 甲型肝炎的主要传播途径是(   )。

A. 体液传播　　　　　　B. 密切接触传播　　　　C. 粪-口途径传播

D. 母婴传播　　　　　　E. 输血传播

2. 女，30 岁，体检时发现 HBsAg、抗-HBc、抗-HBe 阳性，判断是否有传染性还应做的检查是(   )。

A. 肝功能　　　　　　　B. HBV DNA　　　　　　C. HBcAg

D. 肝脏 B 超　　　　　　E. 肝脏 MAI

3. 慢性乙型肝炎最重要的治疗方法是(   )。

A. 中医中药治疗　　　　B. 抗纤维化治疗　　　　C. 免疫调节治疗

D. 保肝治疗　　　　　　E. 抗病毒治疗

4. HBV 复制最重要的血清学指标是(   )。

A. HBsAg(＋)　　　　　B. HBeAg(＋)　　　　　C. 抗-HBc(＋)

D. 抗-HBs(＋)　　　　　E. 抗-HBe(＋)

A2 型题

5. 男，44 岁。3 年前体检时发现 HBsAg 阳性。近 1 年 ALT 反复升高，口服"保肝"药物治疗。3 天前过度劳累后出现食欲下降，尿黄，明显乏力，逐渐出现腹胀、尿量减少入院。查体：神志清楚，反应迟钝，扑翼样震颤阳性，腹部膨胀，无压痛和反跳痛，移动性浊音阳性。实验室检查：ALT 100 U/L，TBIL 432 μmol/L，凝血酶原活动度 32％。最可能的诊断是(   )。

A. 慢性乙型肝炎　　　　B. 慢性乙型肝炎急性发作　　C. 慢性重型乙型肝炎

D. 急性黄疸型肝炎　　　E. 乙型肝炎肝硬化，活动期，失代偿期

6. 男，47 岁。HBsAg 阳性 20 年，乏力，食欲缺乏，尿黄 7 天。查体：巩膜黄染，肝肋下 2 cm，质软。实验室检查：ALT 460 U/L，TBIL 84 μmol/L，HBV DNA 1.2×10^5 copies/ mL，抗-HAV-IgM(－)，抗-HEV(－)，抗-HCV(－)，最主要的治疗药物是(   )。

A. 核苷酸类似物　　　　B. 护肝药物　　　　　　C. 退黄药物

D. 干扰素　　　　　　　E. 利巴韦林

7. 男，45 岁，急性黄疸型肝炎患者，经治疗无效，症状渐渐加重。诊断急性重型肝炎最主要的依据是(   )。

A. 血清胆红素明显升高　　　　　　　　　B. 丙氨酸转氨酶升高

C. 凝血酶原活动度小于 40％　　　　　　　D. 白细胞升高

E. 血小板降低

A3 型题

（8～9 题共用题干）

男,14 岁,发热 5 天,伴乏力、食欲缺乏、恶心、尿黄 1 天,有不洁饮食史。查体:T 38 ℃,巩膜黄染,肝肋下 1.5 cm,触叩痛（＋）,脾肋下未触及。实验室检查:血 WBC 8.5×10^9/L,N 0.54,L 0.46,ALT 1850 U/L,TBIL 96 μmol/L,DBIL 63 μmol/L。

8. 首先考虑的诊断为（　　）。

　A. 伤寒　　　　　　　　B. 沙门菌感染　　　　　　C. 急性胆囊炎

　D. 肾综合征出血热　　　E. 急性病毒性肝炎

9. 为明确诊断首选的检查是（　　）。

　A. 血培养　　　　　　　B. 肥达试验　　　　　　　C. 粪便培养

　D. 出血热抗体检测　　　E. 血清肝炎病毒标志物

（王　静）

参 考 文 献

[1]　李兰娟,任红.传染病学[M].8 版.北京:人民卫生出版社,2013.
[2]　曹文元.传染病学[M].西安:第四军医大学出版社,2012.
[3]　王明琼.传染病学[M].4 版.北京:人民卫生出版社,2009.

第二节　流行性感冒

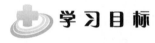

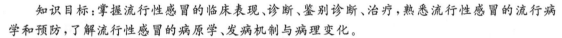

知识目标:掌握流行性感冒的临床表现、诊断、鉴别诊断、治疗,熟悉流行性感冒的流行病学和预防,了解流行性感冒的病原学、发病机制与病理变化。

能力目标:能够独立进行流行性感冒的诊疗。

素质目标:不歧视传染病患者,能进行流行性感冒的健康宣教。

案例分析

患儿,男,8 岁,因"发热、咽痛、乏力 2 天"入院。其同班同学中有类似患者。查体:T 39.2 ℃,结膜充血,咽部充血,双肺未闻及干湿啰音。血常规:WBC 3.5×10^9/L,N 55％,L 38％。

问题:

1. 该案例初步诊断是什么疾病?

2. 明确诊断需做哪些检查?

3. 该病如何治疗及预防?

一、概述

流行性感冒（influenza）简称流感,是由流感病毒引起的急性呼吸道传染病。临床主要表现为急起高热、乏力、头痛、全身肌肉酸痛等中毒症状,而呼吸道症状轻微。其潜伏期短、传染性强、传播速度快,大多为自限性,但部分因出现肺炎等并发症可发展为重症流感,少数重症病

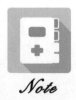

例病情进展快,可因急性呼吸窘迫综合征(ARDS)和(或)多器官功能衰竭而死亡。重症流感主要发生在老年人、年幼儿童、孕产妇或有慢性基础疾病者等高危人群,亦可发生在一般人群。

二、病原学

流感病毒属于正黏病毒科,是一种单股负链 RNA 病毒,呈球形或丝状,直径 80～120 nm,丝状流感病毒的长度可达 400 nm。病毒由核心、基质蛋白及包膜组成。核心包含病毒单股负链 RNA。基质蛋白构成了病毒的外壳骨架,起保护病毒核心并维系病毒空间结构的作用。病毒包膜中有两种重要的糖蛋白,即血凝素和神经氨酸酶(neuraminidase,N)。血凝素在病毒进入宿主细胞的过程中起着重要的作用。神经氨酸酶的作用主要是协助释放病毒颗粒,促进其黏附于呼吸道上皮细胞,此外还能促进病毒颗粒的播散。

人类流感病毒根据其核蛋白和基质蛋白 M_1 的抗原性分为甲、乙、丙三型(A、B、C 三型),三型间无交叉免疫。甲型流感病毒根据 H(常用 HA 的简写 H)和 N 的抗原性不同分为若干亚型,H 分为 16 个亚型(H_1～H_{16}),N 有 9 个亚型(N_1～N_9),人类中流行的主要是甲型 H_1N_1 和甲型 H_3N_2 亚型。感染鸟类、猪等动物的流感病毒核蛋白抗原性与人甲型流感病毒相同。

流感病毒对乙醇、碘伏、碘酊等常用消毒剂敏感;对紫外线和热敏感,56 ℃条件下 30 分钟可灭活。

三、流行病学

1. 传染源 患者和隐性感染者是主要传染源,甲型流感可能还有动物传染源,以猪为主,马、牛、鸟类也有可能。患者在潜伏期即有传染性,发病 3 天内传染性最强,传染期为 5～7 天。

2. 传播途径 主要经飞沫传播,也可通过接触被污染的手、日常用具等间接传播。

3. 易感人群 普遍易感,感染或接种流感疫苗后获得对同型病毒免疫力,各型及亚型之间无交叉免疫,可反复发病。

4. 流行特征 全年均可发生,以秋、冬季为主。流行特点为突然发生、迅速传播。甲型流感病毒一般每隔 10～15 年就会发生一次抗原转换(antigenic shift),一般表现为 H 和(或)N 的抗原性发生突然而完全的质变,产生一个新的亚型,因人类对其缺乏免疫力,可引发世界性大流行。此外,甲型流感病毒亚型内部还会发生抗原漂移(antigenic drift),主要是 H 和(或)N 内氨基酸序列的点突变,这种变化是逐渐累积产生的,一般 2～3 年发生一次。乙型流感病毒只有抗原漂移,无抗原转换,因新旧毒株仍有抗原联系,无法划分为亚型。乙型流感以局部流行为主,相隔 5～6 年发生一次,丙型流感则为散发。

四、发病机制与病理变化

1. 发病机制 流感病毒依靠血凝素与呼吸道表面纤毛柱状上皮细胞的特殊受体结合而进入细胞,在细胞内进行复制。在神经氨酸酶的协助下新的病毒颗粒被不断释放并播散,继续感染其他细胞,被感染的宿主细胞发生变性、坏死、溶解或脱落,产生炎症反应,从而出现发热、头痛、肌痛等全身症状。流感病毒感染人体后,可以诱发细胞因子风暴,导致全身炎症反应,出现 ARDS、休克及多器官功能衰竭。

2. 病理变化 单纯流感病变主要损害呼吸道上部和中部黏膜,一般不破坏呼吸道基底膜,不引起病毒血症。流感病毒性肺炎的病理特征为肺充血,黏膜下层局部炎症反应,细胞间质水肿,周围巨噬细胞浸润,肺泡细胞出血、脱落,重者可见支气管炎、肺水肿以及毛细血管血栓形成。重症肺炎可发生弥漫性肺泡损伤。合并脑病时出现脑组织弥漫性充血、水肿、坏死。合并心脏损害时出现心肌细胞肿胀、间质出血,淋巴细胞浸润、坏死等炎症反应。

五、临床表现

潜伏期通常为 1～7 天,可短至 6 小时,长至 4 天。

Note

（一）典型流感

典型流感又称单纯流感。全身中毒症状重，呼吸道症状相对轻微。临床主要表现为发热、头痛、肌痛和全身不适，体温可达 39～40 ℃，可有畏寒、寒战，多伴全身肌肉和关节酸痛、乏力、食欲减退等全身症状，常有咽喉痛、干咳，可有鼻塞、流涕、胸骨后不适等。体征可见颜面潮红、结膜充血，有时扁桃体红肿，但无渗出物，肺部可闻及干啰音。无并发症者病程呈自限性，3～4天退热，但乏力与咳嗽可持续 2 周以上。

（二）轻型流感

轻型流感呈轻中度发热，全身及呼吸道症状轻，2～3 天自愈。

（三）肺炎型流感

多发生于老年人、婴幼儿、慢性病患者及免疫力低下者。病初类似典型流感症状，1 天后病情迅速加重，出现高热、咳嗽，呼吸困难及发绀，可伴有心力衰竭以及肝、肾衰竭，体检双肺遍及干、湿啰音，但无肺实变体征。细菌培养阴性，抗生素治疗无效。多于 5～10 天发生呼吸循环衰竭，预后较差。

（四）胃肠型流感

除发热外，有恶心、呕吐、腹泻等消化道症状。

六、并发症

1. 呼吸系统并发症　为继发细菌感染，包括急性鼻窦炎、急性化脓性扁桃体炎、细菌性气管炎、细菌性肺炎等。

2. 肺外并发症　有中毒性休克、中毒性心肌炎、神经系统损伤、横纹肌溶解综合征和瑞氏综合征等。瑞氏综合征是由广泛的线粒体受损所引起的以脑水肿和肝功能障碍为特征的一组综合征。一般只发生于儿童，表现为肝大、无黄疸、脑脊液正常。可能与服用阿司匹林有关。

七、实验室检查

1. 血常规检查　白细胞总数一般不高或降低，中性粒细胞显著减少，重症病例淋巴细胞计数明显降低。合并细菌感染时，白细胞和中性粒细胞增多。

2. 病原学检查

（1）病毒核酸检测　以 RT-PCR 法检测呼吸道标本（咽拭子、鼻拭子、鼻咽或气管抽取物、痰）中的流感病毒核酸。病毒核酸检测的特异性和敏感性最好，且能区分病毒类型和亚型。

（2）病毒抗原检测（快速诊断试剂检测）　快速抗原检测方法可采用胶体金和免疫荧光法。由于快速抗原检测的敏感性低于核酸检测，因此对快速抗原检测结果的解释应结合患者流行病史和临床症状综合考虑。

（3）血清学抗体检测　检测流感病毒特异性 IgM 和 IgG 抗体水平。动态检测的 IgG 抗体滴度恢复期比急性期有 4 倍或 4 倍以上升高有回顾性诊断意义。

（4）病毒分离　在疾病的第 2～3 天，可从鼻咽部、气管分泌物中直接分离流感病毒。

3. 影像学表现　并发肺炎者影像学检查可见肺内斑片状、磨玻璃影、多叶段渗出性病灶；进展迅速者，可发展为双肺弥漫的渗出性病变或实变，个别病例可见胸腔积液。

八、诊断和鉴别诊断

（一）诊断

近期在本地或邻近地区有流感流行，根据典型临床表现，如高热、全身肌肉酸痛、显著乏力等全身中毒症状,呼吸道症状较轻,可做出临床诊断。伴有严重呼吸道症状时应考虑肺炎。散发病例及轻型病例诊断较困难,确诊依靠从患者分泌物中检出病毒核酸、血清抗体反应阳性、病毒分离。

(二) 鉴别诊断

应与其他病原体(包括支原体、衣原体、腺病毒、肠道病毒、呼吸道合胞病毒)所致呼吸道感染以及单纯型钩端螺旋体病等进行鉴别。

九、治疗

(一) 一般治疗

多饮水,注意营养,密切观察和监测并发症。高热者可使用解热镇痛药,补充液体,必要时使用止咳祛痰药物。儿童忌服含阿司匹林成分的药物,以避免产生瑞氏综合征。

(二) 抗病毒治疗

发病 48 h 内进行抗病毒治疗可减少流感并发症,降低住院患者的病死率,缩短住院时间,发病时间超过 48 h 的重症患者依然能从抗病毒治疗中获益。

1. 神经氨酸酶抑制剂 对甲型流感、乙型流感均有效。

(1) 奥司他韦(常用磷酸奥司他韦) 推荐口服剂量为成人每天 2 次,每次 75 mg,连服 5 天。1 岁以上儿童体重≤15 kg 者推荐剂量 30 mg(每天 2 次),15～23 kg 者可用 45 mg(每天 2 次),24～40 kg 者可用 60 mg(每天 2 次),大于 40 kg 者可用 75 mg(每天 2 次),1 岁以下儿童不推荐使用。

(2) 扎那米韦 适用于成人及 7 岁以上儿童,每天 2 次,每次 10 mg(分两次吸入)。但吸入剂不建议用于重症或有并发症的患者。

(3) 帕拉米韦 成人用量为 300～600 mg,小于 30 天新生儿 6 mg/kg,31～90 天婴儿 8 mg/kg,91 天～17 岁儿童 10 mg/kg,静脉滴注,每天 1 次,1～5 天,重症病例疗程可适当延长。目前临床应用数据有限,应严密观察不良反应。

2. 离子通道阻滞剂 代表药物为金刚烷胺,只对甲型流感病毒有效。推荐用量为成人 200 mg/d,疗程 5 天。目前监测资料显示甲型流感病毒对其耐药,不建议使用。

(三) 重症患者的治疗

积极治疗原发病,防治并发症,并进行有效的器官功能支持。如出现低氧血症或呼吸衰竭,应及时给予相应的治疗措施,包括氧疗或机械通气等;合并休克时给予相应抗休克治疗;出现其他脏器功能损害时,给予相应的支持治疗;出现继发感染时,给予相应的抗感染治疗。

十、预防

1. 控制传染源 早期发现疫情,及早对流感患者进行呼吸道隔离和早期治疗。隔离期为 1 周或至主要症状消失。

2. 切断传播途径 流感流行期间,避免大型集体活动,易感者尽量少去公共场所。注意通风,必要时要对公共场所进行消毒。医务人员在工作期间戴口罩,勤洗手,防止交叉感染,流感患者的用具及分泌物使用消毒剂消毒。

3. 保护易感人群 疫苗接种是预防流感的基本措施。我国目前使用全病毒灭活疫苗、裂解疫苗和亚单位疫苗,均有很好的免疫原性,应严格按照适应证使用。

对易感人群及尚未发病者,可给予疫苗及金刚烷胺、奥司他韦等药物进行预防,但是药物预防不能代替疫苗接种。

Note

十一、预后

本病具有自限性,但婴幼儿、老年人和存在心肺基础疾病的患者容易并发肺炎等严重并发症而导致死亡。

📖 本节小结

流行性感冒病原体为流感病毒,患者及隐性感染者为传染源,主要经飞沫传播,人群普遍易感,秋、冬季为发病高峰。临床主要表现为急起高热、乏力、头痛、全身肌肉酸痛等中毒症状,而呼吸道症状轻微。本病大多预后良好,有严重并发症者预后欠佳。

附:新型甲型 H_1N_1 流感

一、概述

甲型 H_1N_1 流感[influenza A(H_1N_1)flu]是由新型的甲型 H_1N_1 流感病毒感染所致的急性呼吸道传染病,世界卫生组织(WHO)初始将此型流感称为"人感染猪流感",后将其更名为"甲型 H_1N_1 流感"。

二、病原学

甲型 H_1N_1 流感是由一个新的甲型 H_1N_1 亚型流感病毒株引起,来源于猪、禽类和人类的病毒基因片段,是人流感病毒、猪流感病毒、禽流感病毒通过感染猪后发生基因重组而形成的"混合体"。

三、流行病学

1. 传染源 患者是主要传染源,无症状感染者也具有传染性。目前尚无动物传染人类的证据。

2. 传播途径 主要经飞沫传播,也可通过口腔、鼻腔、眼睛等处黏膜直接或间接接触传播。接触患者的呼吸道分泌物、体液和被病毒污染的物品也可引起感染。通过气溶胶经呼吸道传播有待进一步确诊。

3. 易感人群 人群普遍易感。

四、发病机制与病理变化

甲型 H_1N_1 流感的发病机制与流行性感冒的发病机制基本一致。主要病理改变为肺部广泛的炎症和水肿,偶可见上皮坏死和出血。发生 ARDS 病例表现为支气管壁坏死、弥漫性肺泡损伤伴肺透明膜病变。肺外脏器如心、肾、肝、脾和骨髓也可受损。

五、临床表现

潜伏期一般为1～7天,多为1～3天。

典型患者起病急,以发热为首发症状,表现为急速发热,数小时内达38 ℃以上,呈稽留热、弛张热或不规则热,可伴有畏寒或寒战,有咽痛、流涕、鼻塞、咳嗽、头痛、全身肌肉酸痛、乏力。部分病例出现呕吐和(或)腹泻、肌痛或疲倦、球结膜充血等。发热一般持续2～3天。

轻型患者临床症状较轻,仅有轻微的上呼吸道症状,无发热或低热。体征主要包括咽部充血和扁桃体肿大。常呈现自限性过程。

严重患者起病急剧,体温快速上升至 39 ℃以上,并持续不退,超过 3 天,呼吸道症状明显加重,出现心率加快、呼吸急促、口唇发绀、气喘加重,也可出现反应迟钝、嗜睡、躁动等神经精神症状。少数病例病情进展迅速,出现呼吸衰竭、多器官功能不全或衰竭。

本病可诱发原有基础疾病加重,呈现相应的临床表现,甚至发生严重病情,导致患者死亡。

与流行性感冒相同,除老年人、婴幼儿、慢性病患者及免疫力低下者常出现重症病例外,肥胖和妊娠也是引起本病加重的重要因素。

六、并发症

并发症主要有病毒性肺炎、细菌性肺炎,少数患者出现心肌炎。极少数患者出现肌红蛋白尿和肾衰竭。出现心肌损害者常表现为心电图异常、心律失常、心肌酶升高等。

七、实验室检查

1. 血常规检查 白细胞总数一般不高或降低;中性粒细胞计数正常,重症患者中性粒细胞百分数和绝对值降低;大部分重症患者淋巴细胞百分数和绝对值降低;部分患者出现血小板降低,极少数患者血小板计数低于 $30×10^9/L$。

2. 病原学检查

(1)病毒核酸检测 以 RT-PCR 法检测呼吸道标本(咽拭子、鼻拭子、鼻咽或气管抽取物、痰)中的甲型 H_1N_1 流感病毒核酸,结果可呈阳性。

(2)血清学抗体检测 动态检测发病初期和恢复期双份血清甲型 H_1N_1 流感病毒特异性抗体滴度上升 4 倍或 4 倍以上。

(3)病毒分离 可以从呼吸道标本中分离出甲型 H_1N_1 流感病毒。

3. 胸部影像学检查 X 线胸片和 CT 的基本影像表现为肺内片状影,为肺实变或磨玻璃密度影,可合并网、线状和小结节影。片状影为局限性或多发、弥漫性分布,较多为双侧病变。可合并胸腔积液。

八、诊断和鉴别诊断

(一) 诊断

在甲型 H_1N_1 流感流行时,发病前 7 天内曾到过疫点,与甲型 H_1N_1 流感确诊病例有密切接触者,结合临床表现、实验室检查、病毒分离和血清学抗体检测易于诊断。从患者呼吸道标本中分离出甲型 H_1N_1 流感病毒或检测到甲型 H_1N_1 流感病毒核酸,双份血清甲型 H_1N_1 流感病毒的特异性抗体滴度有 4 倍或 4 倍以上升高可确诊本病。

(二) 鉴别诊断

应与普通流感、禽流感、上呼吸道感染、肺炎、传染性单核细胞增多症、巨细胞病毒感染、军团菌肺炎、支原体肺炎、SARS 等相鉴别。

九、治疗

同流行性感冒。

十、预防

1. 隔离患者 最好就地隔离治疗待热退后 2 天。对于密切接触者的医学观察期限为

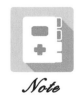

7 天。

2. 切断传播途径 流行期间少到公共场所、娱乐场所及暂停集会。与患者近距离接触时，应戴外科口罩和防护眼镜。患者用具应进行煮沸消毒。病房可用过氧乙酸等消毒。

3. 保护易感人群 我国在 2009 年下半年开始应用国产甲型 H_1N_1 流感灭活疫苗对流行区人群进行了接种，证明是一种安全、有效的疫苗。目前还没有公认的能够预防甲型 H_1N_1 流感的药物。

十一、预后

典型甲型 H_1N_1 流感和轻型 H_1N_1 流感预后较好。危重症患者预后差，病死率较高，在 12%～18.8% 之间。

考点在线

A1 型题

1. 关于流行性感冒下列哪项是错误的？（   ）

A. 甲型流感易发生变异

B. 由流行性感冒病毒引起

C. 上呼吸道症状较重

D. 发热及全身中毒症状较重

E. 是一种急性呼吸道传染病

2. 关于流感病毒下列哪项是正确的？（   ）

A. 流行性感冒病毒属副黏液病毒

B. 分甲、乙、丙三型

C. 甲型不变异

D. 乙型及丙型可感染人类及多种动物

E. 甲型只感染人类

3. 流感的预防措施中下列哪项是错误的？（   ）

A. 对流感患者进行隔离及治疗

B. 流感流行前接种流感疫苗

C. 减少公众集会活动

D. 流感流行前给所有易感人群使用金刚烷胺预防

E. 对流感患者进行呼吸道隔离

4. 关于流行性感冒的流行病学特征，下列哪项是错误的？（   ）

A. 流感患者及隐性感染者为主要传染源

B. 甲型流感可能有动物传染源

C. 丙型流感多为散发

D. 乙型流感均为散发

E. 主要经飞沫传播

5. 流感确诊的主要依据是（   ）。

A. 发病季节

B. 呼吸道症状轻微而全身中毒症状重

C. 病毒分离

D. 血常规白细胞总数减少

E. 临床表现

（陈瑞华）

参考文献

[1] 王明琼，李金成. 传染病学[M]. 5 版. 北京：人民卫生出版社，2014.

参考答案

Note

[2] 李兰娟,任红.传染病学[M].8版.北京:人民卫生出版社,2013.

第三节 人感染高致病性禽流感(人禽流感)

学习目标

知识目标:掌握人禽流感的临床表现、诊断、鉴别诊断、治疗,熟悉人禽流感的流行病学和预防,了解人禽流感的病原学、发病机制与病理变化。

能力目标:能够独立进行人禽流感的诊疗。

素质目标:不歧视传染病患者,能进行人禽流感的健康宣教,遇到人禽流感疫情时做到自己不恐慌,并教育周围群众不用恐慌。

本节PPT

一、概述

人禽流感(human avian influenza)是由禽流感病毒引起的急性呼吸道传染病。其中 H_5N_1 亚型和 H_7N_9 亚型引起的高致病性禽流感,病情严重,可出现毒血症、感染性休克、多器官功能衰竭和瑞氏综合征等并发症而致人死亡。

二、病原学

禽流感病毒属于正黏病毒科甲型流感病毒属。甲型流感病毒呈多形性,其中球形直径 $80\sim120$ nm,有囊膜。基因组为分节段单股负链 RNA。依据其外膜血凝素(H)和神经氨酸酶(N)蛋白抗原性的不同,目前可分为 16 个 H 亚型($H_1\sim H_{16}$)和 9 个 N 亚型($N_1\sim N_9$)。甲型流感病毒除感染人外,还可感染猪、马、海洋哺乳动物和禽类。感染人的禽流感病毒亚型主要为 H_5N_1、H_9N_2、H_7N_7 和 H_7N_9 亚型,其中感染 H_5N_1 亚型和 H_7N_9 亚型的患者病情重,病死率高。

禽流感病毒对乙醚、氯仿、丙酮等有机溶剂均敏感。常用消毒剂容易将其灭活,如氧化剂、十二烷基硫酸钠、卤素化合物(如漂白粉和碘剂)等都能迅速破坏其传染性。禽流感病毒对热比较敏感,65 ℃30 分钟或 100 ℃2 分钟可灭活。病毒在阳光直射下 $40\sim48$ 小时即可灭活,紫外线照射可迅速破坏其传染性。

三、流行病学

1. 传染源 主要为患禽流感或携带禽流感病毒的鸡、鸭、鹅等家禽。其他禽类或猪也有可能成为传染源。

2. 传播途径 主要经呼吸道传播,也可通过密切接触感染的禽类及其分泌物、排泄物、受病毒污染的水等被感染。目前尚无人与人之间传播的确切证据。

3. 易感人群 普遍易感。与不明原因病死家禽或感染、疑似感染禽流感家禽密切接触人员为高危人群。

四、发病机制与病理变化

人禽流感的发病机制与流行性感冒基本一致。病理解剖显示支气管黏膜严重坏死;肺泡

Note

内大量淋巴细胞浸润,可见散在的出血灶和肺不张;肺透明膜形成。

五、临床表现

潜伏期一般为 1～3 天,通常在 7 天以内。

临床表现与感染的禽流感病毒亚型有关。感染 H_7N_7 亚型的患者主要表现为结膜炎,感染 H_9N_2 亚型的患者通常仅有轻微的上呼吸道症状。重症患者一般为 H_5N_1 亚型和 H_7N_9 亚型引起,患者急性起病,早期表现类似普通型流感。主要为发热,体温大多持续在 39 ℃以上,热程 1～7 天,一般为 3～4 天,可伴有流涕、鼻塞、咳嗽、咽痛、头痛、肌肉酸痛和全身不适。部分患者可有恶心、腹痛、腹泻、稀水样便等消化道症状。重症患者病情发展迅速,发病 1 周内出现呼吸窘迫,随即发展为呼吸衰竭。

六、并发症

人禽流感可出现气胸、纵隔气肿、心肌炎、心力衰竭、肾衰竭等并发症,重症肺炎恢复者可见原有病变部位肺纤维化。

七、实验室检查

1. 血常规检查 白细胞总数一般不高或降低。重症患者多有白细胞总数及淋巴细胞百分比下降。

2. 病原学检测

(1)病毒抗原检测 取患者呼吸道标本采用免疫荧光法或酶联免疫法检测甲型流感病毒核蛋白抗原(NP)及禽流感病毒 H 亚型抗原。

(2)基因检测 可用 RT-PCR 法检测相应核酸。

(3)血清学抗体检测 采集发病初期和恢复期双份血清,采用血凝抑制试验、补体结合试验或酶联免疫吸附试验检测禽流感病毒抗体,前后滴度上升 4 倍或 4 倍以上,可用作回顾性诊断。

(4)病毒分离 从患者呼吸道标本(如鼻咽部分泌物、口腔含漱液、气管吸出物或呼吸道上皮细胞)中分离禽流感病毒。

3. 影像学检查 X 线胸片或胸部 CT 早期可见肺内局限性片状影像,为肺实变或磨玻璃影。重症患者肺内病变进展迅速,常呈双肺弥漫性分布的磨玻璃影及肺实变影像,少数患者可合并胸腔积液。

八、诊断和鉴别诊断

(一)诊断

禽流感流行时,发病前一周内有明确的病禽、死禽及其分泌物、排泄物接触史或发病前两周内曾到过疫点、与人禽流感患者有密切接触者,结合临床表现、实验室检查、病毒分离和血清学抗体检测易于诊断。从患者呼吸道分泌物中分离出特定病毒,禽流感病毒亚型特异抗原或核酸检测阳性,或双份血清抗禽流感病毒抗体滴度恢复期较发病初期有 4 倍或 4 倍以上升高是本病确诊的重要依据。

(二)鉴别诊断

应与流感、普通感冒、细菌性肺炎、传染性非典型肺炎、传染性单核细胞增多症、巨细胞病毒感染、衣原体肺炎、支原体肺炎等疾病相鉴别。

九、治疗

(一) 隔离

对疑似和确诊病例均应进行隔离治疗。

(二) 一般治疗

卧床休息,早期给予鼻导管吸氧,维持稳定的血氧饱和度。有发热、咳嗽时给予对症治疗,如物理降温、止咳祛痰等,有肝肾功能损伤者采用相应治疗方法。维持水、电解质平衡,加强营养支持。重症患者注意保护消化道黏膜,避免消化道出血。预防下肢深静脉血栓形成,必要时给予抗凝治疗。

(三) 抗病毒治疗

同流行性感冒。

(四) 免疫调节治疗

1. 糖皮质激素 应用糖皮质激素的目的在于抑制肺组织局部的炎性损伤,减轻全身的炎症反应,防止肺纤维化等。目前尚未证实应用糖皮质激素对人禽流感患者预后有任何有益的效果,尤其是大剂量激素还可诱发感染,故一般不推荐使用,但根据我国对严重急性呼吸综合征(SARS,俗称传染性非典型肺炎)治疗的经验,人禽流感患者如出现下列指征之一时,可考虑短期内给予适量糖皮质激素治疗,如氢化可的松 200 mg/d 或甲基泼尼松龙 0.5~1 mg/(kg·d),在临床状况好转后,及时减量停用。糖皮质激素应用指征:①短期内肺部病变进展迅速,氧合指数低于 300 mmHg,并有迅速下降趋势;②合并脓毒血症伴肾上腺皮质功能不全。

2. 其他免疫调节剂 如胸腺素、丙种球蛋白等。不推荐常规使用。

(五) 抗菌治疗

如考虑合并细菌感染,可先给予经验性抗菌治疗。待病原菌明确后,根据药敏试验结果选择抗菌药物。

(六) 重症患者的治疗

处理要点:①营养支持;②加强血氧监测和呼吸支持;③防治继发细菌感染;④防治并发症。

十、预防

1. 管理传染源 加强禽类疾病的监测,一旦发现禽流感疫情,动物防疫部门立即按有关规定进行处理。养殖和处理的所有相关人员做好防护工作。加强对密切接触禽类人员的监测。

2. 切断传播途径 发生禽流感疫情后,彻底消毒禽类养殖场、市售禽类摊档以及屠宰场,销毁或深埋死禽及禽类废弃物;彻底消毒患者排泄物、用于患者的医疗用品及诊室;医护人员做好个人防护。检测患者标本和禽流感病毒分离时应严格按照生物安全标准进行。保持病室内空气清新流通。做好手卫生,杜绝院内感染。

3. 保护易感人群 目前尚无人用禽流感疫苗。对密切接触者试用抗流感病毒药物或按中医辨证施治。

十一、预后

人禽流感的预后与感染的病毒亚型有关,感染 H_9N_2 亚型、H_7N_7 亚型者,大多预后良好;

而感染 H_5N_1 亚型和 H_7N_9 亚型者预后较差。

本 节 小 结

人禽流感病原体为禽流感病毒,传染源主要为患禽流感或携带禽流感病毒的鸡、鸭、鹅等家禽,经呼吸道传播,人群普遍易感。临床主要表现为急起高热,可伴有流涕、鼻塞、咳嗽、咽痛、头痛、肌肉酸痛和全身不适。重症患者病情发展迅速,发病 1 周内出现呼吸窘迫,随即发展为呼吸衰竭。

附:H_7N_9 禽流感

一、概述

人感染 H_7N_9 禽流感是由甲型 H_7N_9 禽流感病毒感染引起的急性呼吸道传染病,其中重症病例常并发急性呼吸窘迫综合征(ARDS)、中毒性休克、多器官功能障碍综合征(MODS),甚至导致死亡。早发现、早报告、早诊断、早治疗,加强重症病例救治,是有效防控、提高治愈率、降低病死率的关键。

二、病原学

H_7N_9 禽流感病毒为新型重配病毒,编码 H 的基因来源于 H_7N_3,编码 N 的基因来源于 H_7N_9,其 6 个内部基因来自两个不同源的 H_9N_2 禽流感病毒。与 H_5N_1 禽流感病毒不同,H_7N_9 禽流感病毒对禽类的致病力很弱,在禽类间易于传播且难以发现,增加了人感染的机会。

三、流行病学

1. 传染源 为携带 H_7N_9 禽流感病毒的禽类。目前,大部分为散发病例,有数起家庭聚集性发病,尚无持续人际传播的证据,应警惕医院感染的发生。

2. 传播途径 主要经呼吸道传播,也可通过密切接触感染禽类的分泌物或排泄物或病毒污染的环境而被感染。

3. 高危人群 在发病前 10 天内接触过禽类或者到过活禽市场者,特别是中老年人。

四、发病机制与病理变化

人类上呼吸道组织和气管主要分布有唾液酸 α-2,6 型受体(人流感病毒受体);人类肺组织分布有唾液酸 α-2,3 型受体(禽流感病毒受体)和唾液酸 α-2,6 型受体。H_7N_9 禽流感病毒可以同时结合唾液酸 α-2,3 型受体和唾液酸 α-2,6 型受体,但 H_7 血凝素与唾液酸 α-2,3 型受体亲和力更高,较季节性流感病毒更容易感染人的下呼吸道上皮细胞,病毒可持续复制,重症病例病毒核酸阳性可持续 3 周以上。

H_7N_9 禽流感病毒感染人体后,可以诱发细胞因子风暴,如干扰素诱导蛋白 10(IP-10)、单核细胞趋化蛋白-1、白细胞介素-6 和白细胞介素-8(IL-6 和 IL-8)等,导致全身炎症反应,可出现 ARDS、中毒性休克及 MODS。病理检查显示肺急性渗出性炎症改变,肺出血、弥漫性肺泡损伤和透明膜形成等。

五、临床表现

潜伏期多在 7 天以内,也可长达 10 天。

肺炎为主要临床表现,患者常出现发热、咳嗽,可伴有头痛、肌肉酸痛、腹泻或呕吐等症状。重症患者病情发展迅速,多在发病 3～7 天出现重症肺炎,体温维持在 39 ℃ 以上,出现呼吸困难,可伴有咳血痰。常快速进展为 ARDS、中毒性休克和 MODS。

少数患者可为轻症,仅表现为发热伴上呼吸道感染症状。

六、实验室检查

1. 血常规检查 早期白细胞总数一般不高或降低。重症患者淋巴细胞、血小板减少。

2. 血生化检查 多有 C 反应蛋白、乳酸脱氢酶、肌酸激酶、天冬氨酸转氨酶、丙氨酸转氨酶升高,肌红蛋白可升高。

3. 病原学检查 采集呼吸道标本(如鼻咽部分泌物、痰、气道吸出物、支气管肺泡灌洗液)送检,下呼吸道标本检测阳性率高于上呼吸道标本。标本留取后应及时送检。

(1)病毒核酸检测 对可疑人感染 H_7N_9 禽流感病例宜首选核酸检测。对重症病例应定期检测呼吸道分泌物核酸,直至阴转。

(2)抗原检测 对高度怀疑人感染 H_7N_9 禽流感病例,应尽快送检呼吸道标本,检测核酸。

(3)血清学抗体检测 动态检测急性期和恢复期双份血清 H_7N_9 禽流感病毒特异性抗体滴度呈 4 倍或 4 倍以上升高。

(4)病毒分离 从患者呼吸道标本中分离 H_7N_9 禽流感病毒。

4. 胸部影像学检查 发生肺炎的患者肺内出现片状阴影。重症患者病变进展迅速,常呈双肺多发磨玻璃影及肺实变影像,可合并少量胸腔积液。发生 ARDS 时,病变分布广泛。

七、诊断和鉴别诊断

(一) 诊断

发病前 10 天内,有接触禽类及其分泌物、排泄物,或者到过活禽市场,或者与人感染 H_7N_9 禽流感病例有密切接触史,结合临床表现、病原学检测阳性可诊断。

(二) 鉴别诊断

应与普通流感、上呼吸道感染、肺炎、军团菌肺炎、支原体肺炎、SARS 等相鉴别。

八、治疗

1. 隔离 对疑似病例和确诊病例均应进行隔离治疗。

2. 对症治疗 根据患者缺氧程度可采用鼻导管、经鼻高流量氧疗、开放面罩及储氧面罩进行氧疗。高热者可进行物理降温,或应用解热药物。咳嗽和咳痰严重者可给予止咳祛痰药物。

3. 抗病毒治疗 对怀疑感染 H_7N_9 禽流感的患者应尽早应用抗流感病毒药物。神经氨酸酶抑制剂奥司他韦、帕拉米韦、扎那米韦有效。金刚烷胺和金刚乙胺呈耐药。奥司他韦及扎那米韦用法详见第二节流行性感冒。重症病例或无法口服者可用帕拉米韦氯化钠注射液,成人用量为 300～600 mg,静脉滴注,每天 1 次,常规疗程 5～7 天,可根据临床需要调整。

4. 重症患者的治疗 采取抗病毒、抗休克、纠正低氧血症、防治 MODS 和继发感染、维持水和电解质平衡等综合措施。若出现低氧血症或呼吸衰竭,应及时给予氧疗或机械通气治疗;合并休克时给予抗休克治疗;出现其他脏器功能损害时,给予相应的支持治疗;出现继发感染时,给予相应的抗感染治疗。

九、预防

根据传播途径采取预防和控制措施,加强个人防护。在疾病的不同阶段,针对不同的有创操作,采取相应措施,预防继发感染。

十、预后

人感染 H_7N_9 禽流感重症患者预后差。影响预后的因素可能包括患者年龄、基础疾病、并发症等。

考点在线

A1 型题

1. 对可疑人感染 H_7N_9 禽流感病例应首选以下哪种检查?(　　)
A. 病毒核酸检测　　　　B. 抗原检测　　　　C. 血清学抗体检测
D. 病毒分离　　　　　　E. 胸部影像学检查

2. 人感染 H_7N_9 禽流感病毒的传播途径不包括(　　)。
A. 呼吸道传播　　　　　　　　　　B. 密切接触感染的禽类分泌物或排泄物
C. 血液传播　　　　　　　　　　　D. 直接接触病毒感染
E. 性接触传播

3. 影响人禽流感预后的主要因素是(　　)。
A. 早期使用抗生素　　B. 出现异常淋巴细胞　　C. 禽流感病毒的亚型
D. 白细胞增高　　　　E. 血常规改变

4. 人禽流感抗病毒治疗首选(　　)。
A. 利巴韦林　　　　　　B. 泛昔洛韦　　　　　C. 金刚烷胺
D. 奥司他韦　　　　　　E. 金刚乙胺

5. 可用于人禽流感确诊的实验室检查是(　　)。
A. 血液中白细胞总数正常　　　　　B. 血液中血小板总数下降
C. 从患者呼吸道分泌物中分离出特定病毒　　D. X 线胸部检查出现阴影
E. 尿常规检查

(陈瑞华)

参考答案

参考文献

[1]　李兰娟,任红.传染病学[M]. 8 版. 北京:人民卫生出版社,2013.
[2]　王明琼,李金成.传染病学[M]. 5 版.北京:人民卫生出版社,2014.

第四节　肾综合征出血热

学习目标

知识目标:掌握本病的传染源、临床表现、诊断与治疗措施;熟悉本病的传播途径和鉴别诊断;了解本病的发病机制和病理。

能力目标:能够独立进行肾综合征出血热的诊疗。

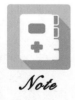
Note

素质目标:能够设身处地为患者考虑,做个有耐心、有同情心、专业技术过硬的医务人员。

本节 PPT

案例分析

患者,男,46 岁,发热伴头痛、腰痛、眼眶痛 2 天。当地医院按感冒治疗 2 天,体温无明显下降转入我院。

查体:体温 37.6 ℃,血压 90/62 mmHg,呼吸 26 次/分,脉搏 106 次/分,神清,烦躁,面红、眼红、颈部皮肤潮红,胸部和腋下有较多出血点,肺部呼吸音粗,无啰音,心律齐,各瓣膜无杂音,腹软,无压痛,肾区叩痛明显。经询问 1 周前有老鼠咬伤史。

问题:

1. 该案例初步诊断是什么疾病?

2. 诊断依据是什么?

3. 为确诊可继续做什么检查?

4. 该病如何预防?

一、概述

肾综合征出血热(hemorrhagic fever with renal syndrome,HFRS),曾称为流行性出血热,是由各型汉坦病毒(Hanta virus)引起,鼠类为主要传染源的一种自然疫源性疾病。其主要病理变化是全身小血管及毛细血管广泛性损害,主要临床表现为发热、充血、出血、低血压休克和急性肾损伤。典型病例病程分发热期、低血压(休克)期、少尿期、多尿期和恢复期等五期。本病广泛流行于亚欧各国,我国为高发区。

二、病原学

汉坦病毒属布尼亚病毒科(Bunyaviridae),为负链 RNA 病毒,圆形或卵圆形,双层包膜,平均直径 120 nm。其基因 RNA 可分为大、中、小三个片段,分别编码聚合酶、膜蛋白、核衣壳蛋白。宿主感染汉坦病毒后最早出现核衣壳蛋白抗体,有助于早期诊断;其膜蛋白能诱导宿主产生具有保护作用的中和抗体。

目前汉坦病毒至少分为 20 个血清型,其中Ⅰ型汉滩病毒、Ⅱ型汉城病毒、Ⅲ型普马拉病毒和Ⅳ型希望山病毒是经世界卫生组织(WHO)认定的。其中Ⅰ型、Ⅱ型、Ⅲ型和多布拉伐-贝尔格莱德病毒能引起人类肾综合征出血热。各型病毒引起的临床症状轻重不同,Ⅰ型和多布拉伐-贝尔格莱德病毒较重,Ⅱ型次之,Ⅲ型较轻。在我国流行的以Ⅰ型和Ⅱ型为主,Ⅲ型也有发现。

汉坦病毒对热、酸不耐受,37 ℃以上及 pH5.0 以下易被灭活,56 ℃30 分钟或 100 ℃1 分钟可被灭活。汉坦病毒对乙醇、碘酒、紫外线、乙醚、氯仿等敏感。

三、流行病学

(一) 传染源

本病毒呈多宿主性,全球有 170 多种脊椎动物能自然感染汉坦病毒,我国发现 53 种动物,以啮齿类为主。我国主要宿主动物及传染源是黑线姬鼠和褐家鼠,林区以大林姬鼠为主。虽然有接触早期患者的血液或尿液后发病的个别病例报告,但人不是主要传染源。

(二) 传播途径

1. 呼吸道传播 吸入带病毒的鼠类排泄物与尘埃黏附形成的气溶胶,则可通过呼吸道

Note

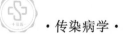

感染。

2. 消化道传播　进食被带病毒的鼠类排泄物污染的食物,可通过口腔或胃肠道黏膜感染。

3. 接触传播　破损伤口被带病毒的鼠类排泄物、血液污染或被鼠咬伤可导致感染。

4. 垂直传播　孕妇感染后,汉坦病毒可经胎盘影响胎儿。

5. 虫媒传播　寄生于鼠类的革螨和恙螨可能作为传播媒介,但有待进一步证实。

(三)易感人群

普遍易感,隐性感染率为 $3.5\%\sim4.3\%$ 。

(四)流行特征

1. 地区性　主要分布在亚洲,其次是欧洲和非洲,美洲病例较少。我国疫情最重,除了青海和新疆以外,均有病例报告。

2. 季节性　四季均可发病,但有明显的高峰季节。黑线姬鼠传播高峰是11月至第2年1月,5—7月为小高峰;家鼠传播高峰是3—5月;大林姬鼠传播高峰在夏季。但目前非高峰季节发病人数增多,新疫区患者病情多较老疫区患者重。

3. 周期性　以姬鼠为主要传染源的疫区,一般相隔数年有一次较大流行;以家鼠为传染源的疫区,周期性尚不明确。

4. 人群分布　发病的人群分布与接触传染源的机会有关,以男性青壮年农民及工人发病较多。

四、发病机制与病理变化

(一)发病机制

本病的发病机制尚未完全阐明。

1. 病毒直接作用　汉坦病毒进入机体后随血液循环进入血管内皮细胞内以及肝、脾、肾、骨髓和淋巴结等组织,能直接引起感染细胞的功能和结构的破坏,且繁殖后再释放入血引起病毒血症。

2. 免疫损伤作用　汉坦病毒进入机体后,诱发人体各型变态反应、细胞免疫反应、各种细胞因子及炎症介质的释放,清除病毒,同时也造成机体组织损伤。目前认为Ⅲ型变态反应即免疫复合物引起的损伤是血管和肾损害的主要原因。

(二)病理解剖

本病最明显的病理变化是小血管和肾脏病变,其次为心、肝、脑等脏器。

1. 血管病变　基本病变表现为全身小动脉、小静脉和毛细血管等小血管的内皮细胞肿胀,变性及坏死;管壁呈不规则收缩和扩张,纤维素样坏死和崩解;管腔内可有微血栓形成。

2. 肾脏病变　肉眼可见肾脂肪囊水肿、出血,切面见皮质苍白、髓质极度充血、出血和水肿。镜检肾小球充血,基底膜增厚;肾小管变性及因受压而变窄或闭塞;肾间质见淋巴细胞和单核细胞等炎症细胞浸润。

3. 心脏病变　主要是右心房内膜下广泛出血。心肌细胞有不同程度的变性、坏死等。

4. 肝脏病变　肝大,可见肝细胞变性、灶性坏死和融合坏死灶。

5. 脑垂体病变　主要是脑垂体前叶显著充血、出血和凝固性坏死,后叶无明显变化。

6. 其他脏器病变　脑实质水肿和出血,神经细胞变性,胶质细胞增生。肾上腺皮质和髓质充血、出血,可见皮质坏死以及微血栓。脾大,脾髓质充血、细胞增生,脾小体受压萎缩。腹膜后和纵隔有胶冻样水肿。

（三）病理生理

1. 休克 病程的 3～7 天常出现的低血压休克称为原发性休克。其主要原因是全身小血管及毛细血管广泛受损，血管通透性增加，血浆外渗使血容量下降。此外，血浆外渗致血液浓缩、血液黏度增大，促进弥漫性血管内凝血的发生，使血液循环受阻，有效血容量进一步下降。少尿期以后发生的休克称为继发性休克，其主要原因是大出血，继发感染和多尿期水与电解质补充不足，有效循环血量不足。

2. 出血 有多种因素参与，包括血管壁的损伤、血小板减少和功能异常、肝素类物质增加和 DIC 所致凝血功能障碍等。

3. 急性肾损伤 其原因包括：①肾血流量不足；②肾小球和肾小管基底膜的免疫损伤；③肾小球微血栓形成和缺血性坏死；④肾小管管腔被蛋白、管型等阻塞；⑤肾间质水肿和出血；⑥肾素、血管紧张素Ⅱ的激活。

五、临床表现

潜伏期为 4～46 天，一般为 1～2 周。

典型病例有发热期、低血压（休克）期、少尿期、多尿期和恢复期五期临床过程。非典型病例则较不明显，轻型患者可出现越期现象，重症患者可出现病程前三期互相重叠。

（一）发热期

主要表现为发热、全身中毒症状、毛细血管损害和肾损害。

1. 发热 起病急，畏寒，发热，体温 39～40 ℃，弛张热多见，亦呈稽留热和不规则热。热程多数持续 3～7 天，少数可达 10 天以上。一般体温越高，热程越长，则病情越重。轻型患者退热后症状缓解，重症患者退热后反而加重。

2. 全身中毒症状 主要表现为头痛、腰痛、眼眶痛及全身肌肉酸痛。头痛、腰痛和眼眶痛（称之为"三痛"）症状突出，发生原因与相应部位组织血管扩张充血及水肿有关。

多数患者常有食欲缺乏、恶心、呕吐、腹痛、腹泻等胃肠道中毒症状。腹痛剧烈伴压痛、反跳痛者，易误诊为急腹症；腹泻为黏液便和便血者，易误诊为肠炎或痢疾。部分患者出现嗜睡、烦躁、谵妄或抽搐等神经精神症状，此类患者多发展为重症，预后不良。

3. 毛细血管损害 主要表现为充血、出血和渗出水肿征。

（1）充血 皮肤充血潮红主要见于颜面、颈、胸等部位，重者呈酒醉貌（称之为"三红"）。黏膜充血见于结膜、软腭和咽部。

（2）出血 皮肤出血多见于腋下、胸、背部等处，常呈搔抓样、条痕状。黏膜出血常见于软腭呈针尖样出血点，结膜呈片状出血。少数患者有鼻出血、咯血、黑便或血尿。如在腰、臀部皮肤出现大片瘀斑，则可能为 DIC 所致，是重症表现。

（3）渗出水肿征 主要表现为球结膜水肿，部分患者可出现眼睑、脸部水肿，以及腹水。一般渗出水肿程度与病情呈正相关。

4. 肾损害 主要表现为血尿、蛋白尿和管型尿等。

（二）低血压（休克）期

常在病程的第 4～6 天出现，多在发热末期或退热同时出现血压下降，少数在退热后出现。持续时间通常为 1～3 天，与病情及治疗措施密切相关。轻症者可不发生低血压或一过性血压降低。重症者可出现顽固性休克，如长时间组织血流灌注不足，则可发绀，并促使 DIC、脑水肿、急性肾衰竭和急性呼吸窘迫综合征（ARDS）的发生。

（三）少尿期

常在病程的第 5～8 天发生，多在低血压（休克）期后出现，重者可与低血压（休克）期重叠，

知识链接 2-4

持续时间短者 1 天,长者 10 余天,一般为 2~5 天。

少尿期的主要表现为尿毒症、酸中毒、水和电解质紊乱,严重者可出现高血容量综合征和肺水肿。

1. 尿毒症　有厌食、恶心、呕吐、腹胀、腹泻、顽固性呃逆等消化道症状。可出现头晕、头痛、烦躁、嗜睡、谵妄,甚至昏迷和抽搐等神经系统症状。一些患者可有出血现象加重,表现为皮肤瘀斑增加、鼻出血、便血、呕血、咯血、血尿、阴道出血,甚至颅内出血等。

2. 酸中毒　表现为呼吸加快或库斯莫尔呼吸。

3. 水和电解质紊乱　水钠潴留使组织水肿加重,可出现腹水,甚至高血容量综合征,表现为体表静脉充盈,脉压增大及脉搏洪大,心率加快等。电解质紊乱主要表现为高血钾、低血钙和低血钠,少数为低血钾和高血镁。高血钾、低血钾可引起心律失常;低血钙可引起手足搐搦;低血钠可引起头晕、倦怠,严重者可有视力模糊和脑水肿。

(四)多尿期

一般在病程第 9~14 天出现,持续时间为 1 天至数月不等。多数患者少尿期后进入此期,少数患者可由发热期或低血压期转入此期。根据尿量和氮质血症的情况可分为三期。

1. 移行期　每天尿量由 400 mL 增至 2000 mL,此期尿量虽增加,但血尿素氮和肌酐等浓度反而升高,症状加重。

2. 多尿早期　尿量 2000~3000 mL/d,氮质血症未见改善,症状仍重。

3. 多尿后期　尿量超过 3000 mL/d,且逐渐增加,氮质血症症状减轻。此期尿量多,可达 4000~8000 mL/d,应注意水和电解质的补充,以防继发性休克、电解质紊乱及继发感染的发生。

(五)恢复期

经多尿期后,尿量减少,恢复至 2000 mL/d 以下。患者一般情况好转,完全恢复需 1~3 个月。少数患者可有高血压、肾功能障碍、心肌劳损和垂体功能减退等后遗症。

(六)临床类型

根据患者临床症状严重程度的不同,可分为五型。

1. 轻型　体温不超过 39 ℃,中毒症状及肾损伤轻,仅有皮肤黏膜出血点,无休克和少尿。

2. 中型　体温 39~40 ℃,中毒症状较重,收缩压低于 90 mmHg 或脉压低于 30 mmHg,有明显的球结膜水肿、出血、少尿,尿蛋白(+++)。

3. 重型　体温超过 40 ℃,中毒症状和渗出体征严重,可有中毒性精神症状,皮肤瘀斑和腔道出血,休克和肾损害严重,少尿 5 天以内或无尿 2 天以内。

4. 危重型　在重型基础上,出现以下情况之一者:难治性休克;重要脏器出血;少尿 5 天以上或无尿 2 天以上,血尿素氮(BUN)超过 42.84 mmol/L(120 mg/dL);心力衰竭、肺水肿;脑水肿、脑出血或脑疝;严重继发感染。

5. 非典型　体温在 38 ℃以下,皮肤黏膜可有散在出血点,尿蛋白可疑阳性,血、尿特异性抗原或抗体阳性。

预后:病死率与病情轻重、治疗早晚、措施是否得当有关。近年随着早期诊断和治疗措施的改进,病死率下降至 3%以下。

六、并发症

(一)腔道出血

常见为呕血、便血,也可见咯血、腹腔出血、鼻出血和阴道出血等。

Note

（二）肺水肿

1. 心源性肺水肿 由肺毛细血管受损、肺泡内大量渗液、高血容量、心肌受损等引起。

2. 急性呼吸窘迫综合征（ARDS） 肺毛细血管损伤，通透性增高，肺间质大量渗液以及肺内微小血管的血栓形成和肺泡表面活性物质生成减少等因素促进 ARDS 形成。表现为呼吸急促，发绀；肺部听诊可闻及支气管呼吸音和干、湿啰音；胸部 X 线片表现为双侧斑点状或片状阴影，呈毛玻璃样；血气分析动脉氧分压小于 60 mmHg。常见于休克期和少尿期。

（三）中枢神经系统并发症

由休克、凝血功能障碍、电解质紊乱和高血容量综合征等引起的脑水肿、高血压脑病和颅内出血等；因病毒直接侵犯中枢神经而引起脑炎和脑膜炎等。行颅脑 CT 检查可协助诊断。

（四）其他

包括继发性感染、心肌损害、自发性肾破裂、肝损害等。

七、诊断与鉴别诊断

（一）诊断要点

诊断依据：主要依靠流行病学资料、特征性临床表现，结合辅助检查进行诊断。

1. 流行病学资料 发病季节，病前两个月内进入疫区且有与鼠类或其他宿主动物接触史。

2. 临床特点 早期的发热等全身中毒症状、毛细血管损害征和肾损害三类主要症状；典型病例的五期病程经过（不典型者可越期或前三期之间重叠）；热退后病情反而加重。

3. 辅助检查 血液浓缩、红细胞和血红蛋白增高、白细胞计数增高、血小板减少。出现大量尿蛋白和尿中出现膜状物有助于诊断。血清、血细胞和尿中检测出汉坦病毒抗原和血清中检测出特异性 IgM 抗体可确诊。特异性 IgG 抗体需双份血清效价升高 4 倍或 4 倍以上才有诊断价值。早期和非典型患者可依靠反转录聚合酶链反应（RT-PCR）检测汉坦病毒的 RNA。

（1）血常规检查 病程 1～2 天白细胞计数多正常，第 3 天后开始升高，达（15～30）×10^9/L。初期中性粒细胞增多，核左移，有中毒颗粒，重症者可见幼稚细胞呈类白血病反应；病程第 5 天后淋巴细胞增多，有较多异型淋巴细胞出现。因血浆外渗，血液浓缩，红细胞数和血红蛋白数均升高。血小板从病程第 2 天开始减少，并可见异型淋巴细胞血小板。

（2）尿常规检查 大量蛋白尿是本病特征之一，有助于诊断。病程第 2 天可出现尿蛋白，第 4～6 天尿蛋白多达＋＋＋～＋＋＋＋。少数病例尿中出现膜状物，是大量尿蛋白、红细胞和脱落上皮细胞相混合的凝聚物。镜检可见红细胞、白细胞、管型及泌尿系脱落细胞融合形成的巨大融合细胞。

（3）血液生化检查 发热期血气分析常有呼吸性碱中毒，休克期和少尿期以代谢性酸中毒为主。BUN 及肌酐多在低血压（休克）期开始升高，少数在发热后期开始升高，移行期末达高峰，多尿后期开始下降。肝功能检查可见转氨酶及胆红素升高。血钾在少尿期升高（少数患者为低血钾），其余时期多降低。血钠、血氯、血钙在病程各期中多降低，而血磷、血镁等则增高。

（4）凝血功能检查 从发热期开始多有血小板减少，其黏附、凝聚和释放功能随之降低。DIC 时，高凝期出现凝血时间缩短；低凝血期血小板常减少至 $50×10^9$/L 以下，纤维蛋白原降低，凝血酶原时间延长和凝血酶时间延长；纤溶期则出现纤维蛋白降解产物（FDP）升高。

（5）免疫学检查 ①特异性抗体检测：在第 2 天即能检出特异性 IgM 抗体，1∶20 为阳性。IgG 抗体 1∶40 为阳性，1 周后滴度上升 4 倍或 4 倍以上有诊断价值。②特异性抗原检测:早期患者的血清及周围血中性粒细胞、单核细胞、淋巴细胞和尿沉渣细胞均可检出汉坦病毒抗原。常用检测法是 ELISA 法、免疫荧光法,胶体金法更为敏感。

（6）病毒分离　将发热期患者的血细胞、血清或尿液等接种于 Vero-E6 细胞或 A549 细胞中可分离汉坦病毒。

（7）分子生物学方法　反转录聚合酶链反应(RT-PCR)可检出汉坦病毒的 RNA,敏感性较高,具有诊断价值。

（二）鉴别诊断

发热等全身中毒症状应与上呼吸道感染、败血症、急性胃肠炎、细菌性痢疾及急腹症等相鉴别。少尿期应与急性肾炎及其他原因引起的急性肾衰竭相鉴别。出血明显者需与消化性溃疡出血、血小板减少性紫癜和其他原因所致 DIC 相鉴别。

八、处理

坚持"三早一就"治疗原则,即早发现、早休息、早治疗和就近治疗。采取综合疗法,早期抗病毒治疗,中晚期对症治疗(针对病理生理异常)。

（一）发热期

治疗原则:抗病毒治疗,改善中毒症状,减轻外渗,预防 DIC。

1. 抗病毒治疗　成人患者使用利巴韦林,1 g/d 加入 10% 葡萄糖溶液 500 mL 中静脉滴注,连用 3～5 天,可减轻症状及缩短病程。

2. 改善中毒症状　高热以物理降温为主,避免应用强烈发汗退热药,以防大汗导致血容量降低。中毒症状重者,可使用糖皮质激素,如地塞米松 5～10 mg 静脉滴注。

3. 减轻外渗　及早卧床休息,可用维生素 C、芦丁等降低血管通透性,每天静脉补充平衡盐溶液或葡萄糖盐水 1000 mL 左右。高热、出汗或呕吐、腹泻者可适当增加。

4. 预防 DIC　高热、中毒症状和渗出严重者,定期检查凝血时间;高凝状态时,可给予小剂量肝素抗凝,一般用量 0.5～1 mL/kg,每 6～12 小时缓慢静脉注射 1 次。亦可静脉滴注丹参注射液或低分子右旋糖酐,降低血液黏度。

（二）低血压(休克)期

治疗原则:补充血容量、纠正酸中毒、改善微循环。

1. 补充血容量　宜早期、快速和适量补液。晶体液以平衡盐液为主,胶体液常用低分子右旋糖酐、甘露醇、血浆和白蛋白等。10% 低分子右旋糖酐用量不宜超过 1000 mL/d,否则易引起出血。因本期血液浓缩不宜应用全血。补液期间应密切观察血压变化,血压正常后继续输液 24 小时以上。老年人或原有心肺疾病者输液时需注意心肺功能,适当调整输液速度和液体量。

2. 纠正酸中毒　主要用 5% 碳酸氢钠溶液,每次 60～100 mL,根据病情每天给予 1～4 次,具体用法和用量应以动态血气检测结果为依据。

3. 改善微循环　应用糖皮质激素和血管活性药物。经补充血容量、纠正酸中毒后,血压仍不稳定者可应用血管活性药物,如多巴胺等。也可同时使用地塞米松 10～20 mg 静脉滴注。

（三）少尿期

治疗原则:稳定内环境、促进利尿、导泻和放血疗法、透析疗法。

1. 稳定内环境　少尿早期应注意与休克所致肾前性少尿(尿比重＞1.20,尿钠＜40 mmol/L,尿 BUN 与血 BUN 之比＞10：1)相鉴别。可快速输注电解质溶液 500～1000 mL,

或用 20% 甘露醇 100~125 mL 静脉注射,观察尿量 3 小时。尿量若不超过 100 mL,则考虑为肾实质损害所致少尿,应严格控制输入量,以前一天尿量和呕吐量再加 500~700 mL 为补液量。纠正酸中毒:根据血气检测结果给予 5% 碳酸氢钠溶液。为减少蛋白分解,控制氮质血症,可给予高碳水化合物、高维生素和低蛋白饮食,不能进食者每天输入葡萄糖 200~300 g 代替,必要时可加入适量胰岛素。

2. 促进利尿 少尿初期可应用 20% 甘露醇 125 mL 静脉注射,以减轻肾间质水肿;如尿量增加明显,可重复应用 1 次,若效果不明显,应停用。常用利尿药物为呋塞米,从小剂量开始静脉注射,根据利尿效果可逐步加大剂量至每次 100~300 mg,4~6 小时重复 1 次。也可用血管扩张剂如酚妥拉明 10 mg 或山莨菪碱 10~20 mg 静脉滴注,每天 2~3 次。

3. 导泻和放血疗法 无消化道出血者,可行导泻来预防高血容量综合征和高血钾。常用 20% 甘露醇 25 g,亦可用 50% 硫酸镁 40 mL 或大黄 10~30 g 煎水,每天 2~3 次口服。放血疗法现已不推荐使用,如高血容量综合征引起心力衰竭、肺水肿危及生命时,且无其他有效治疗措施,可放血 300~400 mL。

4. 透析疗法 若患者出现:①少尿持续 4 天以上或无尿 24 小时以上;②明显氮质血症(BUN>28.56 mmol/L);③高血钾(血钾>6 mmol/L);④高分解状态(BUN 每天升高大于 7.14 mmol/L);⑤高血容量综合征时,可应用血液透析或腹膜透析。

(四)多尿期

治疗原则:移行期和多尿早期的治疗与少尿期相同,多尿后期主要是维持水和电解质平衡,防治继发感染。

1. 维持水和电解质平衡 给予半流质和含钾食物,尽量以口服补充水分,不能进食者可静脉补充。

2. 防治继发感染 患者免疫功能下降,容易发生呼吸道及泌尿系感染。若发生感染应及时诊治,避免使用肾毒性的抗生素。

(五)恢复期

治疗原则:补充营养,逐渐恢复工作。出院后休息 1~2 个月,定期复查血压、肾功能、垂体功能等。

(六)并发症治疗

1. 消化道出血 根据病因选择相应的治疗方式。若为 DIC 消耗性低凝血期,应补充凝血因子和血小板。若为 DIC 纤溶亢进期,可选用 6-氨基己酸或对羧基苄胺静脉滴注。若出血为肝素类物质增高所致,可用鱼精蛋白或甲苯胺蓝静脉注射。

2. 心力衰竭、肺水肿 需控制输液量或停止输液,可用强心、镇静、扩管及利尿药物,必要时行透析治疗或导泻。

3. 急性呼吸窘迫综合征(ARDS) 可大剂量应用糖皮质激素,如地塞米松 20~30 mg 每 8 小时 1 次静脉注射;控制入水量,行高频通气或使用呼吸机行人工终末正压呼吸。

4. 中枢神经系统并发症 抽搐时可用地西泮或戊巴比妥钠静脉注射;脑水肿或脑出血导致的颅内高压可静脉注射 20% 甘露醇。

九、预防

1. 灭鼠防鼠 应用药物、机械等方法灭鼠。死鼠必须进行深埋。

2. 切断传播途径 重在做好食品卫生和个人卫生工作。防止鼠排泄物污染食物及食具,不用手接触鼠类及其排泄物。动物实验时要防止被鼠咬伤。疫区劳动时要穿长裤、长袜,衣裤口要扎紧;如有皮肤伤口应做好包扎保护。清扫储粮仓库要戴多层口罩。

Note

3. 疫苗注射 目前我国研制的沙鼠肾细胞灭活疫苗（Ⅰ型汉滩病毒）、金地鼠肾细胞灭活疫苗（Ⅱ型汉城病毒）和乳鼠脑纯化汉坦病毒灭活疫苗（Ⅰ型汉滩病毒）已投入使用，88%～94%接种者能产生中和抗体，但维持 3～6 个月后明显下降，1 年后需加强注射。有发热、严重疾病和过敏者禁用。其他新型疫苗如重组痘苗疫苗、减毒活疫苗等正在研究中。

📖 本节小结

　　肾综合征出血热又称流行性出血热，病原体为各型汉坦病毒，黑线姬鼠和褐家鼠是主要传染源，在林区则是大林姬鼠。可通过呼吸道、消化道、接触及垂直传播，虫媒传播有待进一步证实。主要表现为发热、休克、充血、出血和急性肾损伤。典型病例病程呈五期经过。治疗坚持以早期抗病毒治疗、中晚期对症治疗的综合疗法为主。预防重在灭鼠防鼠、做好食品卫生及疫苗注射。

（何愉胜）

📖 考点在线

A1 型题

1. 肾综合征出血热在我国的主要传染源是（　　）。

A. 患者　　　　　　　　B. 鼠类　　　　　　　　C. 伊蚊

D. 病犬　　　　　　　　E. 隐性感染者

2. 以下关于肾综合征出血热的说法，哪项是错误的？（　　）

A. 又称流行性出血热　　　　　　　　B. 鼠类为传染源

C. 病原体是汉坦病毒　　　　　　　　D. 麻疹样皮疹，以四肢受压部位为多

E. 早期表现为发热，面部充血，结膜水肿

3. 以下关于早期肾综合征出血热的说法，正确的是（　　）。

A. 血小板降低　　　　　　　　B. 白细胞增多，中性粒细胞也增多

C. 出现异型淋巴细胞　　　　　　　　D. 特异性 IgM 抗体阳性

E. 以上均是

A2 型题

4. 男，40 岁，因发热 4 天，少尿 2 天诊断为肾综合征出血热入院。入院当天 24 小时尿量 400 mL，予以补液 1000 mL 以后，尿量无明显增加，此时最恰当的处理是（　　）。

A. 入量在出量的基础上加 500 mL　　　　B. 积极补钾

C. 继续大量补液　　　　　　　　D. 立即血透

E. 高蛋白饮食

5. 男，52 岁，因持续高热、头痛伴恶心和呕吐、腹泻 4 天入院。查体：皮肤及巩膜黄染，面部、胸部充血明显，腋下可见细小出血点。辅助检查：白细胞 25×10^9/L，血小板 50×10^9/L，丙氨酸转氨酶 80 U/L，总胆红素 45 μmol/L，尿蛋白（＋＋＋），此患者最有可能的诊断是（　　）。

A. 中毒性细菌性痢疾　　B. 急性黄疸型肝炎　　C. 肾综合征出血热

D. 败血症　　　　　　　　E. 流行性脑脊髓膜炎

参 考 文 献

[1] 李兰娟,任红.传染病学[M].8 版.北京:人民卫生出版社,2013.

[2] 王明琼,李金成.传染病学[M].5 版.北京:人民卫生出版社,2014.

参考答案

Note

第五节 乙 脑

学习目标

知识目标：乙脑的病原学和流行病学、临床表现（极期）、确诊依据（血清特异性 IgM 抗体、脑脊液实验室检查）和治疗、预防原则。

能力目标：能够独立对乙脑进行初步诊治、预防。

素质目标：具有严肃、认真、实事求是的科学态度和良好的职业道德，全心全意为患者服务，以人为本，树立正确的人生观、价值观。

本节PPT

案例分析

患儿，男，7 岁，发热、头痛、恶心 3 天，伴抽搐、意识障碍 1 天，于 2017 年 7 月 20 日入院。

查体：T 40.1 ℃，呈浅昏迷状态，病理征阳性，脑膜刺激征阳性。

实验室检查：血常规 WBC 16×10^{12}/L，中性粒细胞 87％，血小板 180×10^9/L，尿常规未见异常。

问题：

1. 该案例初步诊断是什么疾病？

2. 诊断依据有哪些？

3. 为确诊可继续做什么检查？

4. 该病治疗原则是什么？

一、概述

流行性乙型脑炎（epidemic encephalitis type B ）简称乙脑，是由乙脑病毒引起的以脑实质炎症病变为主要病变的中枢神经系统急性传染病。蚊为传播媒介，常流行于夏季，好发于儿童。临床上以高热、抽搐、脑膜刺激征及病理反射为特征。病情严重者，预后差，死亡率高，部分患者可留下不同程度的神经系统后遗症。乙脑疫苗接种使我国发病率、死亡率均明显下降。

二、病原学

乙脑病毒属虫媒病毒 B 组，按形态结构分类属披盖病毒科黄病毒属，呈球形，直径 40～50 nm，核心为单股正链 RNA，有衣壳。在脂蛋白囊膜表面有血凝素刺突，能凝集鸡、鹅、羊等动物红细胞。抗原性稳定，但近年有报告以具有中和作用的单克隆抗体（McAb）检测 15 株国内的乙脑病毒时，可将其分为 4 个抗原组。人和动物感染本病毒后，均产生补体结合抗体、中和抗体和血凝抑制抗体。

本病毒在外界环境中抵抗力不强，56 ℃30 分钟或 100 ℃2 分钟即可灭活。但对低温和干燥的抵抗力很强，用冰冻干燥法在 4 ℃冰箱中可保存数年。

Note

三、流行病学

1. 传染源及储存宿主　主要传染源是家畜、家禽。人被感染后仅发生短期病毒血症且血中病毒数量较少，故患者及隐性感染者作为传染源的意义不大。

猪是我国数量最多的家畜，由于它对乙脑病毒的自然感染率高，而且每年因屠宰而种群更新快。因此，自然界总保持着大量的易感猪，构成猪—蚊—猪的传播环节。在流行期间，幼猪的感染率为100％。猪为本病重要动物传染源。

蚊虫感染后，病毒在蚊体内增殖，可终身带病毒，甚至随蚊越冬或经卵传代，因此除作为传播媒介外，也是病毒的储存宿主。

2. 传播途径　本病系经过蚊虫叮咬而传播。能传播本病的蚊虫很多。现已被证实者为库蚊、伊蚊、按蚊的某些种。国内的主要传播媒介为三带喙库蚊。此外，从福建、广东的蠛蠓、蝙蝠中，已分离到乙脑病毒，故也可能成为本病的传播媒介。

3. 易感人群　人群对乙脑病毒普遍易感，但感染后出现典型乙脑症状的只占少数，多数人通过临床上难以辨别的轻型感染获得免疫力。成人多因隐性感染而免疫。通常流行区以10岁以下的儿童发病较多，但因儿童计划免疫的实施，近来报道发病年龄有增高趋势。病后免疫力强而持久，罕有二次发病者。

4. 流行特征　本病有严格的季节性，80％～90％的病例都集中在7月、8月、9月3个月内。但随地理环境的不同，流行季节略有上下，华南地区的流行高峰在6—7月，华北地区为7—8月，而东北地区则为8—9月，均与蚊虫密度曲线相一致。气温和雨量与本病的流行也有密切关系。以10岁以下儿童发病居多，近年来发病年龄有上升趋势。

乙脑呈高度散发性，同一家庭同时有两个患者罕见。

四、发病机制与病理变化

1. 发病机制　当人体被带病毒的蚊虫叮咬后，病毒即进入血液循环中。发病与否，一方面取决于病毒的毒力与数量，另一方面取决于机体的反应性及防御能力。如人体抵抗力降低，而感染病毒量大，毒力强时，乙脑病毒进入人体，先在单核-巨噬细胞系统内复制，随后入血，形成病毒血症，病毒经血液循环可突破血-脑屏障侵入中枢神经系统，并在神经细胞内复制、增殖，导致中枢神经系统广泛病变。造成中枢病变部位不平衡，如脑膜病变较轻，脑实质病变较重，间脑、中脑病变重，脊髓病变轻。

2. 病理变化　病变广泛存在于大脑及脊髓，但主要位于脑部，且一般以大脑皮质、间脑和中脑等处病变为主。肉眼观察可见软脑膜大小血管高度扩张与充血，脑的切面上可见灰质与白质中的血管高度充血、水肿，有时见粟粒或米粒大小的软化坏死灶。显微镜下可见血管病变，脑内血管扩张、充血以及小血管内皮细胞肿胀、坏死、脱落。血管周围环状出血，重者有小动脉血栓形成及纤维蛋白沉着。血管周围有淋巴细胞和单核细胞浸润，可形成"血管套"。

神经细胞变性、肿胀与坏死神经细胞变性，胞核溶解，细胞质虎斑消失，重者呈大小不等点、片状，神经细胞溶解坏死形成软化灶。坏死细胞周围常有小胶质细胞围绕并有中性粒细胞浸润形成噬神经细胞现象。软化灶形成后可发生钙化或形成空洞。胶质细胞增生主要是小胶质细胞增生，呈弥漫性或灶性，存在于血管旁或坏死崩解的神经细胞附近。由于以上病变的程度及分布各不相同，故在临床上神经症状表现极不一致。

五、临床表现

潜伏期为4～21天，一般为10～14天。

（一）初期

病程第 1～3 天,体温在 1～2 天内升高到 39～40 ℃,伴头痛、神情倦怠和嗜睡、恶心、呕吐。

（二）极期

病程第 4～10 天,进入极期后,突出表现为全身毒血症症状及脑部损害症状。

1. 高热 是乙脑必有的表现。体温高达 40 ℃。轻者持续 3～5 天,一般为 7～10 天,重者可达数周。热度越高,热程越长则病情越重。

2. 意识障碍 大多数人在起病后 1～3 天出现不同程度的意识障碍,如嗜睡、昏迷。嗜睡常为乙脑早期特异性的表现。一般在 7～10 天恢复正常,重者持续 1 个月以上。

3. 惊厥或抽搐 是乙脑严重症状之一。由于脑部病变部位与程度不同,可表现为轻度的手、足、面部抽搐或惊厥,也可为全身性阵发性抽搐或全身强直性痉挛,持续数分钟至数十分钟不等。

4. 呼吸衰竭 是乙脑最为严重的症状,也是重要的死亡原因。主要是中枢性的呼吸衰竭,可由高热、呼吸中枢损害、脑水肿、脑疝、低钠性脑病等原因引起。表现为呼吸表浅,节律不整、双吸气、叹息样呼吸、呼吸暂停、潮式呼吸以致呼吸停止。

高热、抽搐及呼吸衰竭是乙脑急性期的三联症,常互为因果,相互影响,加重病情。

5. 其他神经系统症状和体征 若锥体束受损,常出现肢体痉挛性瘫痪、肌张力增强、脑膜刺激征,巴宾斯基征阳性。少数人可呈软瘫。小脑及动眼神经受累时,可发生眼球震颤、瞳孔扩大或缩小,不等大,对光反射迟钝等;植物神经受损常有尿潴留、大小便失禁;浅反射减弱或消失,深反射亢进或消失。

（三）恢复期

极期过后体温在 2～5 天降至正常,昏迷转为清醒,以后言语、表情、运动及神经反射逐渐恢复正常。部分患者恢复较慢,需 1～3 个月。个别重症患者表现为低热、多汗、失语、瘫痪等。但经积极治疗,常可在 6 个月内恢复。

乙脑的临床分型见表 2-1。

表 2-1 乙脑的临床分型

型 别	体 温	神 志	惊厥（抽搐）	呼吸衰竭	瘫痪	后 遗 症
轻型	38～39 ℃	清楚	无	无	无	无
中型	39～40 ℃	嗜睡或浅昏迷	可有	无	无	无
重型	40～41 ℃	中度昏迷	反复	可有	可有	部分有
极重	＞41 ℃	深昏迷	频发	有	有	大部分有

（四）后遗症期

虽经积极治疗,部分患者在发病 6 个月后仍留有神经精神症状,称为有后遗症。发病率 5％～20％。以失语、瘫痪及精神失常最为多见。如继续积极治疗,仍可望有一定程度的恢复。

六、并发症

发病率约 10％,支气管肺炎最为常见,多因昏迷患者呼吸道分泌物不易咳出,或因应用人工呼吸机后引起。其次为肺不张、尿路感染、褥疮等。重症患者也可出现应激性溃疡致上消化道出血。

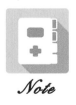

Note

七、诊断和鉴别诊断

（一）诊断要点

1. 流行病学资料　乙脑有明显的季节性，主要在7—9月三个月内。起病前1~3周，在流行区有蚊虫叮咬史。患者多为儿童及青少年。大多近期内无乙脑疫苗接种史。

2. 临床特点　突然高热、头痛、呕吐、意识障碍、抽搐，病理反射及脑膜刺激征阳性。

3. 实验室检查

1）血常规检查　白细胞计数一般在 $(10\sim20)\times10^9/L$ ，中性粒细胞增至 80% 以上，核左移，嗜酸性粒细胞可减少。

2）脑脊液检查　外观澄清或微浑浊，白细胞计数增加，多数在 $(0.05\sim0.5)\times10^9/L$ ，个别患者可达 $1\times10^9/L$ 以上，或始终正常；在病初以中性粒细胞占多数，以后逐渐以淋巴细胞占多数。蛋白稍增加，糖定量正常或偏高，氯化物正常。

3）血清学抗体检测　抗体在病后3~4天出现，脑脊液中在病程第2天即可测到特异性IgM抗体，可做早期诊断。方法：①酶联免疫吸附试验（ELISA）；②间接免疫荧光法；③二巯基乙醇耐性试验。

4）病毒分离　病初可取血清或脑脊液接种乳鼠以分离病毒，但阳性率较低。通常仅于死后脑组织中分离到病毒，可做回顾性诊断。

5）核酸测定　在组织、血液、脑脊液聚合酶链反应（PCR）中可测到乙脑病毒特异性核酸。

（二）鉴别诊断

1. 中毒型菌痢　本病亦多见于夏、秋季，儿童多发，病初胃肠症状出现前即可有高热及神经症状（昏迷、惊厥），故易与乙脑混淆。但本病早期即有休克，一般无脑膜刺激征，脑脊液无改变，大便或灌肠液可见红细胞、脓细胞及吞噬细胞，培养有痢疾杆菌生长，可与乙脑相鉴别。

2. 化脓性脑膜炎　症状类似乙脑，但冬、春季多见，病情发展较快，重者病后1~2天即可进入昏迷。流脑早期即可见瘀点。肺炎双球菌脑膜炎、链球菌脑膜炎以及其他化脓性脑膜炎多见于幼儿，常先有或同时伴有肺炎、中耳炎、乳突炎、鼻窦炎或皮肤化脓病灶，而乙脑则无原发病灶。必要时可通过检测脑脊液相鉴别。

3. 结核性脑膜炎　少数结核性脑膜炎患者发病急，早期脑脊液含量可不低，在乙脑流行季节易误诊，但结核性脑膜炎病程长，有结核病灶或结核病接触史，结核菌素试验大多呈阳性。结核性脑膜炎脑脊液外观呈毛玻璃样，白细胞分类以淋巴细胞为主，糖及氯化物含量减低，蛋白可增加；放置后脑脊液出现薄膜，涂片可找到结核杆菌。

4. 脑型疟疾　发病季节、地区及临床表现均与乙脑相似。但脑型疟疾热型较不规则。病初先有发冷、发热及出汗然后出现脑部症状。还可有脾肿大及贫血。血涂片查找疟原虫可确诊。

八、治疗

目前尚无特效抗病毒治疗药物，本病的三个重要症状，"高热、惊厥、呼吸衰竭"，可互为因果，形成恶性循环，因此必须及时发现，重点处理好高热、惊厥、呼吸衰竭等危重症状。应积极采取对症治疗、支持治疗和中西医结合的处理措施。

（一）一般治疗

病室应安静，对患者要尽量避免不必要的刺激。注意口腔及皮肤的清洁，防止发生褥疮。注意意识、体温、呼吸、脉搏、血压以及瞳孔的变化。给予足够的营养及维生素。

（二）对症治疗

1. 高热 以物理降温为主、药物降温为辅,使室温控制在 30 ℃以下,可在室内放冰块、电风扇、空调等。

（1）物理降温 可用 30％酒精擦浴,在腹股沟、腋下、颈部放置冰袋;也可用降温床或冷褥。降温不宜过快、过猛,禁用冰水擦浴,以免引起虚脱。

（2）药物降温 消炎痛 12.5～25 mg,每 4～6 小时 1 次。也可用柴胡注射液等中药。

（3）亚冬眠疗法 肌内注射氯丙嗪及异丙嗪各 0.5～1 mg/（kg·次）,每 4～6 小时 1 次,同时加用物理降温,使体温降至 38 ℃左右。

2. 惊厥与抽搐

（1）多数抽搐者,降温后即可止惊。

（2）呼吸道分泌物阻塞所致缺氧者,应及时吸痰,保持呼吸道通畅。

（3）脑水肿或脑疝者,应立即采用脱水剂治疗。一般可用 20％甘露醇 1～1.5 g/kg 静脉注射或快速静脉滴注。必要时做气管插管或气管切开。

（4）脑实质炎症引起的抽搐,给予镇静剂。首选地西泮（安定）成人每次 10～20 mg,小儿 0.1～0.3 mg/（kg·次）,肌内注射,必要时静脉缓注,但不超过 10 mg。水合氯醛成人每次 1.5～2 g,小儿 50 mg/（kg·次）（每次不大于 1 g）,鼻饲或保留灌肠。必要时用异戊巴比妥钠（阿米妥钠）成人每次 0.2～0.5 g,小儿 5～10 mg/（kg·次）,稀释后静脉缓注（1 mL/min）,至惊厥缓解即停注。也可用亚冬眠疗法。若频繁抽搐,可同时加用氢化可的松治疗。

镇静剂应用原则如下。

（1）宜早用,在有抽搐先兆、高热、烦躁、惊厥及肌张力增加时,即应用。

（2）肌肉松弛后即停药。

（3）掌握剂量,注意给药时间。

3. 呼吸衰竭的治疗 针对引起呼吸衰竭的不同原因进行治疗。

（1）保持呼吸道通畅,氧疗,一般用鼻导管低流量给氧,增加吸入氧量纠正患者缺氧。

（2）脑水肿脱水剂治疗 20％甘露醇或 25％山梨醇,1～2 g/（kg·次）,15～30 分钟推完,每 4～6 小时 1 次。应用脱水疗法注意水和电解质平衡。糖皮质激素如地塞米松、氢化可的松,可降低毛细血管通透性和渗出,防止脑水肿和脱水。

（3）呼吸道分泌物堵塞而致发绀,肺部呼吸音减弱或消失,反复吸痰无效者,应及早进行气管插管或气管切开,必要时应用人工呼吸机。

（4）中枢性呼吸衰竭时应用中枢性呼吸兴奋剂,首选洛贝林,成人每次 3～6 mg,儿童每次 0.15～0.20 mg/kg,亦可选尼可刹米、盐酸哌甲酯（利他林）、二甲弗林（回苏林）等交替或联合使用。

（5）应用血管扩张剂:用东莨菪碱成人每次 0.3～0.5 mg,小儿 0.02～0.03 mg/（kg·次）,山莨菪碱（654-2）成人每次 20 mg,小儿 0.5～1 mg/（kg·次）,以改善脑微循环、减轻脑水肿、解除脑血管痉挛和兴奋呼吸中枢。

4. 恢复期及后遗症的处理 注意进行功能锻炼（包括吞咽、语言和肢体功能锻炼）,可用理疗、针灸、按摩、高压氧治疗等,对功能恢复有较好的疗效。

九、预防

乙脑的预防主要采取两个方面的措施,即灭蚊防蚊和预防接种。

1. 管理传染源 早期发现患者,及时隔离至体温正常为止。加强猪的管理,流行季节前对猪进行疫苗接种,能有效地控制乙脑在人群中的流行。

2. 切断传播途径 防蚊灭蚊是预防本病的主要措施,搞好环境卫生,及时消灭蚊虫滋生地,也可应用灭蚊药物。流行季节采用各种防蚊措施,如使用蚊帐、驱蚊剂等。

3. 保护易感人群 乙脑灭活疫苗的接种可提高人群免疫力。此疫苗安全、反应轻、效果好,人群保护率可达 76%～90%。疫苗注射的对象主要是 6 个月以上 10 岁以下的儿童。

知识链接 2-5

📖 本节小结

流行性乙型脑炎是由乙脑病毒引起的以脑实质炎症病变为主的中枢神经系统急性传染病。蚊为传播媒介,常流行于夏季(7 月、8 月、9 月),好发于儿童。临床上以高热、抽搐、意识障碍、脑膜刺激征及病理反射阳性为特征。特异性 IgM 抗体测定可帮助确诊。治疗把好高热、惊厥、呼吸衰竭"三关"。预防的关键是防蚊灭蚊及预防接种。

（程　勇）

🏥 考点在线

A1 型题

1. 流行性乙型脑炎最重要的传染源是(　　)。

A. 猪　　　　　　　　B. 患者　　　　　　　　C. 三带喙库蚊

D. 革螨　　　　　　　E. 带毒者

2. 乙脑极期的临床表现应排除(　　)。

A. 稽留热或弛张热　　　　　　　　B. 意识障碍

C. 惊厥与抽搐　　　　　　　　　　D. 呼吸衰竭以中枢性为主

E. 病程早期休克

3. 乙脑与流脑最具鉴别意义的是(　　)。

A. 流行季节　　　　B. 口唇疱疹　　　　C. 流脑具有皮肤瘀点、瘀斑

D. 病情进展的速度　　E. 脑膜刺激征的轻重

A2 型题

4. 患儿,3 岁,因发热、头痛 2 天,昏迷半天,于 8 月 23 日入院。查体:T 40 ℃,浅昏迷,颈软,双侧瞳孔缩小,有时不等大,膝反射活跃,巴宾斯基征阳性。实验室检查:血常规 WBC 15 $\times 10^9$/L,N 75%。脑脊液无色透明,WBC 120 $\times 10^6$/L,N 80%,氯化物 119 mmol/L,糖 25 mmol/L,蛋白定量 0.5 g/L,可能的诊断为(　　)。

A. 流行性脑脊髓膜炎　　B. 结核性脑膜炎　　　C. 化脓性脑膜炎

D. 流行性乙型脑炎　　　E. 脑型疟疾

参考答案

5. 诊断为流行性乙型脑炎的患儿于发热后第 3 天上午入院,体温 40 ℃,下午意识突然由嗜睡转为昏迷,反复抽搐,呼吸很不规则,此时应用下列何组治疗恰当?(　　)

A. 迅速气管切开,给予呼吸兴奋剂和镇静剂

B. 使用人工呼吸机,给予呼吸兴奋剂和镇静剂

C. 降温,给予呼吸兴奋剂和糖皮质激素

D. 面罩给氧加大流量,降温,镇静

E. 降温,快速脱水,给予糖皮质激素

Note

参考文献

[1] 彭文伟.传染病学[M]. 6 版. 北京:人民卫生出版社,2004.

[2] 李兰娟,任红.传染病学[M]. 8 版. 北京:人民卫生出版社,2013.

[3] 李梦东,王宇明.实用传染病学[M]. 3 版. 北京:人民卫生出版社,2005.

第六节 狂 犬 病

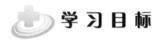

本节 PPT

知识目标:掌握狂犬病的传染源、临床表现、诊断与治疗原则;熟悉狂犬病的传播途径、鉴别诊断;了解狂犬病的发病机制与病理变化。

能力目标:能够独立进行狂犬病的诊疗。

素质目标:注意患者及家属的心理健康,做个有耐心、有同情心、专业技术过硬的医务人员。

案例分析

患者,女,52 岁,因惊恐、怕声、流涎、咽肌痉挛 2 天入院,半个月前曾有狗咬伤史,未及时处理伤口。

问题:

1. 该案例初步诊断是什么疾病?

2. 诊断依据是什么?

3. 为确诊可继续做哪些检查?

4. 该病如何预防?

一、概述

狂犬病(rabies),旧称恐水症,是由狂犬病病毒所致的以侵犯中枢神经系统为主的急性人兽共患传染病。狂犬病病毒通常由病兽咬伤或抓伤传染给人类,临床表现为特有的恐水、恐声、怕风、恐惧不安、咽肌痉挛、进行性瘫痪等,病死率几乎为 100%。

二、病原学

狂犬病病毒(rabies virus)属弹状病毒科拉沙病毒属,形似子弹,病毒中心是单股负链RNA,外绕核衣壳和含脂蛋白及糖蛋白的包膜。

狂犬病病毒含 5 种结构基因,分别编码糖蛋白、核蛋白、转录酶大蛋白、磷蛋白和基质蛋白。糖蛋白能与乙酰胆碱受体结合,导致狂犬病病毒具有嗜神经性,能刺激机体产生保护性抗体。核蛋白是荧光免疫法检测的靶抗原,有助于临床诊断。

从自然条件下感染的人或动物体内分离到的病毒称为野毒株或街毒株(street strain),其致病力强。固定毒株(fixed strain)是野毒株连续在家兔脑内 50 次传代获得的毒株,特点为毒力减弱,失去致病力,但仍保持其免疫原性,可供制备疫苗。

Note

狂犬病病毒对外界环境抵抗力不强,易被紫外线、季胺类化合物、碘酒、酒精、甲醛、高锰酸钾等灭活,加热 100 ℃ 2 分钟可灭活。

三、流行病学

(一)传染源

本病的传染源是带狂犬病病毒的动物。我国以病犬为主,其次为猫、猪和牛、马等,野生动物如蝙蝠、浣熊、臭鼬、狼、狐狸等也能传播。近年有报道外观健康的带病毒家犬也能传播。狂犬病患者由于唾液中所含病毒量较少,不形成人与人之间的传播,不是传染源。

(二)传播途径

传播途径主要为病兽咬伤、抓伤传播,也可由带病毒犬的唾液,经各种伤口侵入,少数可在宰杀病犬、剥皮、切割等过程中被感染。蝙蝠群居洞穴中的含病毒气溶胶可经呼吸道传播。

(三)易感人群

普遍易感。人被病犬咬伤后发生狂犬病的概率为 15%～20%。被病兽咬伤后是否发病与咬伤部位、伤口情况、伤口是否及时妥当处理、是否及时注射疫苗或免疫球蛋白、被咬者是否存在免疫功能低下或免疫缺陷等因素有关。

(四)流行特征

狂犬病在全球除南极洲和大洋洲外均有流行,我国狂犬病流行区域主要在农村。

四、发病机制与病理变化

(一)发病机制

狂犬病病毒侵入人体后,对神经组织有强大的亲和力,致病过程可分为以下 3 个阶段。

1. 局部组织内病毒增殖期 病毒先在伤口附近的肌细胞内小量增殖,再侵入邻近的神经组织。

2. 病毒侵入中枢神经系统期 病毒沿神经轴突向中枢神经系统扩展,至脊神经节再大量繁殖,入侵脊髓并很快到达脑部。主要侵犯脑干、小脑等处的神经细胞。

3. 病毒向各器官扩散期 病毒从中枢神经向周围神经扩展,侵入各器官组织,特别是唾液腺、舌部味蕾、嗅神经上皮等处的病毒量较多。迷走、舌咽及舌下神经受损,导致吞咽肌及呼吸肌痉挛,出现恐水、吞咽和呼吸困难。交感神经受累时出现唾液、汗液分泌增多。迷走神经节、交感神经节和心脏神经节受损时,患者易出现心血管功能紊乱或猝死。

(二)病理变化

主要的病理变化是急性播散性脑脊髓炎,以海马回和脑干部位(中脑、脑桥和延髓)及小脑损害最为明显。特征性的病变是形成嗜酸性包涵体,称为内基小体,圆形或椭圆形,直径 3～10 μm,染色后呈樱红色,是狂犬病病毒的集落,最常见于海马及小脑浦肯野细胞的细胞质内,具有诊断价值。

五、临床表现

潜伏期长短不等,通常为 20～90 天,多在 3 个月内发病。典型临床经过分为 3 期。

(一)前驱期

本期持续 2～4 天。主要表现为低热、疲乏、头痛、恶心、全身不适等,随后恐惧不安,烦躁失眠,对声、光、风等刺激敏感,且有喉头紧缩感。50%～80% 的病例在愈合的伤口及其神经支配区有痒、痛、麻等异样感觉,具有诊断意义。

(二) 兴奋期

本期持续 1~3 天。主要表现为高度兴奋、恐惧、恐水、怕风,常伴发热(体温 38~40 ℃甚至 40 ℃以上)。恐水为特征表现,但并非每例都有。典型患者见水、饮水、闻水流声,甚至提及"水"字均可引起咽肌痉挛;风、光、声等刺激也可引起咽肌痉挛。故患者怕饮水、声嘶;严重时全身肌肉阵发性抽搐,呼吸肌痉挛致呼吸困难和发绀。患者常有交感神经功能亢进,表现为流涎、大汗,心率加快,血压升高。患者神志大多清楚,部分患者可有幻听、幻视、精神失常等。

(三) 麻痹期

本期持续 6~18 小时。患者肌肉痉挛停止,出现全身弛缓性瘫痪,逐渐进入昏迷。最后因呼吸、循环衰竭而死亡。

整个病程通常不超过 6 天。除上述狂躁型表现外,尚有少部分以脊髓或延髓受损为主的麻痹型(静型)狂犬病。该型无兴奋症状及恐水表现,常表现为高热、头痛、呕吐、腱反射消失、肢体软弱无力、共济失调、大小便失禁、瘫痪等症状,最终死于全身迟缓性瘫痪。

六、并发症

可并发心律失常、心力衰竭、肺炎、气胸、纵隔气肿、动静脉栓塞、消化道出血等。

七、诊断与鉴别诊断

(一) 诊断要点

1. 流行病学资料 有被病犬或病兽咬伤或抓伤史。

2. 临床表现 特有的恐水、恐声、怕风、畏光、恐惧不安、咽肌痉挛、多汗、流涎,或伤口部位有蚁走感等。

3. 实验室检查

1) 血液及脑脊液

外周血白细胞总数轻至中度增多,中性粒细胞占 80% 以上。脑脊液蛋白质及细胞数可稍增多,糖、氯化物正常。

2) 病原学检查

(1) 病毒分离 取患者的唾液、脑脊液、皮肤或脑组织行细胞培养或接种于鼠脑。

(2) 病毒抗原 取角膜印片、脑脊液或唾液涂片、咬伤部位皮肤组织或脑组织通过免疫荧光抗体检测技术检测病毒抗原。

(3) 病毒核酸 使用反转录聚合酶链反应检测新鲜唾液或皮肤活检组织标本中的狂犬病毒核酸。

(4) 内基小体 取动物或死者的脑组织制作切片、染色,镜下找嗜酸性包涵体,即内基小体。

3) 特异性抗体检测 国内多采用酶联免疫吸附试验检测血清中特异性抗体,该抗体在疾病晚期出现,主要用于流行病学调查。

(二) 鉴别诊断

本病还需与破伤风、脊髓灰质炎、病毒性脑膜脑炎等相鉴别。

八、处理

以对症支持治疗为主。

1. 单室隔离 保持安静,减少风、光、声等刺激,必要时可用镇静剂。防止唾液污染。

2. 对症治疗 心电监护,镇静,监测血压,吸氧,必要时气管切开。维持水、电解质及酸碱平衡,补充热量,纠正心律失常,出现脑水肿应及时给予脱水剂等。

3. 抗病毒治疗 目前无有效的抗病毒药物,还需进一步研究。

九、预防

(一) 控制传染源

捕杀野犬,管理和强制免疫家犬,进出口动物检疫,病死动物深埋或焚烧处理等。

(二) 伤口处理

正确处理伤口对预防狂犬病有非常重要的意义。处理方法:①及早处理伤口;②清洗伤口,用20%肥皂水或0.1%新洁尔灭(苯扎溴铵)反复冲洗至少半小时(两者不可合用),挤出污血;③消毒伤口,冲洗后用75%酒精或2%碘酒擦洗伤口;④伤口深者清创;⑤伤口一般不予缝合或包扎;⑥如有条件,则可在伤口周围浸润注射狂犬病免疫球蛋白或免疫血清,同时应注意防止破伤风及细菌感染。

(三) 预防接种

对防止发病有肯定作用。

1. 疫苗接种

(1)暴露前预防接种 主要用于高危人群,如兽医、动物管理人员、野外工作人员等。多采用3针免疫方案,分别在当天和第7、28天通过肌内注射接种疫苗,1～3年加强1剂。

(2)暴露后的处理 多采用5针免疫方案,即咬伤后当天和第3、7、14和28天各注射1针。严重咬伤者可全程注射10针,即当天至第6天各注射1针,随后于第10、14、30、90天各注射1针。

2. 免疫球蛋白注射 常用的制剂有抗狂犬病马血清和狂犬病免疫球蛋白。使用抗狂犬病马血清前,应做皮肤过敏试验。

本节小结

狂犬病又称恐水症,病原体为狂犬病病毒,带狂犬病病毒的动物是主要传染源,主要通过咬伤传播。主要表现为特有的恐水、怕风、恐惧不安、咽肌痉挛、进行性瘫痪等。目前无有效的抗病毒药物,一旦发病,病死率几乎达100%。故本病重在预防,犬的管理、伤口处理及预防接种尤为重要。

(何愉胜)

考点在线

A1型题

1. 狂犬病病毒是弹状病毒科,病毒中心是( )。

A. 单股负链 RNA   B. 单股正链 RNA   C. 双链 RNA

D. 单链 DNA   E. 环状 DNA

2. 狂犬病病毒通过病犬咬伤进入人体后,主要侵犯的器官是( )。

A. 血管内皮   B. 唾液腺   C. 肌肉

D. 肝脏 　　　　　　　E. 中枢神经系统

3. 以下关于狂犬病的症状,哪项是错误的?(　　　)

A. 部分患者愈合伤口附近可有痒、痛、麻等异常感觉

B. 前驱期患者可出现低热、头痛、恶心、全身不适

C. 狂犬病患者多早期出现昏迷

D. 兴奋期患者可出现精神失常

E. 兴奋期患者表现为极度恐惧表情、恐风、怕水等

A2 型题

4. 患者,男,23 岁,不慎被幼犬咬伤小腿,幼犬外观健康,以下处理哪项是错误的?(　　　)

A. 立即击毙幼犬,烧毁或深埋

B. 伤口周围浸润注射抗狂犬病病毒免疫血清

C. 捕捉幼犬,隔离观察 2 周

D. 立即用肥皂水彻底冲洗伤口,然后用 75% 酒精消毒

E. 防止破伤风和细菌感染

5. 患儿,女,3 岁,不慎被家犬咬伤,立即到镇医院进行了伤口处理,并注射了狂犬病免疫球蛋白和按规定接种了狂犬病疫苗。5 天后患儿出现发热、哭闹、饮水及进食困难,到上级医院就诊,诊断为狂犬病。目前对于狂犬病患者的主要治疗措施是(　　　)。

A. 使用有效抗病毒药物 　　　　　　　B. 使用免疫抑制剂

C. 大剂量使用狂犬病免疫球蛋白 　　　D. 严格隔离和对症处理

E. 使用高级抗生素

参考答案

参 考 文 献

[1] 李兰娟,任红. 传染病学[M]. 8 版. 北京:人民卫生出版社,2013.

[2] 王明琼,李金成. 传染病学[M]. 5 版. 北京:人民卫生出版社,2014.

第七节 艾 滋 病

 学 习 目 标

本节 PPT

知识目标:艾滋病的病原体和流行病学;艾滋病的临床分期及各期主要临床表现、抗病毒治疗和预防原则。

能力目标:能够独立进行艾滋病的诊疗。

素质目标:保护患者隐私,能够设身处地为患者考虑,做个有耐心、有同情心、专业技术过硬的医务人员。

案例分析

　　患者,男,39 岁。低热、乏力、腹泻 2 个月余。体重迅速下降约 6 kg。查体:体温 37.6 ℃,颈腋下淋巴结肿大,无痛,活动度好,心、肺(一),肝肋下 2 cm 可触及。经询问有性乱交史。

Note

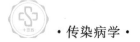
问题：

1. 该案例初步诊断是什么疾病？

2. 诊断依据是什么？

3. 为确诊可继续做什么检查？

4. 该病如何预防？

一、概述

艾滋病即获得性免疫缺陷综合征（acquired immunodeficiency syndrome，AIDS），是由人类免疫缺陷病毒（human immunodeficiency virus，HIV）引起的免疫功能缺陷性疾病，导致机体免疫功能受损或丧失，最终引起致命性机会性感染和恶性肿瘤。主要通过性接触、血液和母婴传播。具有传播迅速、发病缓慢、病死率高的特点。

二、病原学

HIV 属于反转录病毒科慢病毒亚科，为单链 RNA 病毒。根据基因的差异，目前可分为 HIV-1 型和 HIV-2 型。包括我国在内，全球流行的主要毒株为 HIV-1 型。HIV-2 型传染性和致病性均较低，主要局限于西非和西欧。

HIV 为球形，直径 100～120 nm。由核心和包膜两部分组成，外层由外膜糖蛋白 gp120 和跨膜蛋白 gp41 构成。核心有单链 RNA、反转录酶、整合酶和蛋白酶。结构蛋白包括核心蛋白 P24 和基质蛋白 P18。HIV 既有嗜淋巴细胞性，又有嗜神经性，主要感染 $CD4^+$ T 淋巴细胞，也可感染单核-巨噬细胞系统、B 淋巴细胞、小神经胶质细胞和骨髓干细胞。HIV 感染人体后能刺激人体产生抗体，但不产生持久的保护性免疫，仍有传染性。

HIV 在体外生存能力极差，离开人体不易生存。常温下，在血液中只可存活数小时；对热敏感，加热 56 ℃30 分钟能使 HIV 在体外对人的 T 淋巴细胞失去感染性，但不能完全灭活血清中的 HIV；100 ℃20 分钟、0.2％次氯酸钠、10％漂白粉、70％酒精能灭活病毒。但对 0.1％甲醛、紫外线和 γ 射线有较强抵抗力。耐寒冷，不加稳定剂时，病毒在−70 ℃下失去活性，而添加 35％山梨醇或 50％胎牛血清后，在−70 ℃时 3 个月仍保持活性。

三、流行病学

1. 传染源　HIV 感染者和艾滋病患者均为艾滋病的传染源。无症状而血清 HIV 抗体阳性的 HIV 感染者和窗口期患者（血清病毒阳性而 HIV 抗体阴性）是具有重要意义的传染源。

2. 传播途径

（1）性接触传播　为本病的主要传播途径，HIV 感染者和艾滋病患者的血液、体液（精液、阴道分泌物、乳汁、伤口渗出液等）、器官组织中都含有大量的病毒。性接触传播主要包括同性、异性和双性的性接触。

（2）血液接触传播　共用注射器和针头吸毒，输入未经 HIV 检测的血液和血液制品；使用未经检测的精液和人体组织器官；使用未经合格消毒的穿耳针和文身器具；共用牙具和剃刀；使用未经消毒或消毒不合格的医疗器具；其他方式导致皮肤黏膜破损并接触到 HIV 携带者的血液、体液和分泌物等均可感染。

（3）母婴传播　感染了 HIV 的妇女在妊娠及分娩过程中，可通过胎盘将病毒传给胎儿，也可通过产道、产后血性分泌物、哺乳等将病毒传给婴儿。

（4）其他　接受 HIV 感染者的器官移植、人工授精等，医务人员被 HIV 污染的针头刺伤或破损皮肤受污染也可感染。

握手、拥抱、礼节性接吻、游泳、蚊虫叮咬、共用餐具、共用办公用品、咳嗽或打喷嚏等一般不会传播艾滋病。

3. 易感人群 人群普遍易感,15~49 岁发病者占 80%。男同性恋和杂乱性交者、静脉药瘾者、血友病患者以及 HIV 感染者的婴儿为本病的高危人群。

4. 流行特征 艾滋病于 1981 年首先在美国被发现,呈世界性分布,各大洲均有病例发生,无季节性,男、女性患者之比在欧美约为 14:1,在非洲男、女性患者大致相等。以散发为主。

20 世纪末期,经吸毒和卖血等方式造成的血液传播,是中国艾滋病传播的主要途径。2000 年以后,经性接触传播的比例逐渐上升,已经成为艾滋病传播的主要途径。

四、发病机制与病理变化

HIV 选择性地侵犯带有 $CD4^+$ 受体的靶细胞($CD4^+$ T 淋巴细胞、单核-巨噬细胞系统、B 淋巴细胞和小神经胶质细胞、骨髓干细胞等),导致免疫功能缺陷,引起各种机会性感染和肿瘤。

1. $CD4^+$ T 淋巴细胞损伤 HIV 侵入机体后,通过 gp120 与未感染的 T 淋巴细胞的 $CD4^+$ 分子结合,在 gp41 的协助下 HIV 的膜与 $CD4^+$ T 淋巴细胞的膜融合,HIV RNA 及核心蛋白进入受感染细胞的细胞质中。病毒 RNA 在反转录酶的作用下形成 DNA,并以此为模板进行复制。被感染的淋巴细胞可融合成多核巨细胞,同时死亡。释放出的病毒颗粒不断感染新的靶细胞,使细胞免疫功能日渐受损。

知识链接 2-7

2. B 淋巴细胞功能异常 B 淋巴细胞低水平表达 $CD4^+$ 分子,可被 HIV 感染。感染的 B 淋巴细胞功能异常,表现为多克隆激化、高免疫球蛋白血症(IgG 和 IgA 增高)、出现循环免疫复合物和自身抗体、易发生严重的化脓性感染或自身免疫性疾病。

3. 自然杀伤细胞(NK 细胞)功能受损 HIV 感染者的早期即有 NK 细胞数量下降,使 HIV 感染者抗感染和肿瘤的能力下降。

4. 单核-巨噬细胞系统功能下降 单核-巨噬细胞系统被 HIV 感染,机体对抗-HIV 和其他病原体感染的能力下降。

五、临床表现

潜伏期平均为 9 年,短者数月,长者可达 15 年左右。从初始感染 HIV 到终末期,是一个较为漫长的过程。

根据我国有关艾滋病的诊疗标准和指南,将艾滋病分为急性期、无症状期和艾滋病期。

(一) 急性期(Ⅰ 期)

感染 HIV 后 2~4 周,部分感染者出现发热、全身不适、头痛、肌肉和关节疼痛、淋巴结肿大等 HIV 病毒血症和免疫系统急性损伤所产生的临床症状。大多数患者症状轻微,持续 1~3 周后缓解。临床表现以发热最为常见。此期血小板减少,$CD8^+$ T 淋巴细胞升高,HIV 抗原、P24 阳性,但抗-HIV 常呈阴性,临床上称为窗口期。

(二) 无症状期(Ⅱ 期)

急性感染期症状消失或者无症状感染者直接进入此期,除 HIV 抗体阳性外,无任何症状,但有传染性。此期持续时间一般为 6~8 年,时间长短取决于感染病毒的数量、病毒型别、感染途径,机体免疫状况、营养、卫生条件及生活习惯等因素。

Note

（三）艾滋病期（Ⅲ期）

为感染 HIV 后的最终阶段。患者 CD4$^+$T 淋巴细胞计数明显下降,多小于 200 个/mm^3,HIV 血浆病毒载量明显升高。此期主要临床表现为 HIV 相关症状、各种机会性感染和肿瘤。

1. HIV 相关症状　早期表现持续 1 个月以上的发热、盗汗、消瘦、乏力和腹泻等前驱症状,部分患者表现为神经精神症状。此期还可出现持续性全身性淋巴结肿大,其特点:除腹股沟以外有两个或两个以上部位的淋巴结肿大;淋巴结直径 1 厘米及以上,无压痛,无粘连;持续时间为 3 个月以上。

2. 各种机会性感染和肿瘤

（1）肺部　以肺孢子菌肺炎(PCP)最为常见,且是本病的机会性感染而致死的主要原因,表现为慢性咳嗽、发热、发绀、血氧分压降低。胸部 X 线显示间质性肺炎。念珠菌、疱疹病毒和巨细胞病毒、结核杆菌、卡波西肉瘤均可侵犯肺部。

（2）消化系统　念珠菌、疱疹和巨细胞病毒引起口腔和食管炎症或溃疡。胃肠黏膜常受到疱疹病毒、隐孢子虫、鸟分枝杆菌和卡波西肉瘤的侵犯,表现为鹅口疮、食管炎或溃疡、吞咽疼痛、胸骨后烧灼感、腹泻、体重减轻、肛周炎或直肠炎。

（3）中枢神经系统　表现为急性 HIV 脑膜炎、亚急性硬化性全脑炎、弓形体病、隐球菌脑膜炎、脑部原发性淋巴瘤、脑血管病变(出血、栓塞等)、脊髓炎及周围神经病变等。亚急性硬化性全脑炎是艾滋病患者并发进行性痴呆的主要原因,其基本病理性改变是脑萎缩。

（4）皮肤黏膜　分为感染性与非感染性两类。感染性有白色念珠菌或疱疹病毒所致鹅口疮、口腔毛状白斑、复发性口腔溃疡等;非感染性病变有脂溢性皮炎、皮肤鳞状细胞癌与肛门直肠的原发肿瘤、淋巴瘤与卡波西肉瘤。

（5）眼部　巨细胞病毒、弓形虫引起视网膜炎,眼部卡波西肉瘤等。

（6）其他　血液系统、心血管损害、HIV 相关肾病、肌肉骨骼系统、精神异常等。

（7）肿瘤　恶性淋巴瘤、卡波西肉瘤等。卡波西肉瘤侵犯下肢皮肤和口腔黏膜,可出现紫红色或深蓝色结节,融合成片,表面溃烂并向四周扩散。

（四）预后

AIDS 病死率高。平均存活期 12～18 个月。病程 1 年病死率为 50％,3 年为 80％,5 年几乎全部死亡。

六、诊断和鉴别诊断

（一）诊断要点

1. 流行病学资料　患者不良生活方式包括不安全性生活史、静脉注射毒品史、输入未经抗-HIV 检测的血液或血液制品、抗-HIV 阳性者所生子女或职业暴露史等。

2. 临床表现　有或无早期非特异性症状,持续 1 个月以上且原因不明的发热、全身不适、关节肌肉疼痛、腹泻及明显消瘦等症状,持续性全身淋巴结肿大等或反复的机会性感染(1 个月以上),或 60 岁以下患者经活检证明有卡波西肉瘤者。

3. 实验室检查

（1）血常规检查　不同程度贫血,白细胞、血红蛋白、红细胞及血小板可有不同程度减少,血沉加快。

（2）HIV1/2 抗体检测:　HIV 感染诊断的金标准,包括筛查试验(含初筛和复检)和确诊试验。HIV1/2 抗体筛查方法包括酶联免疫吸附试验、化学发光或免疫荧光试验、快速检测(斑点 ELISA 和斑点免疫胶体金或胶体硒快速试验、明胶颗粒凝集试验、免疫层析试验)等。确诊试验常用的方法是免疫印迹法。经确诊试验证实 HIV1/2 抗体阳性者,出具 HIV1/2 抗体阳性确认报告,并按规定做好咨询、保密和报告工作。

(3)病毒载量测定 病毒载量一般用血浆中每毫升 HIV RNA 的拷贝数(copies/ mL)或每毫升国际单位(IU/mL)来表示。常用测定方法有反转录聚合酶链反应、核酸序列依赖性扩增技术、分支链 DNA 信号放大技术和实时荧光定量 PCR 扩增技术。HIV 病毒载量检测结果高于检测下限,可作为诊断 HIV 感染的辅助指标,不能单独用于 HIV 感染的诊断。

(4)CD4$^+$T 淋巴细胞检测 CD4$^+$T 淋巴细胞是 HIV 感染最主要的靶细胞,其计数是判断疾病进展、临床用药、疗效和预后的重要指标。HIV 感染人体后,出现 CD4$^+$T 淋巴细胞进行性减少,CD4$^+$/CD8$^+$T 淋巴细胞比值倒置现象,CD4$^+$/CD8$^+$<1.0(正常 1.5~2)。

(5)HIV 基因型耐药检测 耐药测定方法可用基因型和表型,目前多用基因型。抗病毒治疗前、抗病毒治疗病毒载量下降不理想或抗病毒治疗失败需要改变治疗方案时,最好进行耐药性检测。对于抗病毒治疗失败者,耐药检测需在病毒载量 1000 copies/mL 以上且未停用抗病毒药物时进行,如已停药需在 4 周内进行基因型耐药检测。

(二)鉴别诊断

急性期应与各种原发的感染性疾病相鉴别。淋巴结肿大时,应与淋巴结结核及血液系统疾病相鉴别。本病的免疫缺陷改变,需与先天性或恶性肿瘤、长期接受放疗或化疗等其他继发性免疫缺陷病相鉴别。

七、治疗

艾滋病尚无特效疗法,主要采用抗病毒、提高免疫力、抗机会性感染、抗肿瘤及其他药物治疗。

(一)抗病毒治疗

1. 抗病毒治疗的目标

(1)降低 HIV 相关的发病率和死亡率、降低非艾滋病相关疾病的发病率和死亡率,使患者获得正常的期望寿命,改善生活质量。

(2)抑制病毒复制,使病毒载量降低至检测下限。

(3)重建或者维持免疫功能。

(4)减少免疫重建炎症综合征。

(5)减少 HIV 的传播、预防母婴传播。

2. HIV 感染的抗病毒药物 目前国际上共有六大类 30 多种药物(包括复合制剂)。①核苷类反转录酶抑制剂:齐多夫定(zidovudine,AZT)、拉米夫定(lamivudine,3TC)、替诺福韦(TDF)等;②非核苷类反转录酶抑制剂:奈韦拉平(nevirapine,NVP)等;③蛋白酶抑制剂:茚地那韦(indinavir,IDV)、利托那韦(ritonavir,RTV)等;④融合抑制剂:拉替拉韦(raltegravir,RAV)等;⑤整合酶抑制剂;⑥CCR5 受体拮抗剂。

3. 联合治疗 单用一种抗病毒药物很容易产生耐药性,1995 年美籍华人何大一提出将两大类(核苷类反转录酶抑制剂及非核苷类反转录酶抑制剂为一类,蛋白酶抑制剂为一类)中的 2~3 种药组合在一起使用,即为"鸡尾酒疗法",又称"高效抗逆(反)转录病毒治疗(HAART)",是目前国际上公认较有效的艾滋病治疗方案,不仅可以有效抑制病毒复制、降低艾滋病病毒的传染性,而且能重建患者的免疫功能,是降低艾滋病发病率和死亡率的有效手段。

成人及青少年抗病毒治疗:初治患者推荐方案为 2 种核苷类反转录酶抑制剂＋1 种非核苷类反转录酶抑制剂或 2 种核苷类反转录酶抑制剂＋1 种加强型蛋白酶抑制剂(含利托那韦)。

Note

（二）免疫调节药物

干扰素、白细胞介素-2和丙种球蛋白等,都具有抗病毒、抗细菌感染和增强免疫调节的作用。

（三）抗机会性感染

1. 肺结核病　异烟肼、乙胺丁醇、利福平、吡嗪酰胺等。

2. 鸟型分枝杆菌感染　克拉霉素、阿奇霉素、乙胺丁醇、环丙沙星等。

3. 真菌感染　制霉菌素、氟康唑、伊曲康唑等。

4. 肺孢子菌肺炎　复方新诺明、喷他脒、氨苯砜、克林霉素等。

5. 弓形体病　乙胺嘧啶、磺胺嘧啶等。

6. 隐孢子虫病　两性霉素 B、氟胞嘧啶、氟康唑等。

7. 病毒感染　无特效药,主要靠对症治疗,常用的有阿昔洛韦、泛昔洛韦等。

（四）抗肿瘤

卡波西肉瘤用长春新碱、依托泊苷、博莱霉素、阿霉素、紫杉醇等治疗。

（五）支持及对症治疗

输血、补充维生素及营养物质、醋酸甲地孕酮可改善患者食欲。

八、预防

我国《艾滋病防治条例》已于 2006 年 3 月 1 日起施行。在目前无有效疫苗的情况下,普及艾滋病基本知识、预防办法和加强群众的自我保护,是各国采用的优先手段。

（一）管理传染源

健全艾滋病的监测网络,监测重点人群、加强国境检疫,及时发现患者及 HIV 感染者,并做好隔离、治疗工作。

（二）切断传播途径

严禁吸毒,取缔娼妓,加强血液、血液制品的管理,严禁 HIV 感染者献血、血浆、器官、组织或精液。使用一次性医用器材和用品,患者所用的各种医疗器械均应严格消毒。已感染 HIV 的育龄妇女应避免妊娠,已受孕者应终止妊娠,已分娩者不喂母乳。注意个人卫生,不公用洗漱用具,做好理发、美容和洗浴等服务性行业的卫生管理,避免接触感染。患者用过的物品、房间以及分泌物和排泄物等应消毒。

（三）保护易感人群

对接触过或将接触 HIV 感染者的人,根据具体情况给予卫生指导,并采取必要的防护措施,做好自身保护。

知识链接 2-8

近年来,HIV 疫苗的研制有了较大进展,HIV-1 型 MN 株 rgp120（重组 gp120）疫苗已初步研制成功,但其免疫效果尚有待进一步验证。

本节小结

艾滋病又称获得性免疫缺陷综合征（AIDS）,病原体为 HIV,有两个血清型,抵抗力不强,主要侵犯 $CD4^+$ T 淋巴细胞。该病的传播途径有性接触传播、血液接触传播和母婴传播。一旦感染,潜伏期可长可短,平均为 9 年。艾滋病分为急性期、无症状期和艾滋病期。可通过免疫学检查和抗原、抗体检测来进一步诊断。目前无有效治疗方法,重在预防。患者主要死于各种机会性感染和肿瘤。

考点在线

1. 关于引起 AIDS 的病原体的描述,不正确的是（　　）。

A.病原体对外界抵抗力强　　B.病原体为 RNA 病毒　　C.病原体有两个血清型

D.病原体易变异　　E.病原体是 HIV

2. 人类免疫缺陷病毒（HIV）在人体内作用的靶细胞是（　　）。

A.CD4$^+$T 淋巴细胞　　B.CD8$^+$T 淋巴细胞　　C.B 淋巴细胞

D.NK 细胞　　E.CTL

3. 男,40 岁,因反复机会性感染入院,检查发现患者伴卡波西肉瘤,诊断应首先考虑（　　）。

A.艾滋病　　B.选择性 IgA 缺乏症　　C.先天性胸腺发育不全

D.腺苷脱氨酶缺乏症　　E.X 性连锁低丙种球蛋白血症

4. 艾滋病患者肺部机会性感染最常见的病原体是（　　）。

A.白色念珠菌　　B.结核杆菌　　C.疱疹病毒

D.巨细胞病毒　　E.肺孢子虫

参考答案

（王　静）

参考文献

[1] 徐小元,祁伟.传染病学[M]. 3 版.北京:人民卫生出版社,2013.

[2] 李兰娟,任红.传染病学[M]. 8 版. 北京:人民卫生出版社,2013.

[3] 胡芳.传染病学[M].南京:江苏科学技术出版社,2013.

[4] 白志峰,孟晓红.传染病学[M]. 3 版.西安:第四军医大学出版社,2015.

第八节　手足口病

学习目标

本节PPT

知识目标:手足口病的病原学和流行病学;临床分期及各期主要临床表现、治疗和预防原则。

能力目标:能够独立进行手足口病的诊疗。

素质目标:能够设身处地为患者考虑,对待患者有耐心、有同情心。

案例分析

　　患儿,女,4 岁,发热、咳嗽 3 天,手、足等部位散在疱疹 2 天。3 天前无明显诱因急起发热,体温在 38～40 ℃之间。2 天前发现手足有散在疱疹。查体:T 38.5 ℃,精神差,手足远端和臀部散在分布几十个斑丘疹、疱疹,皮疹圆形、质硬、边缘充血,口腔黏膜有两处溃疡。双肺呼吸音粗糙,未闻及啰音。血常规:Hb 125 g/L,WBC 5.3×10^9/L,N 0.60。

Note

问题：

1. 该案例初步诊断是什么疾病？

2. 还需要做哪些检查以进一步明确诊断？

3. 应与哪些疾病相鉴别？

一、概述

手足口病（hand-foot-mouth disease，HFMD）是由多种肠道病毒引起的经呼吸道和消化道传播的急性传染病。临床特点为发热，手、足、口腔、臀部等部位散在皮疹、疱疹。多见于学龄前儿童。多数患儿可自愈，少数因出现心肌炎、肺水肿、脑炎、脑膜炎等并发症预后较差。致死原因主要为脑炎及神经源性肺水肿。

二、病原学

引起手足口病的病毒主要为肠道病毒，其中以肠道病毒 71 型（EV71）和柯萨奇病毒 A16 型（CoxA16）最常见。肠道病毒 71 型和柯萨奇病毒 A16 型归属于肠道病毒中 RNA 病毒类的小 RNA 病毒科。肠道病毒颗粒小，呈球形，为立体对称 20 面体，无包膜。肠道病毒 71 型和柯萨奇病毒 A16 型相比，前者的神经毒性及变异性更强。

肠道病毒对外界抵抗力较强，可在 4 ℃环境中存活 1 年左右，在 −20 ℃可长期保存。对乙醚、去氧胆酸盐、去污剂、弱酸等有抵抗力，并能抵抗 75％酒精和 5％甲酚皂溶液。但对紫外线、高温及干燥敏感，甲醛、碘酒、1％高锰酸钾、1％过氧化氢、含氯消毒剂等也能将其迅速灭活。

三、流行病学

1. 传染源 患者、隐性感染者及病毒携带者均可成为本病的传染源。发病前数天至发病后 1 周内均有传染性，以发病后 1 周内最强。

2. 传播途径 本病主要经粪-口途径和空气飞沫传播，也可通过间接接触传播，主要是接触被污染的手、毛巾、玩具、奶具、衣物及医疗器械等而感染。其中被污染的手是传播中的关键媒介。

3. 易感人群 人对肠道病毒普遍易感。以隐性感染为主，感染后可产生特异性免疫力，但持续时间尚不明确。任何年龄均可感染，但以婴幼儿发病率最高。

4. 流行特征 手足口病是全球性传染病。无明显地区性。发病一般以夏、秋季最多，流行期间易出现幼儿园集体发病及家庭聚集发病现象。本病隐性感染率高、传染性强、传播速度快，在短时间内可造成较大范围流行。

四、发病机制与病理变化

人体感染病毒后，病毒在上呼吸道、肠道黏膜或附近淋巴组织内增殖而出现局部炎症反应，随后一部分病毒进入血液形成第一次病毒血症，病毒再随血流进入单核-巨噬细胞系统大量增殖后再次进入血液形成第二次病毒血症。之后病毒可随血流播散至全身各器官如中枢神经系统、心、肺、肝、脾、肌肉、皮肤黏膜等处进一步增殖引起病变。大多数肠道病毒是杀细胞的病毒，直接对靶细胞产生溶解性感染，免疫损伤不是主要发病机制。

口腔溃疡和皮肤斑丘疹、疱疹为手足口病的特征性病变。少数患者可引起脑膜脑炎、心肌炎、肺炎等。

知识链接 2-9

Note

斑丘疹组织学改变为表皮内水疱,水疱内有中性粒细胞和嗜酸性粒细胞碎片,水疱周围上皮有细胞间和细胞内水肿,水疱下真皮有多种白细胞混合性浸润。脑膜脑炎表现为淋巴细胞性软脑膜炎,脑灰质和白质血管周围淋巴细胞和浆细胞浸润、局灶性出血和局灶性神经细胞坏死及胶质反应性增生。心肌炎主要表现为局灶性心肌细胞坏死。肺炎主要表现为弥漫性间质淋巴细胞浸润、肺泡损伤和透明膜形成。

五、临床表现

潜伏期为 2～10 天,平均为 3～5 天。

(一) 一般表现

1. 发热 约半数患者于发病前 1～2 天或发病同时出现发热,体温多在 38 ℃左右。

2. 皮疹 口腔溃疡性黏膜疹出现较早,开始为 2～8 mm 的红色斑丘疹,主要见于舌和颊黏膜。继而形成带有红晕的灰黄色溃疡,此时常伴有明显疼痛,患儿因此哭闹、流涎、拒食。以后手、足、臀部出现斑丘疹、疱疹,斑丘疹一般直径为 2～3 mm,中心可有小疱,疹圆、质硬,周围有炎性红晕,5 天左右颜色变暗,然后消退,消退后不留色素沉着和瘢痕。部分不典型病例仅表现为皮疹或疱疹性咽峡炎。

3. 伴随症状 一般与皮疹表现同时出现。主要表现有咳嗽、流涕、食欲下降、恶心、呕吐等。多在 1 周内痊愈,预后良好。

(二) 重症表现

少数患者(主要见于 3 岁以下小儿)病情进展快,在发病 1～5 天出现脑炎、脑膜炎、肺水肿、心肌炎等。

1. 神经系统症状 主要临床表现为精神萎靡、嗜睡、呕吐、谵妄、易惊、昏迷;肌肉抖动、肌痉挛、肌无力或瘫痪,颈项强直、腱反射减弱或消失、锥体束征阳性。病情凶险,可致死亡或遗留后遗症。

2. 呼吸系统症状 主要表现有呼吸浅快、节律改变,口唇发绀,口吐白色、粉红色或血性泡沫痰,肺部可闻及湿啰音或痰鸣音。

3. 循环系统症状 面色苍白或发绀、四肢凉、指(趾)端发绀,皮肤花纹,脉搏细速,血压下降或升高,心率增快或减慢。

六、诊断和鉴别诊断

(一) 诊断要点

1. 流行病学资料 婴幼儿及学龄前儿童多见,夏、秋季多发,幼儿园聚集发病等。

2. 临床表现 发热,手、足、臀部斑丘疹、疱疹等特征性表现,部分病例仅表现为皮疹或疱疹性咽峡炎,极少数患者有神经系统损害、呼吸及循环衰竭表现。

3. 实验室检查

(1) 血常规检查 白细胞正常或减少,重症患者白细胞可明显升高。

(2) 血生化检查 部分患者可有 AST、ALT、肌酸激酶同工酶(CK-MB)升高,病情危重者可有血糖和肌钙蛋白升高。

(3) 病原学检查 肠道病毒 71 型(EV71)和柯萨奇病毒 A16 型(CoxA16)病原体核酸试验阳性或分离出肠道病毒可确定诊断。

(4) 血清学抗体检测 急性期和恢复期血清 IgG 抗体滴度有 4 倍或 4 倍以上升高或患者血清中特异性 IgM 抗体阳性对本病有确诊价值。

(5) 脑脊液检查 有神经系统损害时脑脊液压力增高、外观清亮、白细胞增多以单核细胞为主、蛋白正常或轻度增多、糖和氯化物正常。

（6）其他检查　胸片表现为肺纹理增多，有网格状、片状阴影，有神经系统损害者脑 MRI 检查可见脑干、脊髓灰质损害，脑电图可出现弥漫性慢波。心电图一般无特异性改变。

（二）鉴别诊断

1. 一般病例　应与儿科常见出疹疾病如麻疹、水痘、幼儿急疹及疱疹性咽峡炎等疾病相鉴别。

2. 重症患者　注意与流行性乙型脑炎、流行性脑脊髓膜炎、脊髓灰质炎、肺炎、心肌炎等疾病相鉴别。

七、治疗

治疗基本原则是早发现、早诊断、早隔离、早治疗；强调严密监测病情，强调对症治疗和综合治疗的重要性，强调对重症患者监护和救治的原则，从而达到阻断疾病传播、提高治愈率及抢救成功率、降低病死率的目的。

（一）一般治疗及对症治疗

1. 一般治疗　严格呼吸道及消化道隔离至皮疹消退，一般需隔离 2 周。患者居室保持通风、空气新鲜。有发热时应卧床休息，根据病情给予营养丰富、易消化流质或半流质食物，必要时给予静脉补液。加强口腔和皮肤护理，避免继发细菌感染。

2. 对症治疗　体温超过 38.5 ℃可物理降温或给小剂量退热药。呕吐、腹泻者应补液以预防和纠正水、电解质紊乱和酸碱平衡失调。

（二）抗病毒治疗

需早期进行。目前没有特异性抗病毒药物。可酌情选用利巴韦林、干扰素等。

（三）重症患者的治疗

1. 神经系统症状　降低颅内压，给予甘露醇每次 0.5～1.0 g/kg，20～30 分钟静脉注射，每 4～8 小时 1 次，必要时加用呋塞米。酌情应用糖皮质激素，可选用甲泼尼龙 1～2 mg/(kg·d)或地塞米松 0.2～0.5 mg/(kg·d)，分 1～2 次给予。静脉注射丙种球蛋白，总量 2 g/kg，分 2～5 天给予。同时加强监护，及时给予对症治疗如镇静、降温、止惊等。

2. 呼吸循环衰竭　主要措施有：①保持呼吸道通畅、吸氧；②监测生命体征、血氧饱和度及病情变化；③在维持血压稳定的情况下，限制液体入量；④需使用呼吸机正压机械通气时，应根据血气分析结果随时调节呼吸参数，不宜进行频繁吸痰等降低气道压力的操作；⑤根据病情需要选择相应药物治疗。

3. 恢复期治疗　包括防治呼吸道感染、加强支持治疗、应用促进各脏器功能恢复的药物、功能康复治疗及中西医结合治疗等。

八、预防

1. 管理传染源　及时发现患者，及时报告，加强对患者的管理和治疗。儿童出现相关症状及时就诊。轻症者及时在家隔离、治疗。

2. 切断传播途径　流行期间，幼儿园等机构应每天进行晨检，发现可疑儿童应立即送诊、居家隔离并对患儿物品立即消毒处理。不宜带儿童到人群聚集、空气流通差的公共场所，注意保持家庭环境卫生，居室要经常通风，勤晒衣被。注意手的清洁与消毒。

3. 保护易感人群
①注意个人卫生：饭前便后、外出后用肥皂或洗手液洗手。

②教育、指导儿童养成正确的洗手习惯。

③疫苗预防:中国医学科学院医学生物学研究所自主研发的肠道病毒71型(EV71)灭活疫苗已用于临床预防接种。

本节小结

手足口病(HFMD)是由多种肠道病毒引起的经呼吸道和消化道传播的急性传染病。多见于学龄前儿童。患者、隐性感染者及病毒携带者均可成为本病的传染源。手足口病主要经粪-口途径和空气飞沫传播,也可通过间接接触传播。其中被污染的手是传播中的关键媒介。临床特点为发热,手、足、口腔、臀部等部位散在皮疹、疱疹。多数患儿可自愈,少数因出现心肌炎、肺水肿、脑炎、脑膜炎等并发症预后较差。致死原因主要为脑炎及神经源性肺水肿。治疗基本原则是早发现、早诊断、早隔离、早治疗;强调严密监测病情、强调对症治疗和综合治疗的重要性、强调对重症患者监护和救治的原则。预防主要强调及时发现患者,及时报告,加强对患者的管理和治疗。注意保持家庭及幼儿园环境卫生,居室要经常通风,勤晒衣被。注意个人卫生,即饭前便后、外出后用肥皂或洗手液洗手,教育、指导儿童养成正确的洗手习惯。

(王晓红)

考点在线

A1 型题

1. 下列有关手足口病的流行病学特征哪项是错误的?(   )

A. 一年四季均可发病　　　B. 有严格的地区性　　　C. 托幼机构易发生集体感染

D. 暴发流行后散在发生　　E. 5—7 月为高发期

2. 关于引起手足口病的病毒的描述,以下正确的是(   )。

A. 柯萨奇病毒　　　　　　B. 柯萨奇病毒 B 组　　　C. 埃可病毒

D. 腺病毒　　　　　　　　E. 肠道病毒 EV71 型

3. 关于肠道病毒的特点,下列错误的是(   )。

A. 60 ℃30 分钟可被灭活　　　　　　　B. 75% 酒精可迅速被灭活

C. 对紫外线及干燥敏感　　　　　　　　D. 对含氯消毒剂敏感

E. 对 1% 高锰酸钾敏感

A3/A4 型题

(4~5 题共用题干)

患儿,男,3 岁,发热 1 天伴手、足、臀部红色斑丘疹、疱疹,不痛不痒。查体:T 39 ℃,舌及两颊黏膜处有数个粟粒大小水疱,手、足、臀部可见红色斑丘疹、疱疹,心、肺(一)。患儿所在幼儿园有多个小儿有类似症状发生。

4. 首先考虑的诊断是(   )。

A. 疱疹性口炎　　　　　B. 急性疱疹性咽峡炎　　　C. 流行性感冒

D. 手足口病　　　　　　E. 水痘

5. 为明确诊断,需要做的检查是(   )。

A. 血培养　　　　　　　B. 血常规检查　　　　　　C. 脑脊液检查

D. 病毒核酸试验　　　　E. X 线检查

参考答案

Note

参 考 文 献

[1]　徐小元,祁伟.传染病学[M].3 版.北京:人民卫生出版社,2013.

[2]　李兰娟,任红.传染病学[M].8 版.北京:人民卫生出版社,2013.

[3]　王明琼,李金成.传染病学[M].5 版.北京:人民卫生出版社,2014.

第九节　麻　　疹

知识目标:麻疹的流行病学;麻疹（典型麻疹）的主要临床表现;诊治和预防原则。

能力目标:能够独立进行麻疹的诊疗、预防。

素质目标:具有严肃、认真、实事求是的科学态度和良好的职业道德,全心全意为患者服务,以人为本,树立正确的人生观、价值观。

 案例分析

患儿,男,2 岁,无明显诱因咳嗽、发热 3 天,流涕,全身酸软乏力,体温 37.8 ℃。第 4 天出现皮疹,皮疹为淡红色丘疹。查体:咽部充血、水肿,口腔黏膜有 Koplik spot(科氏斑),心、肺（一）。实验室检查:WBC $4.5×10^9$/L,PLT $258×10^{10}$/L。

问题:

1. 该案例初步诊断是什么疾病?

2. 诊断依据是什么?

3. 为确诊可继续做什么检查?

4. 该病如何处理?

一、概述

麻疹是由麻疹病毒引起的急性呼吸道传染病。临床症状有发热、咳嗽、流涕、结膜充血、口腔麻疹黏膜斑(Koplik spot)及皮肤斑丘疹,可引起中耳炎、喉炎、肺炎、麻疹脑炎等并发症。本病传染性强,易造成流行,病后有持久免疫力。

二、病原学

麻疹病毒属副黏液病毒科麻疹病毒属,只有一个血清型。电镜下病毒呈球状或丝状,直径 $150～200$ nm,核心为单股负链 RNA,外有脂蛋白包膜,包膜有 3 种结构蛋白,是主要的致病物质。其中血凝素(hemagglutinin,HA)是表面蛋白,能够识别靶细胞受体,促进病毒黏附于宿主细胞;融合蛋白（fusion protein,F）在病毒扩散时使病毒细胞与宿主细胞融合;膜蛋白(membrane protein,M)与病毒繁殖有关。这三种蛋白可以刺激机体产生相应的抗体,用于临床诊断。

麻疹病毒抵抗力不强,对干燥、日光、高温均敏感,紫外线、过氧乙酸、甲醛、乳酸和乙醚等对麻疹病毒均有杀灭作用,但麻疹病毒在低温中能长期存活。

三、流行病学

1. 传染源 患者是唯一的传染源,无症状感染和带病毒者少见,患者从潜伏期最后 1～2 天至出疹后 5 天都有传染性,前驱期传染性最强,出疹后迅速减弱。

2. 传播途径 主要经空气飞沫传播,病毒随飞沫经鼻咽部或角膜入侵易感者,由衣服、玩具等间接传播少见。

3. 易感人群 人群普遍易感,易感者接触患者后 90％以上发病。病后有持久免疫力。

4. 流行特征 麻疹是一种传染性很强的疾病,一年四季均可发病,以冬、春季为多,好发年龄为 6 个月至 5 岁,自接种麻疹疫苗以来,发病率已显著下降,麻疹流行强度减弱,但平均发病年龄后移,青少年和成人发病率上升。

四、发病机制与病理变化

1. 发病机制 当易感者吸入麻疹患者鼻咽部分泌物或含有病毒的飞沫后,麻疹病毒在局部上皮细胞内复制,同时侵入局部淋巴组织,病毒大量复制后入血,2～3 天引起第一次病毒血症。此后病毒进入全身单核-巨噬细胞系统中并大量复制,在感染后第 5～7 天再次大量侵入血液,形成第二次病毒血症,病毒随血液播散至全身各组织器官。主要部位有呼吸道、结膜、口咽部、皮肤、胃肠道等,此时引起一系列临床表现。目前认为麻疹发病机制如下:①麻疹病毒侵入细胞直接引起细胞病变;②全身性迟发型超敏性细胞免疫反应在麻疹发病机制中起了非常重要的作用。

2. 病理变化 主要病理特征是感染部位数个细胞融合形成多核巨细胞,在皮肤、呼吸道、结膜、口咽部、胃肠道黏膜、全身淋巴组织、肝、脾等处可见。因病毒或免疫复合物致真皮内毛细血管内皮细胞肿胀、增生与单核细胞浸润,毛细血管扩张,红细胞和浆细胞渗出,表皮细胞变性、坏死,而形成麻疹的皮疹和黏膜疹。麻疹的病理改变以呼吸道病变最显著,肠道黏膜病变相对较轻。并发脑炎时脑组织可出现充血、水肿、点状出血或脱髓鞘病变。

五、临床表现

(一) 典型麻疹

1. 潜伏期 大多数为 10 天(6～18 天)。

2. 前驱期 也称发疹前期,一般为 3～4 天。表现为类似上呼吸道感染症状:①发热见于所有病例,多为中度以上发热。②咳嗽、流涕、流泪、咽部充血等,以眼部症状突出,结膜发炎、眼睑水肿、眼泪增多、畏光、全身乏力等。③麻疹黏膜斑,在发疹前 24～48 小时出现,90％以上患者口腔出现麻疹黏膜斑,它是麻疹前驱期的特征性体征,具有诊断价值。通常为直径约 1.0 mm 的灰白色小点,外有红色晕圈,开始仅见于对着下臼齿的颊黏膜上,但在一天内很快增多,可累及整个颊黏膜并蔓延至唇部黏膜,麻疹黏膜疹在皮疹出现后即逐渐消失,可留有暗红色小点。④偶见皮肤荨麻疹,隐约斑疹或猩红热样皮疹,在出现典型皮疹时消失;婴儿可有消化系统症状,呕吐、腹泻等。

3. 出疹期 多在发热后 3～4 天出现皮疹。此时全身症状及上呼吸道症状加剧,体温持续升高。首先于耳后发际出现皮疹,迅速发展到面颈部,一天内自上而下蔓延到胸、背、腹及四肢,2～3 天遍及全身,最后达手心、足底。皮疹直径 2～5 mm,初呈淡红色,散在,进而转为暗红色,压之退色,疹间皮肤正常。在皮疹出疹高峰,部分皮疹可融合,呈暗红色,出现出血性皮疹,压之不退色。皮疹出疹高峰时,全身中毒症状加重,严重者体温达 40 ℃左右,精神萎靡、嗜睡或烦躁不安,甚至谵妄、抽搐。咳嗽加重,咽红、舌干,结膜红肿、畏光。全身淋巴结、肝、脾可

Note

肿大,肺部可闻及干啰音。X线检查可见肺纹理增多。

4.恢复期 出疹3～5天皮疹开始消退,消退顺序与出疹时相同;在无合并症发生的情况下,食欲、精神等其他症状也随之好转,体温下降。皮肤颜色发暗。疹退后,皮肤留有糠麸状脱屑及棕色色素沉着,7～10天痊愈。

（二）非典型麻疹

1.轻症麻疹 多见于对麻疹具有部分免疫力者,如小于6个月的体内尚有母亲抗体的婴儿,近期接受过被动免疫,或曾接种过麻疹疫苗者。表现为低热,上呼吸道症状较轻。麻疹黏膜斑不明显,皮疹稀疏。病程约1周,无并发症。

2.重症麻疹 发热高达40℃以上,中毒症状重,伴惊厥,昏迷。皮疹融合呈紫蓝色者,常有黏膜出血,如鼻出血、呕血、咯血、血尿、血小板减少等,称为黑麻疹。皮疹少,色暗淡,常为循环不良表现。此型患儿死亡率高。

3.无皮疹型麻疹 注射过麻疹减毒活疫苗者可无典型麻疹黏膜斑和皮疹,甚至整个病程中无皮疹出现。此型临床诊断较困难,只有依赖前驱症状和血清中麻疹抗体滴度增高才能确诊。

4.异型麻疹 主要发生在接种麻疹灭活疫苗后4～6年,再接触麻疹患者时出现。表现为高热、头痛、肌痛,无麻疹黏膜斑。出诊顺序:皮疹从四肢远端开始延及躯干、面部,呈多形性;常伴水肿及肺炎。肝、脾均可变大。异型麻疹病情较重,但为自限性。其重要的诊断依据是恢复期检测麻疹血凝抑制抗体呈现高滴度,但病毒分离阴性。一般认为异型麻疹无传染性。

六、并发症

1.喉、气管、支气管炎 麻疹病毒本身可导致整个呼吸道炎症。由于3岁以下的小儿喉腔狭小、黏膜层血管丰富、结缔组织松弛,如继发细菌或病毒感染,可造成呼吸道阻塞。临床表现为声音嘶哑、犬吠样咳嗽、吸气性呼吸困难及三凹征,严重者可窒息死亡。

2.肺炎 肺炎为麻疹最常见的并发症,由麻疹病毒引起的间质性肺炎、支气管肺炎更常见,为细菌继发感染所致。常见致病菌有肺炎链球菌、金黄色葡萄球菌和流感嗜血杆菌等,故易并发脓胸或脓气胸。艾滋病患者若合并麻疹肺炎,常可致命。

3.心肌炎 较少见,但一过性心电图改变常见。

4.神经系统并发症

（1）麻疹脑炎 发病率较低。多在出疹后2～5天再次发热,有头痛、嗜睡、惊厥、突然昏迷等症状。脑炎的轻重与麻疹轻重无关。病死率达10%～25%。存活者中20%～50%留有运动、智力或精神上的后遗症。

（2）亚急性硬化性全脑炎 是一种急性感染的迟发性并发症,表现为大脑机能的渐进性衰退,病情严重,预后差。

七、实验室检查

1.血常规检查 白细胞总数前驱期正常或稍高,出疹期稍减少,淋巴细胞相对增多。

2.鼻咽部涂片或尿沉渣染色 找多核巨细胞,在出疹前后1～2天即可呈阳性,病程第一周阳性率可高达90%左右,具有重要的参考价值。采用免疫荧光法可查到麻疹抗原,可作为早期诊断的根据。

3.血清学抗体检测 采用酶联免疫吸附试验或免疫荧光法检测患者血清中麻疹抗体,在发病后2～3天即可测到,可作为早期特异性诊断方法。血凝抑制抗体、中和抗体和补体结合抗体滴度检测,恢复期上升4倍或4倍以上且为阳性有诊断意义。

4. 麻疹病毒分离 取早期患者的鼻咽部分泌物或血液中的白细胞接种于猴肾、人胚肾或其他敏感细胞,可分离到麻疹病毒,但阳性率减低。

5. 核酸检测 采用反转录聚合酶链反应(RT-PCR),是非常敏感并具有特异性的诊断方法,对免疫力低下而不能产生特异性抗体的麻疹患者,尤其有价值。

八、诊断和鉴别诊断

(一)诊断要点

1. 流行病学资料 在流行期间,有麻疹接触史。

2. 临床表现 有上呼吸道卡他症状,持续性发热,咽痛,畏光,流泪,结膜红肿,在早期口腔颊黏膜处可见到麻疹黏膜斑。如出现典型皮疹,出疹顺序为耳后、颈部,再到躯干,最后遍及手和足。

3. 实验室检查

(1)血常规检查 白细胞总数减少,淋巴细胞增多。若白细胞增多,尤其是中性粒细胞增多,提示继发细菌感染;若淋巴细胞严重减少,常提示预后差。

(2)血清学抗体检测 酶联免疫吸附试验(ELISA)测定血清特异性 IgM 和 IgG 抗体,其中 IgM 抗体阳性,有诊断价值。抗体包括血凝抑制抗体、中和抗体或补体结合抗体。

(3)病原学检查 ①病毒分离。取初期患者的眼、鼻、咽部分泌物或血液标本接种于原代人胚肾细胞,可分离到麻疹病毒,但不作为常规检查。②病毒抗原检测。取初期患者鼻咽部分泌物、血细胞及尿沉渣细胞,采用免疫荧光法可查到麻疹抗原,可作为早期诊断的依据。上述标本涂片后还可见多核巨细胞。③核酸检测。用反转录聚合酶链反应(RT-PCR)从临床标本中扩增麻疹病毒特异性核酸,是一种非常敏感和特异性的诊断方法,对免疫力低下而不能产生特异性抗体的麻疹患者,尤其有价值。

对于难以确诊的非典型患者,需通过血清抗体测定或病毒分离来确诊。

(二)鉴别诊断

各种皮疹的鉴别诊断见表 2-2。

表 2-2 各种皮疹的鉴别诊断

疾病	病原体	全身症状及其他特征	皮疹特点	发热与皮疹的关系
麻疹	麻疹病毒	呼吸道卡他性炎症,结膜炎,咽痛,发热 2～3 天麻疹黏膜斑	红色斑丘疹,耳后→颈部→躯干→四肢,疹退后有细小脱屑及色素沉着	发热 3～4 天,出疹期体温更高
风疹	风疹病毒	全身症状轻,耳后、枕部淋巴结肿大并触痛	面部→躯干→四肢,斑丘疹,疹间有正常皮肤,疹退后无脱屑及色素沉着	发热后半天至 1 天出疹
幼儿急疹	人疱疹病毒 6 型	一般情况好,高热时可有惊厥,耳后、枕部淋巴结也可肿大	红色斑丘疹,颈部及躯干多见,一天出齐,次日消退	高热 3～4 天,热退疹出
药物疹		原发病症状	皮肤瘙痒,与用药有关,斑丘疹、疱疹、荨麻疹、猩红热样皮疹	发热、服药史

九、治疗

对麻疹病毒尚无特效药物,以对症治疗为主,加强护理及防治并发症,也可抗病毒治疗。我国自开始普种麻疹减毒活疫苗后发病率显著下降。

(一)一般治疗

隔离,卧床休息,室内保持适当的温度和湿度,常通风保持空气新鲜。有畏光症状时房内光线要柔和;给予容易消化的富有营养的食物,补充足量水分;保持皮肤、黏膜清洁,口腔应保持湿润清洁,可用盐水漱口,每天重复几次。

(二)对症治疗

高热时可用小量退热剂;烦躁时可适当给予苯巴比妥等镇静剂;剧烈咳嗽时用祛痰镇咳药;继发细菌感染时可给予抗生素。麻疹患儿对维生素A需要量大,世界卫生组织推荐,在维生素A缺乏区的麻疹患儿应补充维生素A。

(三)并发症治疗

1. 支气管肺炎　主要是抗菌治疗,根据药敏试验结果选用抗菌药物,常先用青霉素G、氨苄西林等,疗程1~2周,高热及中毒症状重者可短期用糖皮质激素,症状好转即停药。

2. 心肌炎　严重心肌炎者,可应用糖皮质激素保护心脏。有心力衰竭者宜及早使用毒毛旋花子苷K或西地兰。

3. 喉炎　给予蒸汽吸入,稀释痰液,祛痰止咳,选用抗菌药物,重症者可用糖皮质激素静脉滴注。出现喉梗阻者应及早行气管插管或气管切开。

4. 脑炎　主要以对症治疗和支持治疗为主。参考流行性乙型脑炎治疗。

十、预防

1. 控制传染源　要做到早发现、早隔离。一般患者隔离至出疹后5天,合并肺炎者延长至出疹后10天。接触麻疹的易感者应检疫观察3周。

2. 切断传染途径　患者衣物应在阳光下暴晒,患者房间宜通风并用紫外线照射,流行季节做好宣传工作,易感儿尽量少去公共场所。

3. 保护易感人群

(1)被动免疫　在接触麻疹后5天内立即给予免疫血清球蛋白,可预防麻疹发病;超过6天则无法达到上述效果。使用过免疫血清球蛋白者的临床过程变化大,潜伏期长,症状、体征不典型,但对接触者仍有潜在传染性。被动免疫只能维持8周,以后应采取主动免疫措施。

(2)主动免疫　采用麻疹减毒活疫苗是预防麻疹的重要措施,其预防效果可达90%。虽然5%~15%接种儿可发生轻微反应如发热、不适、无力等,少数在发热后还会出疹,但不会继发细菌感染,也无神经系统合并症。国内规定初种年龄为8个月,如应用过早则存留在婴儿体内的母亲抗体将中和疫苗的免疫作用。由于免疫后血清阳转率不是100%,且随时间延长免疫效应可变弱,所以4~6岁或11~12岁时,应第二次接种麻疹疫苗;进入大学的青年人要再次进行麻疹免疫。

本节小结

麻疹是由麻疹病毒引起的急性呼吸道传染病。麻疹病毒属副黏液病毒科,为单股负链RNA病毒,有一个血清型。患者是唯一的传染源,主要经空气飞沫传播。临床症状有发热、咳嗽、流涕、口腔黏膜有红晕的灰白色小点——麻疹黏膜斑(Koplik spot)及皮肤出现斑丘疹,可引起中耳炎、喉炎、肺炎、麻疹脑炎等并发症。本病传染性强,病后有持久免疫力。目前尚无特效药物治疗。我国自开始普种麻疹减毒活疫苗后发病率显著下降。

(程 勇)

考点在线

A1 型题

1. 麻疹的前驱期最有诊断价值的临床表现及资料是( )。

A. 上呼吸道卡他症状   B. 发热、咳嗽

C. 麻疹黏膜斑(Koplik spot)   D. 与麻疹患者有密切接触史

E. 皮肤瘀斑、瘀点

2. 麻疹患者临床发展过程与下列哪个因素无关?( )

A. 病毒毒力强弱   B. 传染源排毒数量   C. 健康状况

D. 营养优劣   E. 免疫力高低

3. 麻疹常见并发症并不包括哪一项?( )

A. 支气管肺炎   B. 喉炎   C. 脑炎

D. 心功能不全   E. 胰腺炎

4. 关于麻疹的血清学诊断,目前采用最多的方法是( )。

A. 中和试验   B. 补体结合试验   C. 凝集试验

D. 血凝抑制试验   E. 血清麻疹病毒 RNA 检测

5. 有关轻型麻疹的特点哪项是错误的?( )

A. 前驱期不明显   B. 呼吸道症状轻   C. 麻疹黏膜斑明显

D. 皮疹稀疏色淡   E. 有并发症

参考答案

参 考 文 献

[1] 彭文伟. 传染病学[M]. 6 版. 北京:人民卫生出版社,2004.

[2] 李兰娟,任红. 传染病学[M]. 8 版. 北京:人民卫生出版社,2013.

[3] 李梦东,王宇明. 实用传染病学[M]. 3 版. 北京:人民卫生出版社,2005.

第十节　水痘和带状疱疹

学 习 目 标

本节 PPT

知识目标:水痘、带状疱疹的临床分期及各期主要临床表现、诊断、治疗和预防原则。

能力目标:能够独立进行水痘、带状疱疹的诊疗,采取预防措施。

素质目标:具有严肃、认真、实事求是的科学态度和良好的职业道德,全心全意为患者服务,以人为本,树立正确的人生观、价值观。

Note

案例分析

　　患者，男，39岁。诉右肋部起水疱伴疼痛3天。患者3天前无明显诱因低热，自觉出现右腰部至季肋区皮肤瘙痒、刺痛、灼热感，闪电样刺痛，局部皮肤出现簇集性粟粒大小的丘疹、水疱、丘疱疹。疱疹壁紧张，疱液清亮透明，疱疹绕有红晕，疱间不相融合，疱间皮肤颜色正常。

　　辅助检查：RBC $4.41×10^{12}$/L，WBC $7.3×10^9$/L，心电图正常，腹部彩超未发现异常。

　　问题：

　　1. 该案例初步诊断是什么疾病？

　　2. 诊断依据是什么？

　　3. 为确诊可继续做什么检查？

　　4. 该病如何处理？

一、概述

　　水痘和带状疱疹是由同一病毒即水痘-带状疱疹病毒（varicella-herpes zoster virus，VZV）感染所引起的、临床上表现不同的两种疾病。水痘为原发性感染，多见于儿童，临床特征是同时出现的全身性斑疹、丘疹、水疱及结痂。带状疱疹是潜伏于感觉神经节的水痘-带状疱疹病毒再度被激活后发生的皮肤感染，以沿身体一侧周围神经出现呈带状分布的、成簇出现的疱疹为主要特征，见于成年人。

二、病原学

　　水痘-带状疱疹病毒属疱疹病毒科，仅有一个血清型，病毒呈圆形或椭圆形，直径150～200 nm。病毒衣壳是由162个壳粒排成的对称20面体，外层为脂蛋白，核心为双链DNA。含有DNA聚合酶和胸腺嘧啶激酶，前者为合成DNA所必需，是疱疹病毒共有，后者仅存在于单纯疱疹病毒、水痘-带状疱疹病毒中。一般认为不能产生胸腺嘧啶激酶的病毒不能造成潜伏感染而引起带状疱疹。受病毒感染的细胞可形成多核巨细胞，核内出现嗜酸性包涵体。病毒对外界抵抗力弱，不耐热和酸，不能在痂皮中存活，能被乙醚等消毒剂灭活。

三、流行病学

　　1. 传染源　人是水痘-带状疱疹病毒的唯一自然宿主，出疹和疱疹结痂均有传染性，易感儿童接触后90%发病，故传染性强。

　　2. 传播途径　病毒可通过呼吸道或直接接触传播，一般认为带状疱疹病毒主要不是通过外源性感染，而是患水痘后潜伏感染的病毒再度被激活所致。

　　3. 易感人群　普遍易感，水痘主要见于1～5岁儿童，病后获得持久的免疫力，一般不再得水痘，但体内高效价抗体不能清除潜伏的病毒，故以后可得带状疱疹。带状疱疹感染后可获得持久的免疫力，愈后很少复发。

四、发病机制与病理变化

　　1. 发病机制　病毒经呼吸道黏膜侵入人体后，在皮肤、黏膜细胞及淋巴细胞内增殖，然后进入血液，形成病毒血症，在单核-巨噬细胞系统内增殖再次入血，形成第二次病毒血症，病毒散布于全身各组织器官，引起病变，主要损害皮肤，偶可累及内脏。皮疹分批出现与病毒间歇性入血有关,其出现的时间与间歇性病毒血症的发生一致。皮疹出现1~4天,出现特异性细胞免疫并产生特异性抗体,病毒血症消失,症状随之缓解。

2. 病理变化 水痘主要病理变化限于表皮棘细胞。细胞变性、肿胀,继而组织液渗出形成透明水疱,内含大量病毒,疱疹以单房为主。周边和基底部可见细胞核分裂的多核巨细胞,内含嗜酸性包涵体。随后疱疹内上皮细胞脱落和炎症细胞浸润,疱内液体变浑浊和减少。病毒含量下降,下层的上皮细胞再生,最后结痂。因病变表浅,结痂后一般不留痕迹。小儿初次感染水痘-带状疱疹病毒时,临床表现为出水痘,愈后可获得免疫力。部分病毒经感染神经纤维传入,潜伏于脊髓背侧的神经根和三叉神经节的神经细胞内,形成慢性潜在性感染。

五、临床表现

潜伏期为12~21天(平均为14天)。

1. 前驱期 发疹前可有轻度乏力、低热、纳差等全身症状,患处皮肤自觉灼热感或者神经痛,触之有明显的痛感,持续1~2天,也可无前驱症状即发疹。

2. 出疹期 水痘皮疹先见于头部及躯干部,头部、躯干密集而四肢皮疹散在,呈向心性分布。皮疹初为红色斑疹,数小时后变为丘疹,再经过数小时后成为疱疹。水痘皮疹一般经过斑疹、丘疹、疱疹、结痂四个阶段,最后一批皮疹可在斑丘疹期停止发展而消退,发疹2~3天,同一部位常可见斑疹、丘疹、疱疹、结痂同时存在,即所谓"多形性发疹"。皮疹处常伴有瘙痒,持续1周左右痂皮脱落,一般不留瘢痕。带状疱疹好发部位依次为肋间神经、颈神经、三叉神经和腰骶神经支配区域。患处常首先出现潮红斑,很快出现粟粒至黄豆大小的丘疹,簇状分布而不融合,继之迅速变为水疱,疱壁紧张发亮,疱液澄清,外周绕以红晕,各簇水疱间皮肤正常。皮损沿某一周围神经呈带状排列,多发生在身体的一侧,一般不超过正中线。神经痛为本病特征之一,可在发病前或伴随皮疹出现,老年患者常较为剧烈。病程一般为2~3周,水疱干涸、结痂脱落后留有暂时性淡红色斑或色素沉着。

六、并发症

1. 继发细菌感染 如局部皮疹化脓性继发感染、蜂窝组织炎、丹毒等。

2. 水痘肺炎 多见于成年水痘患者,常发生于出疹后1~6天,有发热、咳嗽、气促、胸痛、发绀、呼吸困难等,重者有咯血。

七、诊断和鉴别诊断

(一)诊断要点

1. 流行病学资料 病前2~3周有与水痘或带状疱疹患者密切接触史。

2. 临床表现 典型水痘临床表现,发热与皮疹(斑丘疹、疱疹)同时发生,或无发热即出疹。皮疹呈向心性分布,以躯干、头、腰处多见。皮疹分批出现,斑丘疹、水疱疹、结痂,不同形态皮疹可同时存在,痂皮脱落后不留瘢痕。典型带状疱疹临床表现为病例单侧性、沿周围神经分布的疱疹和伴有神经痛的症状。

3. 实验室检查

(1)血常规检查 白细胞总数正常或稍高,淋巴细胞增多。

(2)疱疹刮片 刮取鲜疱疹基底组织涂片,瑞特染色见多核巨细胞,苏木素-伊红染色常可见细胞核内包涵体。

(3)血清学抗体检测 补体结合抗体高滴度或双份血清抗体滴度升高4倍或4倍以上有诊断价值。抗体包括血凝抑制抗体、中和抗体或补体结合抗体。取疱疹基底刮片或疱疹液,直接荧光抗体染色查病毒抗原简捷有效。

（4）病原学检查 ①病毒分离：将疱疹液直接接种于人胚成纤维细胞，分离病毒做鉴定，仅用于非典型病例。②核酸检测：用聚合酶链反应（PCR）检测患者呼吸道上皮细胞和外围白细胞中水痘-带状疱疹病毒 DNA。

（二）鉴别诊断

鉴别水痘与丘疹样荨麻疹时，后者系皮肤过敏性疾病，皮疹多见于四肢，可分批出现，为红色丘疹，顶端有小水疱，壁较坚实，痒感明显，周围无红晕，不结痂。带状疱疹出疹前神经痛显著者易被误诊为肋间神经痛、胸膜炎及急性阑尾炎等急腹症，需多加注意。

八、治疗

一般治疗、对症治疗和抗病毒为主，注意防治并发症。

1. 抗病毒药物 可选用阿昔洛韦、伐昔洛韦或泛昔洛韦。

2. 对症治疗 水痘急性期应卧床休息，补充足够的水分和营养，避免因抓伤而继发感染。皮肤瘙痒可用含 0.25% 冰片的炉甘石洗剂或口服抗组胺类药物。疱疹破裂可涂抗生素软膏，以防继发感染。维生素 B_{12} 0.5～1 mg 肌内注射，每天 1 次，连用 3 天可促进皮疹干燥结痂。带状疱疹患者可适当给予镇静剂，如安定。

九、预防

知识链接 2-10

1. 管理传染源 患者隔离至结痂或出疹后 7 天。

2. 切断传播途径 流行期间水痘易感儿不去公共场所。

3. 保护易感人群 水痘减毒活疫苗有较好的预防效果。

本节小结

水痘和带状疱疹是由同一病毒即水痘-带状疱疹病毒（varicella-herpes zoster virus，VZV）感染所引起的、临床上表现不同的两种疾病。水痘为原发性感染，多见于儿童，临床特征是同时出现的全身性斑疹、丘疹、水疱及结痂。带状疱疹是潜伏于感觉神经节的水痘-带状疱疹病毒再度被激活后发生的皮肤感染，以沿身体一侧周围神经出现呈带状分布的、成簇出现的疱疹为主要特征，见于成年人。

（程 勇）

考点在线

A1 型题

1. 水痘的皮疹大多先见于下列哪一个部位？（ ）

A. 头部　　　　　　B. 面部　　　　　　C. 颈部

D. 躯干　　　　　　E. 四肢

2. 水痘的典型皮疹不具备以下哪一个特征？（ ）

A. 皮疹系分批出现

B. 皮疹自头面向下，3～4 天满布全身

C. 同一部位，常可见不同阶段的皮疹同时存在

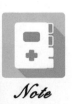

Note

D. 在水痘疱疹阶段,患者可感觉明显痒感

E. 皮疹结痂脱落后,一般不留瘢痕

3. 水痘并发症中,下列哪一项最常见?(   )

A. 继发性肺炎　　　　　　B. 原发性水痘肺炎　　　　　C. 皮肤疱疹继发感染

D. 水痘脑炎　　　　　　　E. 脑膜炎

4. 对诊断带状疱疹无实际价值的是(   )。

A. 疱疹的临床表现

B. 流行病学资料

C. 细胞学检查

D. 水痘-带状疱疹病毒抗原检测,病毒分离

E. 血清学抗体检测

5. 下列关于水痘的发病机制的描述,哪一项错误?(   )

A. 病毒主要经呼吸道侵入并在局部增殖入血,引起病毒血症

B. 主要损害部位在皮肤,偶可累及内脏

C. 皮疹分批出现与间歇性病毒血症相一致

D. 皮疹出现 1～4 天,血内出现特异性抗体

E. 水痘的发病机制与水痘-带状疱疹病毒的数量有关

参考答案

参 考 文 献

[1] 彭文伟. 传染病学[M]. 6 版. 北京:人民卫生出版社,2004.

[2] 李兰娟,任红. 传染病学[M]. 8 版. 北京:人民卫生出版社,2013.

[3] 李梦东,王宇明. 实用传染病学[M]. 3 版. 北京:人民卫生出版社,2005.

第十一节　流行性腮腺炎

学 习 目 标

知识目标:掌握流行性腮腺炎的传染源、临床表现、诊断与治疗原则;熟悉流行性腮腺炎的传播途径、鉴别诊断;了解流行性腮腺炎的发病机制与病理变化。

能力目标:能够独立进行流行性腮腺炎的诊疗。

素质目标:注意患者及家属的心理健康,做个有耐心、有同情心、专业技术过硬的医务人员。

本节PPT

案例分析

　　患儿,女,5 岁,因发热伴双侧腮腺肿痛 3 天就诊。查体:体温 39 ℃,以耳垂为中心的腮腺肿大,皮肤表面不红,伴触痛。发病前于幼儿园上学,学校近期曾出现类似病例。

　　问题:

　　1. 该案例初步诊断是什么疾病?

Note

2. 诊断依据是什么?

3. 为确诊可继续做什么检查?

4. 该病如何预防?

一、概述

流行性腮腺炎(epidemic parotitis)是腮腺炎病毒引起的急性呼吸道传染病。主要表现为腮腺非化脓性炎症、腮腺区肿胀疼痛;还可并发脑膜炎、脑膜脑炎、睾丸炎、胰腺炎等。好发于冬、春季,儿童和青少年多见。

二、病原学

腮腺炎病毒是属于副黏液病毒科的单股负链 RNA 病毒,呈球形,直径 $100\sim200$ nm,只有一个血清型,人是唯一宿主。腮腺炎病毒有 S、V 两种抗原:S 抗原指核蛋白(NP)、多聚酶蛋白(P)和 L 蛋白等可溶性抗原;V 抗原是病毒包膜表面的糖蛋白。腮腺炎病毒能刺激机体产生相应的抗体:S 抗体于起病后第 7 天即出现,无保护性,可用于诊断;V 抗体起病 $2\sim3$ 周时才能测得,有保护性,存在时间长,是检测感染后免疫反应的较好指标。感染腮腺炎病毒后无论是否发病,机体都产生 V 抗体,再次感染发病者少见。

腮腺炎病毒抵抗力较差,对热、紫外线、甲醛均敏感,但在 4 ℃时能存活数天。

三、流行病学

(一) 传染源

传染源为患者及隐性感染者。在病程早期患者具有高度传染性,因患者腮腺肿大前 7 天至肿大后 9 天内,均可在唾液中检出病毒。无腮腺肿大的其他器官感染者也可相应在唾液、尿液或脑脊液中分离出病毒。

(二) 传播途径

主要通过飞沫传播。

(三) 易感人群

普遍易感,感染后一般可获得较持久的免疫力。1 岁以内婴儿因体内尚有来自母体的特异性抗体而得到保护。成人中约 80% 曾显性或隐性感染而产生一定的特异性抗体,不是易感人群。90% 病例发生于 $1\sim15$ 岁少年儿童。

(四) 流行特征

本病为全球性疾病,全年散发,以冬、春季为主。好发人群为学龄儿童,成人也可发病。

四、发病机制与病理变化

(一) 发病机制

腮腺炎病毒自呼吸道侵入,在局部黏膜上皮细胞和淋巴结中大量增殖后入血(第一次病毒血症),随血流传播至腮腺及中枢神经系统等组织,从而引起腮腺炎和脑膜炎。病毒进一步增殖后,再次进入血液循环(第二次病毒血症),进一步播散至其他脏器,如颌下腺、舌下腺、睾丸、卵巢、胰腺等,引起相应的临床表现。

(二) 病理变化

腮腺炎的病理特征是腮腺非化脓性炎症,腮腺导管卡他性炎症。腮腺腺泡细胞及导管壁细胞肿胀坏死、间质组织水肿、淋巴细胞等炎症细胞浸润；腮腺导管阻塞、扩张和淀粉酶潴留。淀粉酶排出受阻，经淋巴管进入血液，使血和尿中淀粉酶增高。

唾液腺、睾丸、卵巢、胰腺等其他受累器官也出现相似的病变。腮腺炎病毒所致脑膜脑炎的病理变化有神经细胞的变性、坏死和炎症细胞浸润。

五、临床表现

潜伏期为 14～25 天，平均为 18 天。

大部分患者无前驱症状，少部分可有发热、头痛、无力、食欲不振等不适。发病 1～2 天出现颧弓或耳部疼痛，然后出现唾液腺肿大，常有发热，体温可达 40 ℃。

腮腺肿大最具特征性，颌下腺或舌下腺也可同时受累，有时单独受累。通常一侧腮腺先肿大，2～4 天累及对侧。双侧腮腺肿大者约占 75%。腮腺肿大边缘不清，以耳垂为中心，向前、后、下发展。当腺体肿大明显时出现胀痛及感觉过敏；张口咀嚼及进酸性饮食时疼痛明显；局部皮肤紧绷发亮，表面灼热，有轻微触痛，但多不红。腮腺肿大多于 2～3 天达高峰，持续 4～5 天逐渐消退。颌下腺受累肿大时颈部肿胀明显，颌下可触及椭圆形腺体。舌下腺受累肿大时，可见舌下及颈前下颌肿胀，同时出现吞咽困难。

腮腺炎大多预后良好，主要死因是重症腮腺炎引起的病毒性脑炎。病死率为 0.5%～2.3%。

六、并发症

流行性腮腺炎是全身性感染性疾病，常累及神经系统、生殖系统、胰腺、肾等器官，出现相应并发症。由于某些病例无腮腺肿大，以并发症出现，易误诊。

1. 脑膜炎　发病率约 15%，表现为头痛、嗜睡和脑膜刺激征。一般在腮腺炎发病后 4～5 天出现，也可先于腮腺炎出现，症状多在 1 周内消失。脑脊液检查白细胞计数在 25×10^6/L 左右，主要为淋巴细胞增高。预后一般良好。

脑膜脑炎或脑炎患者，常有高热、抽搐、谵妄、昏迷，甚至死亡。可有耳聋、视力障碍等后遗症。

2. 睾丸炎　多见于腮腺肿大开始消退时患者再次高热，睾丸明显肿痛，可并发附睾炎、鞘膜积液和阴囊水肿。常是单侧，约 1/3 患者双侧受累。急性症状持续 3～5 天，10 天左右好转。部分患者出现不同程度睾丸萎缩，很少引起不育症。

3. 卵巢炎　发病率约 5%，表现为下腹疼痛，有时可触及肿大的卵巢。通常不引起不孕。

4. 胰腺炎　发病率在 10% 以下，常在腮腺肿大数天后发生，表现为恶心、呕吐、中上腹疼痛及压痛。由于单纯腮腺炎可引起血、尿淀粉酶增高，为避免漏诊胰腺炎，需查脂肪酶以协助诊断。

5. 其他　心肌炎、甲状腺炎和乳腺炎等。

七、诊断与鉴别诊断

（一）诊断要点

1. 流行病学资料　当地本病流行情况，发病前 2～3 周有无接触史等。

2. 临床表现　起病急，发热、以耳垂为中心的腮腺肿大、疼痛等表现。

3. 实验室检查

1）血、尿常规检查　白细胞计数、尿常规多正常。有睾丸炎者白细胞可增高，有肾损害时尿常规可见蛋白和管型。

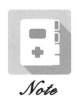

2）血、尿淀粉酶测定　90％患者发病早期血清淀粉酶、尿淀粉酶升高,其升高程度与腮腺肿胀程度通常成正比。部分无腮腺肿大的脑膜炎患者,血、尿淀粉酶也可升高。血脂肪酶升高有利于胰腺炎的诊断。

3）脑脊液检查　无脑膜炎症状和体征的患者,约半数患者脑脊液中白细胞计数轻度升高,且能分离出腮腺炎病毒。

4）免疫学检查

（1）抗体检测　酶联免疫吸附试验(ELISA)检测血清中抗核蛋白的 IgM 抗体可作为近期感染的指标,有报告认为用于患者唾液检查时阳性率也很高。

（2）抗原检测　近年来可应用特异性抗体或单克隆抗体来检测腮腺炎病毒抗原,可做早期诊断。

5）核酸检测　应用反转录聚合酶链反应(RT-PCR)检测腮腺炎病毒 RNA 可明显提高可疑患者的诊断率。

6）病毒分离　采用早期患者的唾液、尿、血液或脑脊液,接种于猴肾、鸡胚等组织,可分离腮腺炎病毒。

（二）鉴别诊断

1. 化脓性腮腺炎　主要是单侧腮腺肿大,局部红肿压痛明显;挤压腮腺时有脓液自腮腺管口流出。血常规中白细胞总数和中性粒细胞明显增高。不伴有睾丸炎或卵巢炎。

2. 其他病毒性腮腺炎　流感病毒、副流感病毒、柯萨奇 A 组肠道病毒及淋巴细胞脉络丛脑膜炎病毒等均可引起腮腺炎,鉴别需根据免疫学检查及病毒分离结果。

3. 其他原因引起的腮腺肿大　许多慢性病如腮腺导管阻塞、慢性肝病、糖尿病、营养不良等均可引起腮腺肿大,局部无明显疼痛和压痛,也不伴急性感染症状。

八、治疗

（一）对症治疗

注意隔离,卧床休息,进流质饮食,避免饮用酸性饮料。注意口腔护理,餐后用生理盐水漱口。

发热患者应注意纠正水和电解质紊乱。腮腺胀痛和头痛可应用镇痛药。睾丸胀痛可用棉花垫和丁字带托起及局部行间歇冷敷。

（二）抗病毒治疗

早期可试用利巴韦林等抗病毒药,但疗效并不确定。有报道使用干扰素治疗成人腮腺炎合并睾丸炎能够减轻症状。

（三）糖皮质激素的应用

对重症或并发脑膜脑炎、心肌炎的患者,可使用糖皮质激素如地塞米松,每天 5～10 mg,静脉滴注,疗程 5～7 天。

（四）颅内高压处理

对于出现剧烈头痛、呕吐等颅内高压症状的患者,可静脉推注 20％的甘露醇 1～2 g/kg,每 4～6 小时 1 次,直至症状好转。

（五）预防睾丸炎

成年男性患者,早期可应用己烯雌酚,每天 3 次,每次口服 1 mg,以预防睾丸炎的发生。

九、预防

1. 管理传染源 按呼吸道传染病及早隔离患者,直至腮腺肿大完全消退。

2. 切断传播途径 在幼儿园等儿童较集中的地方应加强室内通风、空气消毒等;避免与流行性腮腺炎患者接触。

3. 保护易感人群 应用腮腺炎减毒活疫苗进行皮下接种,也可采用喷鼻或气雾方法。90%以上可产生抗体。

潜伏期患者接种可减轻发病症状。孕妇禁用,因其有致畸作用。严重系统性免疫损害者是相对禁忌,但无症状的人类免疫缺陷病毒(HIV)感染的儿童是可以接种的。

知识链接 2-11

本节小结

流行性腮腺炎,病原体为腮腺炎病毒,早期患者及隐性感染者为传染源,主要通过飞沫传播。主要表现为发热和以耳垂为中心的腮腺肿大,可伴有脑膜炎、睾丸炎、卵巢炎、胰腺炎等。治疗以对症支持治疗为主,目前无明确有效的抗病毒治疗药物。预防的重点在于应用疫苗对易感患者进行主动免疫。

(何愉胜)

考点在线

A1 型题

1. 以下关于流行性腮腺炎的特点,哪项是错误的?(   )

A.预防本病的主要措施是疫苗接种　　　　B.人是腮腺炎病毒的唯一宿主

C.发病前多有腮腺炎患者接触史　　　　　D.发病以夏、秋季多见

E.好发人群为学龄儿童

2. 以下关于流行性腮腺炎的临床特点中,哪项是正确的?(   )

A.通常只有一侧腮腺受累　　　　　　　　B.有脓性分泌物自腮腺导管口流出

C.只累及腮腺　　　　　　　　　　　　　D.较少出现二次发病

E.发热少见

3. 以下关于流行性腮腺炎的临床表现正确的是(   )。

A.并发睾丸炎者易出现不育症　　　　　　B.一定伴有颌下腺肿大

C.一定伴有舌下腺肿大　　　　　　　　　D.进食酸性食物时疼痛明显

E.局部疼痛不明显

A3 型题

患儿,男,10岁,因发热、头痛、颌下包块2天入院。入院前3天曾随家人去儿童医院探望患者。入院时查体:急性面容,右侧颌下可扪及2 cm×3 cm包块,质地中等,轻度压痛,与周围组织无明显粘连。外周血白细胞总数为$3.2×10^9/L$,中性粒细胞百分比为64%,淋巴细胞百分比为35%。

4. 为明确诊断,首选下列哪项检查?(   )

A.血尿淀粉酶测定　　　　　　　　　　　B.留取双份血清,随访腮腺炎病毒抗体

C.复查血常规　　　　　　　　　　　　　D.单份血清测 IgM 抗体

E.进行血细菌培养

参考答案

Note

5. 以下哪项措施作为初步治疗措施是错误的?(　　)

A.物理降温或使用解热剂减轻症状　　　　　　B.多饮水

C.卧床休息,用生理盐水漱口　　　　　　　　D.鼓励患者多饮橙汁

E.补液支持治疗

参 考 文 献

[1]　李兰娟,任红.传染病学[M].8版.北京:人民卫生出版社,2013.

[2]　王明琼,李金成.传染病学[M].5版.北京:人民卫生出版社,2014.

第十二节　登　革　热

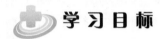

知识目标:掌握登革热的传染源、临床表现、诊断与治疗措施;熟悉登革热的传播途径和鉴别诊断;了解登革热的发病机制和病理变化。

能力目标:能够独立进行登革热的诊疗。

素质目标:学会从多个方面思考问题,做个有耐心、有同情心、专业技术过硬的医务人员。

 案例分析

患儿,男,10岁,7月随家人去广州旅行,回家后出现高热、皮疹、反复鼻出血3天就诊。

查体:体温40 ℃,脉搏112次/分,呼吸21次/分,血压96/62 mmHg,全身散在红色斑丘疹,伴抓痕,无皮屑,余查体无特殊。

问题:

1. 该案例初步诊断是什么疾病?

2. 诊断依据是什么?

3. 为确诊可继续做什么检查?

4. 该病如何预防?

一、概述

登革热(dengue fever)是以登革病毒(dengue virus)为病原体,伊蚊为传播媒介的急性传染病。登革病毒感染人体后,可出现隐性感染、登革热、登革出血热。在我国登革出血热较为少见。本节主要讲述登革热,其主要表现为突起发热,全身肌肉、骨、关节疼痛,皮疹,淋巴结肿大,极度疲乏,白细胞和血小板减少。

二、病原学

登革病毒属于黄病毒科(Flaviviridae)中的黄病毒属(*Flavivirus*)。病毒颗粒为哑铃状、棒状或球形,直径在40～50 nm。其基因组为单股正链RNA,基因组与核心蛋白一起装配成20面对称体的核衣壳。根据抗原性的差异,登革病毒分为4个血清型,其与乙型脑炎病毒之

间有部分交叉免疫反应。

初次感染者在病程中先后出现红细胞凝集抑制抗体、中和抗体、补体结合抗体。红细胞凝集抑制抗体低滴度长期存在,中和抗体维持数年以上,补体结合抗体维持数月。

登革病毒不耐热,100 ℃ 2 分钟或 60 ℃ 30 分钟即可灭活,但耐低温。登革病毒对乙醚、0.65％甲醛溶液、酸、洗涤剂、紫外线等敏感。

三、流行病学

(一) 传染源

主要传染源是患者和隐性感染者。患者潜伏期末及发热期传染性最强,主要集中在发病前 6～18 小时至发病后第 3 天。在流行期间,轻型患者和隐性感染者较多,是更重要的传染源。本病尚未发现慢性患者和病毒携带者。

(二) 传播途径

本病的主要传播媒介是伊蚊,通过伊蚊叮咬吸血传播。其中埃及伊蚊是我国海南省和东南亚地区的主要传播媒介;白纹伊蚊是我国广东、广西和太平洋岛屿地区的主要传播媒介。伊蚊吸入后,病毒在其唾液腺和神经细胞内复制,约 10 天后即有传染性,传染期长达 174 天。非流行期间,伊蚊可能是登革病毒的储存宿主。

(三) 易感人群

在地方性流行区,儿童好发;成人因血清中几乎都可检出抗登革病毒的中和抗体,故发病率低。在新流行区,人群普遍易感,但成人发病居多。

感染后对同型病毒有持久的免疫力,可维持多年,对异型病毒也有一年以上的免疫力。对其他黄病毒属病毒(如乙型脑炎病毒)有一定的交叉免疫力。

(四) 流行特征

1. 地理分布 登革热的主要流行区域是热带和亚热带地区,尤其是东南亚、太平洋岛屿及加勒比海地区。我国主要流行于海南、广东、广西和香港地区、澳门地区和台湾地区等。由于交通便利与人口流动性大,登革热的远距离跨区域传播也逐渐增多。在我国发病的区域有向北扩展趋势。

2. 季节性 登革热主要发生于夏、秋季,其流行与伊蚊滋生有关。我国海南省主要为 3—12 月,广东省主要为 5—11 月。

3. 周期性 既往在主要的流行区有隔年发病率升高的趋势,但近年来常不规则。

四、发病机制与病理变化

(一) 发病机制

通过伊蚊叮咬,登革病毒进入人体,先在毛细血管内皮细胞和单核-巨噬细胞系统内增殖,而后释放入血,形成第一次病毒血症。随后再于单核-巨噬细胞系统和淋巴组织中进行复制,再次释放入血,形成第二次病毒血症,引起临床症状。机体产生的相关抗体与登革病毒形成的免疫复合物,激活补体系统,导致血管通透性增加。另外,抑制骨髓中白细胞和血小板系统,导致白细胞、血小板减少和出血倾向。

(二) 病理变化

病理改变主要表现:肝、肾、心和脑的退行性变;心内膜、心包、胸膜、腹膜、胃肠黏膜、肌肉、皮肤及中枢神经系统不同程度的出血。

Note

五、临床表现

本病的潜伏期为3～15天,通常为5～8天。临床上将登革热分为典型、轻型与重型三型。

(一) 典型登革热

1. 发热及毒血症状 成人病例起病急,迅速出现畏寒、高热,24小时内可高达40℃,持续5～7天后骤降至正常。少部分患者发热呈双峰热或马鞍热,即发热3～5天后体温降至正常,1天后再度上升。发热时患者极度乏力;伴有头痛,眼球后痛,骨、肌肉及关节疼痛;还可出现恶心、呕吐、腹痛、腹泻或便秘等消化道症状。早期体征有颜面潮红、结膜充血及浅表淋巴结肿大。脉搏早期增快,后期可有相对缓脉。

患儿起病较慢,体温较低,毒血症较轻,恢复较快。

2. 皮疹 皮疹常在病程的第3～6天出现,多为麻疹样皮疹或斑丘疹,也有红斑疹、猩红热样疹及出血点等,可同时出现两种以上皮疹。皮疹分布于全身,多伴瘙痒,一般不脱屑,持续3～4天消退。

3. 出血 25%～50%患者有出血症状,常发生于病程的第5～8天;如皮下出血、鼻出血、牙龈出血、咯血、呕血或黑便、血尿、阴道出血、腹腔或胸腔出血等。

4. 其他 约1/4患者出现轻度肝大,个别患者可有黄疸,脾大少见。

(二) 轻型登革热

流行期间此型患者较多,病程1～4天,而常被忽视。主要表现:发热低,全身疼痛较轻,皮疹少或不出疹,无出血倾向,但浅表淋巴结常肿大。

(三) 重型登革热

早期临床表现与典型登革热类似,发热3～5天后病情突然加重,表现为脑膜脑炎:剧烈头痛、呕吐、谵妄、狂躁、昏迷、抽搐、大汗、血压骤降、颈项强直、瞳孔缩小等。部分患者出现消化道大出血和出血性休克。本型罕见,病情凶险,进展迅速,多于24小时内因出现中枢性呼吸衰竭或出血性休克而死亡。

(四) 预后

预后通常良好,病死率为3/10000,死亡病例绝大多数是重型登革热,中枢性呼吸衰竭是其主要死因。

知识链接 2-12

六、并发症

最常见的是急性血管内溶血,发病率约1%,多见于葡萄糖-6-磷酸脱氢酶缺乏的患者。其他并发症如精神异常、尿毒症、肝肾综合征、心肌炎、急性脊髓炎及眼部病变等。

七、诊断与鉴别诊断

(一) 诊断要点

1. 流行病学资料 夏、秋季,登革热流行区或到过流行区的高热患者应考虑本病。

2. 临床表现 起病急、高热、全身疼痛、明显乏力、皮疹、出血、淋巴结肿大、束臂试验阳性等。

3. 实验室检查

(1) 常规检查 白细胞总数减少,中性粒细胞数减少;1/4～3/4的患者出现血小板减少。部分患者出现蛋白尿和红细胞尿。约半数患者出现丙氨酸转氨酶轻度升高。脑型病例脑脊液压力升高,脑脊液中白细胞和蛋白质正常或稍增加,糖和氧化物正常。

（2）血清学抗体检测　单价血清补体结合试验滴度超过 1/32,红细胞凝集抑制试验滴度超过 1/1280 有诊断意义。双份血清,恢复期抗体滴度比急性期升高 4 倍或 4 倍以上者可确诊。ELISA 法检测特异性 IgM 抗体可有助于早期诊断。

（3）病毒分离　将急性期患者血清接种于乳鼠脑内或 C6/36 细胞系内可分离病毒。最常用的是 C6/36 细胞系,其分离阳性率为 20%～65%。

（4）反转录聚合酶链反应（RT-PCR）　RT-RCR 可检测急性期血清中的病毒核酸,敏感性高于病毒分离,可用于早期快速诊断及血清型鉴定,但技术要求较高。

（二）鉴别诊断

本病应与流行性感冒、麻疹、猩红热、肾综合征出血热、钩端螺旋体病等疾病相鉴别。

八、治疗

无特殊有效治疗药物,主要是对症支持治疗。

1. 一般治疗　急性期卧床休息,进流质或半流质饮食,防蚊,隔离至完全退热。重型病例应加强护理,清洁口腔和皮肤,注意保持大便通畅。

2. 对症治疗

（1）高热　主要采取物理降温,葡萄糖-6-磷酸脱氢酶缺乏的患者慎用解热镇痛药物,以防诱发急性血管内溶血。高热不退及毒血症状严重者,可短期小剂量口服糖皮质激素,如泼尼松 5 mg,每天 3 次。

（2）出汗、呕吐或腹泻　应及时口服补液,维持水和电解质平衡;不滥用静脉补液,以免诱发脑水肿。

（3）有出血倾向者　可选用一般止血药物,如卡巴克洛（安络血）、酚磺乙胺（止血敏）、维生素 C 及维生素 K 等;出血量大者,可输新鲜全血或血小板;严重上消化道出血者,可口服冰盐水或去甲肾上腺素,静脉给予质子泵抑制剂。

（4）脑水肿　应及早静脉使用甘露醇脱水及地塞米松;呼吸中枢受抑制的患者应及时应用机械通气。

九、预防

1. 控制传染源　做好疫情监测及预报工作,做到早发现、早诊断,及时隔离治疗,并尽快行特异性实验室检查,识别轻型患者。加强国境卫生检疫。

2. 切断传播途径　预防本病的根本措施是防蚊灭蚊。消除伊蚊滋生地,使用灭蚊剂消灭成蚊。

3. 保护易感人群　目前无有效的预防接种疫苗。

本 节 小 结

登革热,病原体为登革病毒,患者和隐性感染者为传染源,主要通过伊蚊叮咬传播。主要表现为突起发热,全身肌肉、骨、关节疼痛,极度疲乏,皮疹,淋巴结肿大及白细胞减少。治疗以对症支持治疗为主,目前无明确有效的抗病毒治疗药物。预防的重点在于控制传染源及切断传播途径。

（何愉胜）

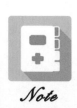

考点在线

A1 型题

1. 以下关于登革热的流行病学特征的描述,哪项是错误的?(   )

A. 登革热的主要传染源是患者和隐性感染者

B. 好发于热带和亚热带

C. 发病前 1 天至发病后 3～6 天为传染期

D. 好发季节为夏、秋季

E. 感染后免疫对同型有牢固性免疫力

2. 下列关于典型登革热的临床表现,哪项是错误的?(   )

A. 皮疹数量多,类型多,可有痒感和脱屑   B. 起病急,热退后迅速恢复

C. 可见浅表淋巴结肿大   D. 潜伏期为 3～15 天

E. 皮疹出现于病程的第 3～6 天

3. 以下哪些检查有助于登革热早期诊断?(   )

A. 生化检查   B. 病毒分离   C. 血清学抗体检测

D. 小便检查   E. 血常规检查

A3 型题

患者,女,26 岁,广州人。因发热伴皮疹 3 天入院,曾自行服用退烧药无效。查体:体温 39.6 ℃,皮肤有散在红色斑丘疹,未触及浅表淋巴结肿大,肝脾不大。血常规:白细胞 3.6× 10^9/L,红细胞 4.6× 10^{12}/L,血小板 62× 10^9/L。病程第 3 天出现病情加重,表现为剧烈头痛、呕吐、狂躁、颈项强直。

4. 为明确此患者的诊断,最常用的方法是(   )。

A. 检测登革病毒抗体   B. 血液病原体培养   C. RT-PCR 检测核酸

D. 病毒分离   E. 血常规检查

5. 此患者最重要的治疗措施是(   )。

A. 止血及输血   B. 补液扩充血容量   C. 20% 甘露醇脱水

D. 解热镇痛药   E. 抗病毒治疗

参考文献

[1] 李兰娟,任红. 传染病学[M]. 8 版. 北京:人民卫生出版社,2013.

[2] 王明琼,李金成. 传染病学[M]. 5 版. 北京:人民卫生出版社,2014.

第三章　立克次体病

第一节　流行性斑疹伤寒

学习目标

知识目标：流行性斑疹伤寒的病原学及流行病学特点；临床表现、诊断依据以及治疗措施。

能力目标：能够独立完成流行性斑疹伤寒的诊断和治疗。

素质目标：能够设身处地为患者着想，做个有耐心、有同情心且专业技术过硬的临床专业人员。

本章PPT

案例分析

患者，男，37岁，高热、头痛5天，谵妄、皮疹1天于2018年1月入院。发病前半个月曾外出打工，与多名打工者共同居住在条件简陋、拥挤的临时工棚中。查体：T 40.5℃，P 112次/分，R 20次/分，BP 125/75 mmHg，结膜充血，躯干、四肢满布充血性皮疹，压之退色，面部无皮疹，浅表淋巴结未触及，心肺检查未见异常，腹软，肝脏不大，脾肋下2 cm可及，质软，生理反射存在，病理反射未引出。实验室检查：Hb 150 g/L，WBC 4.9×10⁹/L，PLT 120×10⁹/L。

问题：

1. 该案例初步诊断是什么疾病？

2. 诊断依据是什么？

3. 为进一步确诊，可继续做哪些实验室检查？应与哪些疾病相鉴别？

4. 该病如何预防？

一、概述

流行性斑疹伤寒（epidemic typhus）又名虱传斑疹伤寒（louse-borne typhus），是由普氏立克次体引起的一种以人虱为传播媒介的急性传染病。临床上起病急骤，以稽留热、剧烈头痛、皮疹与中枢神经系统症状为主要特征，该病全身感染中毒症状重，发热可持续2周左右。40岁以上患者病情相对较重。

近年来由于经济发展及卫生条件的明显改善，随着广谱抗生素的广泛应用，流行性斑疹伤寒发病率已显著降低，多呈轻型，病死率大幅度下降，预后良好。

Note

二、病原学

普氏立克次体为立克次体属,斑疹伤寒群,呈球杆状,大小为$(0.3\sim1)\mu m\times(0.3\sim0.4)\mu m$。革兰氏染色阴性,吉姆萨染色呈紫红色。病原体的化学组成及代谢物包括蛋白质、糖、脂肪、磷脂、DNA、RNA、内毒素样物质及各种酶类。普氏立克次体具有两种抗原:一是群特异性的可溶性抗原,耐热,可用来区分由莫氏立克次体引起的地方性斑疹伤寒;二是种特异性的颗粒性抗原,不耐热,可与斑疹伤寒以外的立克次体病相鉴别。

对热、紫外线和一般消毒剂均敏感。病原体不耐热,56 ℃ 30 分钟或 37 ℃ 5~7 小时均可灭活;5 g/L 苯酚 5 分钟可灭活。病原体可耐低温和干燥,20 ℃以下可长期保存,−30 ℃以下可保存数月至数年,在干燥的虱粪中可存活数月。

三、流行病学

1. 传染源 患者是本病唯一的传染源。

患者自潜伏期末 1~2 天至热退后数天均有传染性,整个传染期持续大约 3 周,尤其是病后第 1 周的传染性最强。个别患者可复发。

近年来研究发现,除人之外,可从牛、羊、猪等家畜以及飞鼠等体内分离出普氏立克次体,但尚未被证实为传染源。

2. 传播途径 人虱是本病的传播媒介。主要为体虱,头虱次之。传播方式为"人—虱—人"。

当体虱叮咬患者时,普氏立克次体连同患者血液一同进入体虱肠腔,随即侵入体虱肠壁上皮细胞内并大量繁殖,4~5 天后细胞因过度肿胀而破裂,大量立克次体被释放入肠腔,随虱粪排出。受染虱的唾液中并不含立克次体,但当受染虱叮咬健康人时,可将含立克次体的粪便排泄于健康人的皮肤上,或因虱体被压碎,虱体内的病原体散出,立克次体将通过抓痕破损处进入人体,引发感染。体虱在适宜温度(29 ℃左右)下行动活跃,易在人群中散布。当人体温度升高或宿主死亡,人虱将移至新宿主从而引发新的感染与传播。虱粪中的立克次体偶可随呼吸道、口腔或结膜而感染。

3. 易感人群 普遍易感。

病后可获得较持久的免疫力。少数患者因免疫力不足偶可再燃或复发。

4. 流行特征 本病多发生于寒冷地区的冬、春季。战争、灾荒,卫生条件差,易引起流行。随着经济发展及卫生条件的改善,本病群体发病率显著下降,但仍有散发病例。

四、发病机制与病理变化

知识链接 3-1

本病的主要发病机制为普氏立克次体所致的血管病变、毒素引起的毒血症及变态反应。病原体侵入人体后,先进入小血管内皮细胞内大量繁殖,细胞溶解破裂,大量的病原体释放入血形成立克次体血症。病程第二周出现变态反应,使血管病变进一步加重。

小血管炎为本病的基本病理改变。呈增生性、血栓性及坏死性血管炎。血管内皮大量增生,形成血栓,血管壁有节段性或圆形坏死。血管外膜有炎症细胞浸润,在血管周围可形成具有一定特征性的"斑疹伤寒结节"。病变遍及全身,尤以皮肤的真皮层、心、脑及脑膜、骨骼肌、睾丸间质、肾及肾上腺等部位最为显著。从而引起临床上各种相应症状,如皮疹、心血管功能紊乱、神志改变、脑膜刺激征、肝功能损害、肺炎、休克等。非特征性改变有支气管肺炎、间质性肾炎、间质性心肌炎、间质性肝炎。中枢神经系统以大脑皮质、延髓、基底核损害最重,其严重性和弥漫性使患者神经系统症状在体温下降后仍可延续多时。

Note

五、临床表现

潜伏期为5~23天,平均为10~14天。临床类型如下。

（一）典型斑疹伤寒

1. 发热 起病急骤,体温多在1~2天迅速升至39℃以上,第一周呈稽留热,第二周起可呈弛张热。高热持续2~3周后于3~4天降至正常。

2. 全身毒血症症状 高热同时伴有寒战,乏力,持久的剧烈头痛、全身肌肉疼痛、面部及结膜充血等。

3. 皮疹 为本病的重要体征。约90%的患者于起病4~5天开始出现皮疹,初见于胸背部,1~2天内遍及全身,但面部常无皮疹出现。皮疹呈圆形或卵圆形,直径2~4 mm,多孤立存在,相互不融合。初为鲜红色充血性斑丘疹,压之退色,1周左右逐渐消退,转变为暗红色或形成瘀点,瘀点样疹可持续至2周;疹退后常有色素沉着或有脱屑,但无焦痂。

4. 中枢神经系统症状 明显,且很早出现,表现为剧烈头痛,伴头晕、耳鸣及听力减退;也可出现反应迟钝或惊恐、谵妄,偶有脑膜刺激征,手和舌震颤、昏迷、大小便失禁、吞咽困难等。

5. 肝脾肿大 大约90%患者出现脾肿大,少数患者肝轻度肿大。

6. 心血管系统症状 心率加快,合并有中毒性心肌炎时可出现心音低钝、奔马律、心律失常,低血压及循环衰竭等。

7. 其他 可出现咳嗽、胸痛、呼吸急促、恶心、呕吐、食量减少、便秘、腹胀等,偶有黄疸、发绀、肾功能减退,甚至发生急性肾衰竭等。

（二）轻型斑疹伤寒

国内近年来轻型病例较多见,其特点:①热程较短(8~9天),热度较低(39℃以下);②毒血症状较轻,但仍有明显头痛及全身疼痛;③常无皮疹或有稀少的充血性皮疹,并常于出疹后1~2天即消退;④神经系统症状轻,很少出现意识障碍和其他神经系统症状;⑤肝脾肿大者少见。

（三）复发性斑疹伤寒

复发性斑疹伤寒也称Brill-Zinsser病(布里尔-津瑟病),国外多见于东欧及东欧人移居美国、加拿大者,国内很少有本病报道。初次感染后,普氏立克次体可在人体淋巴结中存活数年,而无任何临床症状。当人体免疫力下降时,病原体繁殖而致复发。临床特点:①轻型经过,毒血症症状及中枢神经系统症状较轻;②弛张热,热程7~11天;③无皮疹,或仅有稀少斑丘疹;④散发,无季节性,大年龄组发病率明显增高。

并发症:支气管肺炎、心肌炎、中耳炎及腮腺炎,也可并发感染性精神病及指(趾)、鼻尖等坏疽,现已少见。

六、诊断与鉴别诊断

（一）诊断要点

1. 流行病学资料 当地是否有斑疹伤寒流行;1个月内是否到过疫区;是否有虱叮咬史;是否与带虱者有密切接触史;是否在寒冷地区的冬、春季发生。

2. 临床表现 出现无其他原因可解释的突发高热、剧烈头痛、皮疹及中枢神经系统症状等。

3. 实验室检查

1) 血常规检查　白细胞计数多在正常范围内,中性粒细胞常增高,嗜酸性粒细胞减少或消失,血小板常减少。

2) 尿常规检查　尿蛋白常为阳性。

3) 脑脊液检查　有脑膜刺激征的患者脑脊液中白细胞及蛋白质可稍增高,糖多在正常范围。

4) 外-斐反应

过去在对流行性斑疹伤寒的诊断中,常利用变形杆菌 OX_{19} 代替普氏立克次体以检测患者血清中的抗体,当抗体效价≥1:160 或病程中有 4 倍或 4 倍以上增高者有诊断价值。但外-斐反应特异性较差,不能与地方性斑疹伤寒相鉴别,与回归热螺旋体、布鲁杆菌(又称布鲁氏菌)和结核杆菌可发生交叉凝集反应而出现假阳性,复发性斑疹伤寒的外-斐反应往往呈阴性。

5) 血清学试验

(1) 立克次体凝集反应　以普氏立克次体颗粒抗原与患者血清进行凝集反应,特异性强,阳性率高。当抗体效价达 1:40 即为阳性。病程第 5 天阳性率可达 85%,病程第 16~20 天阳性率可达 100%。该凝集反应虽然也可与莫氏立克次体发生一定的交叉,但莫氏立克次体抗体效价较低,故仍可借助该反应与莫氏立克次体相鉴别。

(2) 补体结合试验　以提纯的普氏立克次体颗粒抗原做补体结合试验,敏感性高,不仅有组特异性还具有种特异性,可用于区分流行性斑疹伤寒与地方性斑疹伤寒。补体结合抗体效价在病程第 1 周即可达有意义的数值(≥1:32),其阳性率为 50%~70%。病程第 2 周阳性率可达 90% 以上,低效价可维持 10~30 年,故补体结合试验还可用于流行病学的调查。

(3) 间接血凝试验　用斑疹伤寒立克次体可溶性抗原致敏绵羊或家兔红细胞,进行微量间接血凝试验。优点为其灵敏度较外-斐反应及补体结合试验高,特异性强,与其他群的立克次体无交叉反应,便于进行流行病学检查和早期诊断。缺点是不易区分普氏立克次体、莫氏立克次体和复发性斑疹伤寒。

(4) 间接免疫荧光试验　该试验是用两种斑疹伤寒立克次体抗原作抗原标本,并向其中分别滴入等量患者血清,待抗原标本与患者血清中的抗体充分结合后洗涤除去未结合的抗体,再加入已作荧光标记的抗-IgM 及抗-IgG 抗体,以检测患者血清中有无特异性抗体 IgM 和 IgG 以及抗体效价。

该法特异性强,灵敏度高,速度快。若一种立克次体血清滴度高于另一种立克次体血清抗体滴度 2 倍以上且血清抗体滴度达到诊断滴度(IgM 效价≥1:16、IgG 效价≥1:80 即为阳性;IgM 效价≥1:32,IgG 效价≥1:320 为诊断滴度)即有诊断意义。此法可区分流行性斑疹伤寒与地方性斑疹伤寒。同时 IgM 抗体的检出有早期诊断价值。

6) 其他

(1) 病原体分离　该法一般不用于临床诊断,可用于检测和分离立克次体。

(2) 核酸检测　用 DNA 探针或 PCR 方法检测普氏立克次体核酸,特异性好、敏感度高、快速,有助于早期诊断。

(二) 鉴别诊断

1. 其他立克次体病　恙虫病患者恙螨叮咬处可有焦痂和淋巴结肿大,变形杆菌 OX_K 凝集试验阳性。

Q 热除发热及头痛外无皮疹,主要表现为间质性肺炎,外-斐反应阴性,贝纳立克次体的血清学试验阳性。

与地方性斑疹伤寒的鉴别见表 3-1。

表 3-1 流行性斑疹伤寒与地方性斑疹伤寒的鉴别

内容	流行性斑疹伤寒	地方性斑疹伤寒
病原体	普氏立克次体	莫氏立克次体
病情程度	中度至重度,神经症状明显	轻度至中度流行
流行性	多发生于寒冷地区的冬、春季	地方散发性,一年四季均可发病,但更多见于夏、秋季
皮疹	斑丘疹,瘀点或瘀斑多见;多遍及全身,面部常无皮疹,孤立,不融合	斑丘疹,稀少
血小板减少	常见	不常见
外-斐反应	强阳性,1:320~1:5120	1:160~1:640
接种试验	接种雄性豚鼠腹腔可引起发热和血管病变,但无明显的睾丸红肿,偶可引起但很轻	病原体可引起豚鼠睾丸严重肿胀
病死率/(%)	6~30	<1

2. 伤寒 夏、秋季多见,起病较缓慢。体温呈阶梯状上升,成人患者还可出现相对缓脉。半数以上的患者于病程 7~14 天出现皮疹,呈淡红色玫瑰疹,多在 10 个以下,压之退色。肝脾肿大,白细胞计数减少,肥达试验阳性。骨髓培养和(或)血培养有伤寒杆菌生长有助于诊断。

3. 回归热 虱传回归热的传播媒介主要是体虱,流行季节为冬、春季,与本病相同。有典型的周期性高热,皮疹极少见,剧烈头痛及全身肌肉骨骼疼痛为本病突出症状,尤以腓肠肌最为明显。重症病例可有黄疸和出血倾向。白细胞计数增多,为 $(10~20)×10^9/L$,发热时血中有大量的回归热螺旋体。

4. 钩端螺旋体病 夏、秋季流行,在最近 28 天内有疫水接触史或病畜接触史。热程较短,为 7~10 天,病后第 1 天即可出现腓肠肌疼痛,重者不能行走,拒按。乏力显著,常不能站立或行走。发病第 1 天还可出现结膜充血,以后迅速加重,多无皮疹。病后第 2 天可出现腹股沟和(或)腋窝淋巴结肿大,可有黄疸、出血或咯血。钩端螺旋体补体结合试验及凝集溶解试验呈阳性。

5. 其他 与流行性脑脊髓膜炎、大叶性肺炎、流行性出血热及其他病毒感染等相鉴别。

七、治疗

(一) 一般治疗

患者入院后先洗澡更衣、灭虱。卧床休息,供给足够热量,维持水、电解质平衡。应加强护理,保持患者口腔及皮肤清洁,防止继发其他细菌感染。昏迷患者应经常为其翻身拍背,减少褥疮及坠积性肺炎的发生等。

(二) 病原治疗

病原治疗是本病的主要治疗措施。首选多西环素,成人口服剂量为 0.2~0.3 g,每天 1次,连用 3 天,必要时第 4 天再服 1 次;免疫功能低下者,每次 0.2 g,每天 4 次,连用 3 天,必要时第 4 天再服 1 次。多西环素疗效明显,一般于用药后十余小时症状开始减轻,2~3 天内完全退热,该药物对复发性斑疹伤寒也有特效。氯霉素对本病疗效虽好,但因具有骨髓抑制作用而不作为首选。

(三) 对症治疗

高热患者以物理降温为主,慎用退热剂,以防大量出汗虚脱,必要时,可给予小剂量解热镇痛剂。剧烈头痛者给予止痛镇静剂。毒血症症状严重者可短期应用糖皮质激素。有低血容量

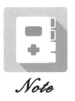

者可考虑补充血浆或低分子右旋糖酐。对心功能不全者要注意减轻心脏负荷,可用强心药如毛花苷 C 或毒毛花苷 K 等。对有精神症状者,可给予水合氯醛治疗等。

八、预防

预防本病的关键在于防虱、灭虱和改善卫生条件,加强群众卫生意识以及卫生知识的普及。

(一) 管理传染源

患者应予灭虱处理。可用杀虫剂、0.04%二氯苯醚菊酯乳剂等化学制剂或用水煮、蒸汽加热等物理方法灭虱。

(二) 切断传播途径

加强卫生宣教,鼓励群众勤沐浴、常更衣。发现患者后,同时对患者及接触者进行灭虱,与患者密切接触者应医学观察 21 天。

(三) 保护易感人群

对疫区居民、新进入疫区者、部队指战员、防疫医护人员、实验室工作人员等,国内常用灭活鼠肺疫苗进行接种,第 1 年皮下注射 3 次,以后每年加强注射 1 次,经过 6 次以上预防接种后即可获得较持久的免疫力。

本节小结

流行性斑疹伤寒又称虱传斑疹伤寒,是由普氏立克次体引起,以人虱为传播媒介的急性传染病。急性起病,以稽留热、剧烈头痛、皮疹、肝脾肿大及较明显的中枢神经系统症状为特征。典型皮疹为鲜红色充血性斑丘疹,压之退色,孤立存在,面部通常无疹。外-斐反应为主要的辅助诊断方法。特效药为多西环素。该病预防重在防虱、灭虱,普及卫生知识以及改善群众卫生条件。

考点在线

1. 流行性斑疹伤寒的传染源是(　　　)。

A.患者　　　　　　　　B.家鼠　　　　　　　　C.体虱

D.鼠蚤　　　　　　　　E.普氏立克次体

2. 流行性斑疹伤寒首选药物是(　　　)。

A.干扰素　　　　　　　B.多西环素　　　　　　C.氯霉素

D.磺胺嘧啶　　　　　　E.金刚烷胺

(王　静)

第二节　地方性斑疹伤寒

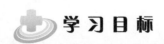学习目标

知识目标:地方性斑疹伤寒的病原学及流行病学特点;临床表现、诊断依据以及治疗

措施。

能力目标：能够独立完成地方性斑疹伤寒的诊断和治疗。

素质目标：能够设身处地为患者着想，做个有耐心、有同情心且技术过硬的临床专业人员。

案例分析

患者，男，38岁，高热、头痛1周，皮疹3天，于2017年10月入院。发病前三周曾回到老家探亲，1周前急性起病，突发高热，体温最高时可达40℃，伴显著头痛和全身肌肉酸痛，3天前，胸部出现少量皮疹。查体：T 38.7℃，P 110次/分，BP 125/75 mmHg，R 18次/分，急性病容，神志清楚，精神可，胸腹部未见皮疹，颈软，双肺呼吸音清，未闻及干湿啰音，腹软，肝肋下未及，脾侧位可及。实验室检查：WBC $6.5×10^9$/L。外-斐反应1：160。

问题：

1. 该案例初步诊断是什么疾病？

2. 诊断依据是什么？

3. 为进一步确诊，可继续做哪些实验室检查？应与哪些疾病相鉴别？

4. 该病如何预防？

一、概述

地方性斑疹伤寒(endemic typhus)是由莫氏立克次体引起，以鼠蚤为传播媒介的急性传染病，因此又称为鼠型斑疹伤寒或蚤传斑疹伤寒。临床表现与流行性斑疹伤寒相似，但症状较轻，病程短，预后好，病死率极低。

二、病原学

莫氏立克次体其形态、染色特点、生化反应、培养条件及抵抗力均与普氏立克次体相似，但多为短丝状。莫氏立克次体与普氏立克次体具有相同的耐热可溶性抗原，可发生交叉反应；但两者又具有不同的不耐热型颗粒抗原，故可用补体结合试验、立克次体凝集试验及间接免疫荧光试验相鉴别。莫氏立克次体接种于雄性豚鼠后，除引起发热外，还可使豚鼠阴囊或睾丸高度肿胀，并能在睾丸鞘膜的渗出液中查见大量的病原体，而普氏立克次体仅引起雄性豚鼠轻微的阴囊反应。莫氏立克次体对豚鼠、大鼠和小鼠均有明显的致病性，能使其感染并致死，也可在大鼠脑部存活数月，故可用于分离及保存病原体或传代。

三、流行病学

1. 传染源　家鼠是本病的主要传染源。莫氏立克次体主要通过"鼠—鼠蚤—鼠"的方式在鼠间传播。莫氏立克次体感染鼠后，大多并不立即致鼠死亡，只有当宿主鼠死亡后，鼠蚤才离开鼠体，叮咬人致人感染。此外，患者及牛、羊、猪、马、骡等也可作为传染源。

2. 传播途径　主要通过鼠蚤的叮咬传播。莫氏立克次体感染鼠后，立克次体在鼠血液内循环。鼠蚤叮咬病鼠，将带有病原体的血液吸入肠道，在肠道上皮细胞内大量繁殖，细胞过度肿胀而破裂，再随蚤粪将部分病原体排出。宿主鼠死亡后鼠蚤可叮咬人体，叮咬时并不直接将立克次体注入人体，而是将带有病原体的蚤粪及呕吐物排泄到人的皮肤上，随后可经皮肤的抓伤破损处侵入人体，或因蚤体被压碎后，病原体溢出，也可通过相同的途径感染人体。若此时被感染的人体寄生有人虱，则可通过人虱继发地在人群中传播。干蚤粪内的病原体偶可形成气溶胶，经呼吸道和结膜使人感染。进食被病鼠排泄物污染的食物也可患病。

3. 易感人群 人群普遍易感。感染后可获得强而持久的免疫力,与流行性斑疹伤寒有交叉免疫。

4. 流行特征 晚夏及秋季多见,全球散发,属自然疫源性疾病,热带及亚热带多见,国内以华北、西南、西北诸省发病率较高。

四、发病机制与病理变化

地方性斑疹伤寒发病机制与流行性斑疹伤寒基本相似,但血管病变较轻,小血管、毛细血管血栓形成较少见。

五、临床表现

潜伏期为 1~2 周,临床表现与流行性斑疹伤寒相似,但中枢神经系统的症状较轻,病程短。其特点如下。

1. 发热 大多数起病急骤,为稽留热或弛张热,体温可达 39 ℃左右,伴显著头痛、全身肌肉酸痛、关节疼痛及结膜充血等症状。热程通常为 9~14 天,最短 4 天,长者可达 25 天。

2. 皮疹 出血性皮疹少见,但足底及手掌有时可见。本病 50%~80% 患者有皮疹。皮疹出现时间、特点与流行性斑疹伤寒相似,皮疹数量少。

3. 中枢神经系统症状 表现为头痛、头晕、失眠等轻度神经系统症状。听力减退,谵妄、烦躁不安、脑膜刺激征及大小便失禁等少见。

4. 其他 部分患者可有咳嗽、恶心、呕吐、腹泻、腹痛、轻度黄疸及脾脏轻度肿大等,肝(肿)大者较少。心肌很少受累。本病并发症少,以支气管炎最多见。

六、诊断与鉴别诊断

(一)诊断要点

1. 流行病学资料 多发生于晚夏及秋季;有家鼠接触史;居住在疫区或 1 个月内曾到过疫区。

2. 临床表现 本病临床表现缺乏特异性,且病情轻,病程短,容易漏诊。若出现高热、显著头痛、少量皮疹等与流行性斑疹伤寒相似的症状则应考虑本病可能。

3. 实验室检查

(1)血常规检查 白细胞总数及分类多正常,少数于病程早期出现血小板减少。

(2)生化检查 约 90% 患者可出现 AST、ALT、ALP 和 LDH 轻度升高。

(3)血清学抗体检测 外-斐反应有筛选价值,本病外-斐反应也呈阳性反应,抗体效价较流行性斑疹伤寒低,为 1∶160~1∶640。外-斐反应特异性差,需借助补体结合试验、立克次体凝集试验与流行性斑疹伤寒相鉴别。

(4)动物接种 取发热期患者血液 3~5 mL 接种于雄性豚鼠腹腔内,接种后 5~7 天动物发热,阴囊及睾丸高度肿胀,取睾丸鞘膜渗出液做涂片检查,可见细胞质内有大量病原体。

(二)鉴别诊断

本病主要与流行性斑疹伤寒相鉴别,详见本章第一节。

七、治疗

治疗同流行性斑疹伤寒,国内治疗多用多西环素,副作用少,疗效明显。近来有用红霉素、氟喹酮类抗菌药物(如诺氟沙星、依诺沙星、环丙沙星)等治疗本病。患者体温常于开始治疗后 1~3 天内降至正常;体温降至正常后再用药 3~4 天。

八、预防

（1）主要是灭鼠、灭蚤，对患者及早隔离治疗。

（2）本病多散发，故多不进行疫苗接种。对高危人群如灭鼠人员、与莫氏立克次体有接触的实验工作人员则应进行疫苗接种。

本 节 小 结

地方性斑疹伤寒又称蚤传斑疹伤寒，急性起病，体温升高至 39 ℃左右，热型为稽留热或弛张热，部分患者有皮疹，中枢神经系统症状轻。并发症以支气管炎多见。家鼠为本病的传染源，主要通过鼠蚤叮咬传播，多以晚夏和秋季多见。治疗多选用多西环素。

考 点 在 线

1. 地方性斑疹伤寒的主要传染源是（　　　）。

A. 患者　　　　　　　B. 家鼠　　　　　　　C. 体虱

D. 鼠蚤　　　　　　　E. 普氏立克次体

参考答案

（王　静）

参 考 文 献

［1］ 徐小元,祁伟.传染病学［M］. 3 版.北京:人民卫生出版社,2013.

［2］ 李兰娟,任红.传染病学［M］. 8 版. 北京:人民卫生出版社,2013.

［3］ 李凡,徐志凯.医学微生物学［M］. 8 版.北京:人民卫生出版社,2013.

［4］ 李玉林.病理学［M］. 8 版.北京:人民卫生出版社,2013.

［5］ 胡芳,白志峰.传染病学［M］. 2 版.南京:江苏凤凰科学技术出版社,2014.

［6］ 白志峰,孟晓红.传染病学［M］. 3 版.西安:第四军医大学出版社,2015.

Note

第四章　细菌性传染病

第一节　伤寒与副伤寒

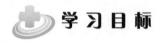 学习目标

知识目标：掌握伤寒和副伤寒的病原体与流行病学；掌握伤寒的临床表现和防治原则。

能力目标：能够独立进行伤寒的诊断和治疗。

素质目标：培养科学的临床思维方法和高度的责任感、同情心与实事求是的工作作风。

 案例分析

患者，男，42岁，2周前出现低热，乏力，以后体温逐日上升，近1周体温在 39.3～39.8 ℃持续。查体：肝大，肝肋下 2 cm，脾肋下 1 cm。外周血白细胞 $4.2×10^9$/L，中性粒细胞 0.50，淋巴细胞 0.48，单核细胞 0.02。肥达试验 O 为 1：320，H 为 1：160。

请问：

1. 该案例初步诊断是什么疾病？

2. 诊断依据是什么？

3. 为确诊可进一步做哪些检查？

4. 治疗原则有哪些？

Ⅰ 伤寒

一、概述

伤寒（typhoid fever）是由伤寒杆菌引起的急性肠道传染病，临床特征为持续发热、相对缓脉、全身中毒症状、消化道症状、肝脾肿大、玫瑰疹与白细胞减少等，肠出血、肠穿孔为主要的严重并发症。以回肠下段淋巴组织增生、坏死为主要病变。

二、病原学

1. 形态、结构及分型　伤寒杆菌属于沙门氏菌属的 D 群，革兰氏染色阴性。短杆状，长 2～3 μm，宽 0.5～0.8 μm。有鞭毛，能运动。菌体裂解时，可释放毒力很强的内毒素，对本病的发生和发展起重要作用，是重要的致病因素。伤寒杆菌主要有鞭毛抗原 H，菌体抗原 O 及

表面抗原 Vi,在机体感染后诱生相应的抗体。通常检测血清中 O、H 抗体(肥达试验)以辅助临床诊断;Vi 抗体检测主要用于检查伤寒慢性带菌者。

2. 培养、消毒 在自然界中生命力强,能耐低温,在水中能存活 2～3 周,在粪便中可存活 1～2 个月,在牛奶、肉类、蛋类中生存数月;伤寒杆菌在普通培养基中能生长,在含胆汁的培养基中生长更佳。但其耐热性不强,加热至 60 ℃ 15 分钟或煮沸后即可杀灭。对一般化学消毒剂敏感,在 5% 苯酚溶液中 5 分钟内死亡,消毒饮用水余氯达 0.2～0.4 mg/L 时迅速死亡。

三、流行病学

1. 传染源 患者及带菌者是传染源。潜伏期内即可从粪便排出伤寒杆菌,发病 2～4 周,粪、尿中排菌率最高,传染性最强;恢复期后 2 周内仍有半数排菌。少数患者可持续排菌 3 个月以上,个别可终生排菌。排菌期限在 3 个月内称为暂时带菌者,在 3 个月以上称为慢性带菌者。所有带菌者是引起伤寒流行,尤其是散发流行的重要传染源,在流行病学上有重要意义。

2. 传播途径 可通过污染的水或食物、日常生活接触、苍蝇与蟑螂等传递病原菌而传播。水源污染是传播本病的重要途径,常是引起暴发流行的主要原因。日常生活接触是散发流行的主要传播方式。

3. 易感人群 人对本病普遍易感,病后可获得持久的免疫力,少有第二次发病,但有 2% 左右可再次得病。伤寒和副伤寒没有交叉免疫。

4. 流行特征 该病以夏、秋季多见,在世界各地都有发生,以温带及热带地区为多,但也可发生于其他季节。在发达国家由于卫生条件好,发病率低,而在发展中国家,伤寒仍是一种常见的传染病。在洪涝、地震等自然灾害时易发生本病流行。

四、发病机制与病理变化

伤寒杆菌进入消化道后,胃酸杀灭大部分细菌。未被杀灭的细菌通过肠黏膜,经淋巴管进入肠道淋巴组织及肠系膜淋巴组织中繁殖,释放入血导致第一次菌血症。此时属潜伏期,患者无症状。伤寒杆菌随血液进入肝、脾、胆囊、骨髓、淋巴结的单核-巨噬细胞系统内大量繁殖,再次入血导致第二次菌血症,释放内毒素,产生临床症状。在病程第 2～3 周,伤寒杆菌继续随血液播散全身。胆道内大量繁殖的伤寒杆菌随大便排出,一部分再次侵入肠道淋巴组织,使肠道病变加重,引起肠出血、肠穿孔。由于伤寒杆菌内毒素可激活单核-巨噬细胞系统释放一系列细胞因子,因而引起发热、表情淡漠、相对缓脉等全身中毒症状。

伤寒的病理特点是全身单核-巨噬细胞系统的增生性反应,以回肠下段的集合淋巴结及孤立淋巴滤泡病变最具特征性。第 1 周淋巴组织高度肿胀;第 2 周淋巴滤泡坏死;第 3 周坏死组织脱落,形成溃疡;第 4 周愈合,不留瘢痕。肠系膜淋巴结肿大、充血,肝脾肿大,镜下可见充血或灶性坏死。

五、临床表现

潜伏期为 3～60 天,大多为 7～14 天。

1. 典型伤寒的临床表现

1) 初期 病程第 1 周。缓慢起病,最早症状为发热,体温呈梯形上升,5～7 天内达 39～40 ℃。伴全身不适、食欲减退、乏力、四肢酸痛等。部分患者体检右下腹轻压痛,肝脾可有肿大。

2) 极期 病程第 2～3 周。有伤寒的典型表现,肠出血、肠穿孔等并发症多在本期出现。主要表现如下。

(1) 发热 以稽留热为主,持续 10～14 天。

（2）神经系统症状　表情淡漠、呆滞、反应迟钝、听力减退,重者可有谵妄、昏迷或出现脑膜刺激征。随病情改善、体温下降而恢复。

（3）消化道症状　食欲不振,腹部不适,多有便秘,少数患者有腹泻。右下腹可有轻压痛。

（4）循环系统症状　常有相对缓脉或重脉。

（5）皮疹　部分患者皮肤出现淡红色小斑丘疹(玫瑰疹),多见于病程 7～14 天,直径 2～4 mm,压之退色,多在 10 个以下,分批出现,以胸腹部及背部多见,2～4 天消退。

（6）肝脾肿大　病程第 1 周末可有肝脾肿大,质软有压痛。部分患者并发中毒性肝炎。

3）缓解期　病程第 3～4 周。体温逐渐下降,食欲好转,腹胀逐渐消失,肿大的脾脏开始回缩。要注意本期仍可能出现各种并发症。

4）恢复期　病程第 5 周。体温恢复正常,临床症状消失。

2. 临床类型

（1）轻型　常见于儿童,曾接种伤寒疫苗或发病初期使用有效抗菌药物者。全身毒血症症状轻,病程短,1～2 周恢复健康。易漏诊、误诊。

（2）普通型　具有上述典型症状、体征及临床过程。

（3）迁延型　常见于既往有消化系统基础疾病的患者。病初表现类似于普通型,但持续发热达 5 周以上至数月之久,呈弛张热或间歇热,肝脾肿大明显。

（4）逍遥型　病初症状不明显,毒血症症状轻微,但肠道病变轻重不一,部分患者可因肠出血、肠穿孔就诊。

（5）暴发型　急性起病,毒血症状严重,高热或体温不升,常出现各种并发症甚至休克。及时治疗仍有治愈可能。

3. 特殊临床表现

（1）小儿伤寒　起病急,胃肠道症状明显,容易并发支气管炎或肺炎,肠出血、肠穿孔少见。

（2）老年伤寒　发热通常不高,易出现虚脱,并发支气管肺炎和心力衰竭多见,病程长,病死率高。

（3）再燃　指病后 2～3 周体温开始下降但尚未恢复正常时,体温又再上升,持续 5～7 天后回到正常值。在再燃期间症状加重,血培养可呈阳性。可能与菌血症仍未完全被控制有关。

（4）复发　指退热后 1～3 周,临床症状再现,血培养再次呈阳性。复发症状一般较轻,病程较短,并发症与合并症较少。其原因是病灶内细菌未被完全消灭,当免疫力降低时,伤寒杆菌再度繁殖,再次侵入血液,多见于使用抗生素疗程过短的患者。本病复发率为 10% 左右。

六、并发症

1. 肠出血　最常见的并发症,常见诱因为饮食不当、腹泻等。多发生于病程第 2～3 周。大量出血时,体温骤降,脉搏增快,头晕、口渴,严重时可出现休克症状。

2. 肠穿孔　为最严重的并发症,饮食不当常为诱因。多见于病程第 2～3 周。好发于末段回肠。穿孔前常有腹胀、腹泻或肠出血等。穿孔时患者突然右下腹剧痛,伴恶心、呕吐、脉搏细速,体温初降后升高,出现腹膜刺激征、移动性浊音等腹膜炎体征,并出现休克症状。

3. 支气管炎或支气管肺炎　多系继发感染所致。支气管炎多见于病程早期,支气管肺炎则多见于病程后期或极期。

4. 中毒性肝炎　发病率为 10%～50%,多见于发热时期,表现为肝大、触痛、ALT 增高,少数可发生黄疸,肝损害一般在 2～3 周恢复正常,预后大多良好。

5. 中毒性心肌炎　发病率低,多见于极期毒血症严重者。常表现为心率加快、心律不齐、第一心音低钝、奔马律等。心电图检查有异常改变。

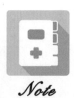

6. 其他 急性胆囊炎、血栓性静脉炎、溶血性尿毒症综合征等。

七、诊断和鉴别诊断

1. 诊断要点

1）流行病学资料 流行区、夏秋流行季节、个人既往病史、预防接种史及近期与伤寒患者接触史等。

2）临床资料 持续发热 1 周以上,消化道症状较显著,白细胞减少,即应考虑有伤寒的可能。如果高热持续不退,伴有相对缓脉、表情淡漠、脾肿大、玫瑰疹时,伤寒的临床诊断就基本成立。如果发生了肠出血或肠穿孔,更有助于诊断。

3）实验室资料

（1）常规检查 血常规可见白细胞总数一般为$(3\sim5)\times10^9/L$,中性粒细胞减少,嗜酸性粒细胞减少或消失。嗜酸性粒细胞计数对伤寒的诊断和病情评估有重要参考意义,即嗜酸性粒细胞计数随病情好转逐渐趋于正常,复发者再度减少或消失。尿常规可在第二周后出现轻度尿蛋白。

（2）细菌学检查 为本病的确诊依据。发病第 1～2 周血培养阳性率最高;骨髓培养阳性率高于血培养,阳性持续时间长。发病第 3～4 周粪、尿培养阳性率最高,对早期诊断价值不大,常用于判断带菌情况。

（3）肥达试验(Widal test) 可辅助诊断。伤寒抗体通常在病后 1 周左右出现,第 3～4 周阳性率最高,可持续数月。O 抗体凝集效价在 1：80 及 H 抗体在 1：160 或以上时为阳性,有辅助诊断价值。5～7 天后复查 1 次,效价上升 4 倍或 4 倍以上方有诊断价值。患者 Vi 抗体水平一般不高,带菌者常有高水平的 Vi 抗体,且持久存在,效价在 1：32 以上有意义。

（4）其他检查 用新的免疫学方法检测伤寒杆菌 IgM 或 IgG 型抗体有助于早期诊断,其特异性、重复性、敏感性有待进一步评价。

2. 鉴别诊断

（1）病毒性上呼吸道感染 有高热,白细胞减少,但没有全身中毒症状及肝、脾肿大等。病程为 1～2 周,肥达试验和血培养均为阴性。

（2）疟疾 发热、畏寒、肝脾肿大,白细胞减少,与伤寒相似。但患者有寒战,体温每天波动范围大,血及骨髓涂片可找到疟原虫。

（3）恶性组织细胞病 患者长期发热、肝脾肿大,白细胞减少,与伤寒相似。但患者多为不规则发热,呈进行性贫血、出血,骨髓检查可发现恶性组织细胞。

（4）其他 如钩端螺旋体病、血行播散型肺结核及革兰氏阴性杆菌败血症等,只要认真分析,结合实验室检查及 X 线检查则可鉴别。

八、治疗

1. 一般治疗

（1）隔离与休息 按肠道传染病隔离处理并卧床休息,排泄物要彻底消毒。培养 2 次阴性才可解除隔离。

（2）饮食 给予营养丰富、易消化的无渣饮食,少食多餐,以免诱发肠出血、肠穿孔等。避免进豆奶、牛奶等产气食物以免腹胀。多进水,以利于毒素排泄。必要时,静脉输液以维持足够热量及水和电解质平衡。恢复期患者可以进少渣流质饮食,并逐渐恢复正常饮食。

2. 对症治疗 高热时患者宜采用物理降温,可用温水或酒精擦身及冰袋冷敷,不宜用发汗退热剂,以免虚脱。便秘者可用生理盐水低压灌肠或用开塞露,禁用泻药和高压灌肠。腹泻者宜进低糖低脂饮食,可用黄连素片、铋剂,一般不宜用含鸦片制剂,以免减弱肠蠕动引起鼓肠。腹胀者必要时用松节油涂腹部及肛管排气,禁用新斯的明。对于出现昏迷、谵妄等严重毒血症状者,应在有效足量抗菌药物的配合下,静脉滴注地塞米松 2~5 mg,每天 1 次,疗程一般不超过 3 天。

3. 病原治疗

(1)氟喹诺酮类　第三代喹诺酮类广谱抗菌药物已被列为治疗伤寒的首选药物,如诺氟沙星、氧氟沙星、环丙沙星、左氧氟沙星等。此类药物口服吸收良好,在血液、胆汁、肠道和尿路中的浓度高,能渗透进入细胞内作用于细菌 DNA 旋转酶,干扰其 DNA 复制,导致细菌死亡,与其他抗菌药物无交叉耐药性。副作用轻微,可有胃肠道反应,皮疹、丙氨酸转氨酶升高,一过性白细胞减少,头晕,失眠,偶有神经精神症状等。癫痫、精神病患者慎用,孕妇、哺乳期妇女及儿童忌用。

诺氟沙星成人每天剂量 800~1200 mg,分 3 次口服。氧氟沙星成人每天 600~800 mg,分 3 次口服。左氧氟沙星剂量减半。环丙沙星成人每次 200 mg 静脉滴注,一天 2 次。以上四种任选一种应用。一般用药 5 天左右退热,退热后继续用药 10~14 天。

(2)氯霉素　用于氯霉素敏感病例。成人每天 1.5~2 g,分 3~4 次口服,退热 2~3 天后剂量减半再服 10~14 天,或在退热 2~3 天后停药,停药 1 周后再服药(全量或半量)1 周。本药优点为用药后退热快、中毒症状随之消失,病死率及并发症的发生率明显降低;缺点是耐药菌株的出现,尤其是有引起再生障碍性贫血的危险,故在用药期间,应定期检查血常规。新生儿、孕妇及肝功能损害者忌用。

(3)头孢菌素类　第二代和第三代头孢菌素对伤寒杆菌有强大的抵抗作用,毒副反应小,尤其适用于孕妇、儿童及哺乳期妇女。头孢哌酮成人每天 2~4 g,分 2 次静脉注射,疗程 10~14 天。对于多重耐药伤寒杆菌感染,特别是重症病例可以氟喹诺酮类为主,联合应用第三代头孢菌素。

(4)复方磺胺甲噁唑(SMZ-TMP)　疗效与氯霉素相近,对非耐药菌株有一定疗效。成人每次 3 片(每片含 SMZ 400 mg,TMP 80 mg),每天口服 2 次,体温正常后减至 2 片,每天 2 次,续服 7~10 天。磺胺药过敏、肝肾功能不全、孕妇、贫血、粒细胞减少者忌用。

(5)阿莫西林　成人每天 4 g 肌内注射或静脉注射,热退后改口服,疗程 2~3 周。对非耐药菌株有一定疗效。本药改善症状较慢,但胆汁浓度高,治疗后不易成为慢性带菌者。

4. 并发症的治疗

(1)肠出血　严格卧床休息,严密观察血压、脉搏、神志变化及便血情况。禁食或给少量流质饮食。适当输液并注意水、电解质平衡。对于出血者可用一般止血剂,酌情输血。大量出血经积极治疗无效者,考虑手术治疗。

(2)肠穿孔　应及时确诊,创造条件及时进行手术治疗。术前禁食,胃肠减压,静脉补充热量及维持水、电解质和酸碱平衡。联合应用抗生素以控制腹膜炎。

(3)中毒性心肌炎　绝对卧床休息。在足量有效抗菌治疗的同时,应用肾上腺皮质激素及改善心肌营养状态的药物如维生素 B$_1$、三磷酸腺苷(ATP)、高渗葡萄糖等,如出现心力衰竭,可在严密观察下,应用小剂量强心药。

5. 慢性带菌者的治疗　应用氨苄西林和丙磺舒联合治疗,如氨苄西林成人每天 3~6 g,分 3~4 次口服,可联合丙磺舒,每次 0.5 g,每天 4 次,口服,连用 4~6 周,疗效更好。口服诺氟沙星每次 0.4 g,每天 2 次,连服 4 周,疗效也较好。内科治疗无效且伴有胆石症或胆囊病变者,可行胆囊切除术。

九、预防

1. 管理传染源 伤寒患者隔离治疗至体温正常后 15 天,或粪便培养 2 次阴性(热退后每周 1 次)。患者的排泄物及用具须严格消毒。重点检查饮食行业人员,及时发现带菌者,进行监督、管理和治疗。

2. 切断传播途径 加强对水源、饮食、粪便的卫生管理,消灭苍蝇。提倡良好的个人卫生和饮食卫生习惯是预防和控制肠道传染病的主导措施。

3. 保护易感人群 可采用伤寒、副伤寒甲、副伤寒乙三联菌苗进行预防接种。但副反应较大,保护效果不理想,已很少应用。近年口服减毒活菌苗 Ty21a 株的疫苗或 Vi 多糖疫苗也证明有效。

Ⅱ 副伤寒

副伤寒(paratyphoid fever)是由副伤寒甲、乙、丙三种沙门菌所引起的急性传染病。副伤寒的流行病学、发病机制、病理解剖、临床表现、诊断、治疗与预防基本上与伤寒相同,临床难以鉴别。

副伤寒甲、乙潜伏期为 2～15 天,一般为 8～10 天。起病较急,有腹痛、呕吐、腹泻等急性胃肠炎症状,2～3 天后胃肠症状减轻,而体温渐升,出现伤寒样症状(轻症)。发热多呈弛张型,热程 2～3 周,毒血症较轻。皮疹出现较早、较多、较大、色较深。肠道病变表浅,出血与穿孔少见。病死率较低。但副伤寒甲复发率高于伤寒。

副伤寒丙的肠道病变不明显,有弥漫性炎症而无溃疡形成,但可在其他脏器组织形成局限性化脓病灶。临床主要表现为脓毒血症型,其次为伤寒型或胃肠型。起病急,体温迅速升高,常有寒战,热型不规则,热程 1～3 周,其后体温逐渐下降,但重症者发热持续时间较长。脓毒血症常在肺部、骨及关节等处形成局限性化脓病灶,偶可并发化脓性脑膜炎、心内膜炎、肝脓肿等,肠出血、肠穿孔少见。

治疗与伤寒相同。并发化脓性病灶,脓肿形成时可手术排脓,同时加强抗菌治疗。

本 节 小 结

伤寒与副伤寒均为致病性沙门菌引起的急性肠道传染病。伤寒杆菌革兰氏染色阴性,内毒素是其重要的致病因素。伤寒杆菌在自然界中生命力强,对一般化学消毒剂敏感。伤寒杆菌引起的基本病变是全身单核-巨噬细胞系统的增生性反应,以回肠下段的集合淋巴结及孤立淋巴滤泡病变最具特征性。传染源是患者及带菌者,经消化道传播,人群普遍易感,病后免疫力持久。临床可分为初期、极期、缓解期和恢复期四期。临床特征为持续发热、消化道症状、相对缓脉、全身中毒症状、玫瑰疹、肝脾肿大。主要并发症有肠出血、肠穿孔。此外有白细胞减少,嗜酸性粒细胞减少或消失,肥达试验阳性,血或粪或尿或骨髓培养阳性即可确诊。病原治疗首选氟喹诺酮类药物。主要预防措施为切断传播途径。

考 点 在 线

A1 型题

1. 伤寒杆菌致病的主要因素是(　　)。

A. 内毒素　　　　　　　B. 肠毒素　　　　　　　C. 外毒素

D. 神经毒素　　　　　　E. 细胞毒素

2. 伤寒病变最显著的部位是(　　)。

A. 脾　　　　　　　B. 肝　　　　　　　C. 骨髓

D. 回肠和空肠　　　E. 回肠下段集合淋巴结和孤立淋巴结

3. 伤寒的玫瑰疹常出现于病程的第几天?(　　)

A. 1～2 天　　　　　B. 3～4 天　　　　　C. 5～6 天

D. 7～14 天　　　　　E. 2 周后

4. 伤寒复发的原因是(　　)。

A. 菌血症未完全控制

B. 潜伏在病灶或巨噬细胞内的伤寒杆菌再度繁殖

C. 潜伏于肠腔内的伤寒杆菌再次侵入血液

D. 再次感染伤寒杆菌

E. 伤寒患者退热后 2～3 天,因其他感染再次出现发热

5. 伤寒最常见的并发症是(　　)。

A. 肠出血　　　　　B. 肠穿孔　　　　　C. 支气管炎或支气管肺炎

D. 中毒性肝炎　　　E. 中毒性心肌炎

6. 伤寒最严重的并发症是(　　)。

A. 肠出血　　　　　B. 肠穿孔　　　　　C. 支气管肺炎或支气管炎

D. 中毒性肝炎　　　E. 中毒性心肌炎

7. 在伤寒患者各个病程中培养阳性率最高的是(　　)。

A. 血　　　　　　　B. 骨髓　　　　　　C. 大便

D. 小便　　　　　　E. 玫瑰疹

8. 预防伤寒的关键措施是(　　)。

A. 隔离患者　　　　B. 发现带菌者　　　C. 切断传播途径

D. 伤寒疫苗接种　　E. 氯霉素预防性服药

A2 型题

9. 患者,男,36 岁,稽留热已 3 周,伴腹胀、腹泻。病程中突然右下腹疼痛,出冷汗,肝浊音界消失,腹部 X 线片可见游离气体。实验室检查:WBC 18×10^9/L,N 0.85,L 0.15,E 0。肥达试验 H 为 1:320,O 为 1:640。最可能的诊断是(　　)。

A. 胃穿孔　　　　　B. 阑尾穿孔　　　　C. 伤寒肠穿孔

D. 胆囊炎胆囊穿孔　E. 血吸虫病肠穿孔

10. 伤寒患者,白细胞总数 2.5×10^9/L,有青霉素过敏史,病原治疗应首选(　　)。

A. 氯霉素　　　　　B. SMZ-TMP　　　　C. 氨苄青霉素

D. 诺氟沙星　　　　E. 阿莫西林

(岳新荣)

参考答案

第二节　细菌性痢疾

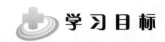 学习目标

知识目标:掌握细菌性痢疾的病原体与流行病学;掌握细菌性痢疾的临床表现和防治

原则。

能力目标：能够独立进行细菌性痢疾的诊断和治疗。

素质目标：培养科学的临床思维方法和高度的责任感、同情心与实事求是的工作作风。

案例分析

患者，男，32 岁，突起畏寒、发热、剧烈腹泻伴呕吐 12 小时入院，共腹泻 20 余次，黏液脓血便，有里急后重感，伴脐周阵发性绞痛。起病时在外出差，常在外用餐。查体：体温 39.5 ℃，脉搏 100 次/分，血压 94/60 mmHg，急性痛苦面容，轻度失水貌，皮肤弹性稍差，脐周及左下腹轻压痛，肠鸣音亢进。血常规：Hb 160 g/L，WBC 15×10⁹/L，N 0.80，L 0.20。大便常规：WBC(＋＋)，RBC 0～5 个/HP。

请问：

1. 该案例初步诊断是什么疾病？

2. 诊断依据有哪些？

3. 为确诊可进一步做哪些检查？

4. 治疗原则有哪些？

一、概述

细菌性痢疾（bacillary dysentery），简称菌痢，是由志贺菌属引起的肠道传染病。其主要临床表现为腹痛、腹泻、里急后重和黏液脓血便，可伴有发热及全身毒血症症状，严重者可有感染性休克和（或）中毒性脑病。本病多见于夏、秋季，病后免疫力短暂，为我国较常见的肠道传染病。

二、病原学

1. 形态、结构及分型 痢疾杆菌属肠杆菌科志贺菌属，革兰氏染色阴性，无鞭毛，无芽胞，有菌毛，能黏附于结肠黏膜。按其抗原结构和生化反应的不同，目前将本菌分为 4 个群 47 个血清型，A 群痢疾志贺菌有 12 个型、B 群福氏志贺菌有 16 个型、C 群鲍氏志贺菌有 18 个型、D 群宋内志贺菌有 1 个型。其流行菌型不断变迁，我国多数地区多年来以 B 群福氏志贺菌为主要流行菌群，宋内志贺菌次之，鲍氏志贺菌又次之，但近年来少数地区有痢疾志贺菌流行。福氏志贺菌菌群易致慢性感染，而引发慢性菌痢。

2. 培养、消毒 该菌存在于患者与带菌者的粪便中，在外界环境中生命力较强，在瓜果、蔬菜及污染物上可存活 10～20 天，但对理化因素抵抗力较差，日光照射 30 分钟，加热 56 ℃ 10 分钟或煮沸 2 分钟即被杀死。该菌对各种化学消毒剂如 2％来苏尔、75％酒精等均较敏感，易被杀死。

三、流行病学

1. 传染源 为菌痢患者及带菌者，其中慢性患者、带菌者及非典型患者由于易被忽略，其流行病学的意义更大。

2. 传播途径 主要经粪-口途径传播，痢疾杆菌随粪便排出后污染食物、水、生活用品，经口使人感染，也可通过苍蝇污染食物而传播，痢疾杆菌污染食物或水源，流行季节可引起暴发流行。

3. 易感人群 人群普遍易感，病后免疫力短暂而不稳定，且各群、型之间无交叉免疫，故易复发和重复感染。

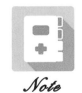

Note

4. 流行特征　本病夏、秋季多发。以儿童发病率最高,多见于卫生条件较差的地区。

四、发病机制与病理变化

痢疾杆菌侵入后发病主要取决于细菌数量、致病力和人体抵抗力。如本菌致病力强,或人体胃肠局部抵抗力弱,少量细菌即可引起发病。未被胃酸杀灭的痢疾杆菌主要侵入肠黏膜上皮细胞和固有层中繁殖,产生内、外毒素,引起肠黏膜的炎症反应和固有层小血管循环障碍,使肠黏膜出现炎症(为弥漫性纤维蛋白渗出性炎症,分泌大量黏液和渗出物)、坏死(肠上皮细胞变性坏死)和溃疡(不规则浅表溃疡),临床表现为腹痛、腹泻和黏液脓血便。

慢性期患者出现肠黏膜增生,形成囊肿及息肉。因病变部位有大量吞噬细胞,且细胞极少侵入黏膜下层,一般不侵入血液,较少引起菌血症或败血症。

中毒型菌痢的发生与痢疾杆菌产生强烈的内毒素及机体对之敏感而产生强烈的过敏反应有关。内毒素可致血中儿茶酚胺等多种血管活性物质增加,引起急性微循环障碍,导致 DIC 及血栓形成,使重要内脏器官功能衰竭。临床有感染性休克、脑水肿及脑疝的表现。

菌痢的病理变化以乙状结肠与直肠为主,严重病例可累及全部大肠及回肠下段,病变分布常呈局限性或节段性。急性菌痢的基本病变表现为黏膜弥漫性纤维蛋白渗出性炎症,大量黏液脓性分泌物渗出;肠上皮细胞变性坏死脱落,形成多数不规则的浅表溃疡,由于这些病变通常止于黏膜固有层,因而穿孔少见。恢复后溃疡愈合,深溃疡愈合后可遗留瘢痕。慢性菌痢肠黏膜水肿、增厚、溃疡不断形成和不断修复,可形成囊肿和息肉,偶因肠壁瘢痕组织收缩引起肠腔狭窄。中毒型菌痢病变以大脑、脑干的弥漫性充血水肿,神经细胞变性为主,而肠道病变轻微。

五、临床表现

潜伏期多为 1~4 天,短者仅为数小时。不同菌群临床表现有所不同,痢疾志贺菌感染临床表现多较重,宋内志贺菌感染多较轻,福氏志贺菌介于以上两者之间,但易转为慢性。

(一)急性菌痢

1. 普通型(典型)　起病急,畏寒、寒战伴高热;继之出现腹痛、腹泻和里急后重,大便次数增多,每天十多次至数十次,量少,大便性状开始为稀便,可迅速转变为黏液脓血便,体检有左下腹压痛及肠鸣音亢进。多数可于 1 周左右恢复。

2. 轻型(非典型)　全身毒血症症状和肠道症状均较轻,不发热或低热,大便次数较少,病程短,3~7 天可痊愈,但也可转为慢性。

3. 重型　多见于老年、体弱、营养不良者,多有严重的中毒症状,起病急骤,高热,伴呕吐,大便频繁,可至每天 30 次,以致失禁,带脓血黏液便,腹痛剧烈,里急后重感显著,失水明显,全腹压痛,尤以左下腹明显。患者极度衰竭,四肢湿冷,意识模糊,谵妄或惊厥,血压下降,甚至发生休克。

4. 中毒型　多见于 2~7 岁儿童,多数患儿平时体质较好。起病急骤,病势凶险,有严重的全身毒血症症状,可迅速发生循环及呼吸衰竭,而肠道症状较轻,可无腹泻和脓血便。如用生理盐水灌肠或用肛拭子取标本镜检,可发现大量脓细胞和红细胞。根据其主要临床表现,可分为 3 型。

(1)休克型(周围循环衰竭型)　较多见,以感染性休克为主要表现,出现面色灰白、肢冷、指甲发白、心率过快、脉搏细速、血压下降或测不出。晚期可出现心、肾功能不全的症状。

(2)脑型(呼吸衰竭型)　很严重,由于脑血管痉挛引起脑缺氧、脑水肿甚至脑疝,并出现中枢性呼吸衰竭,表现为频繁或持续性惊厥、昏迷;呼吸节律不齐,深浅不匀,双吸气或叹息样呼吸;瞳孔忽大忽小,继而不等大,对光反射消失;严重者可出现呼吸停止。

（3）混合型　可同时具有上述两型的临床表现,病情凶险,预后极差。

（二）慢性菌痢

病情反复发作或迁延不愈达 2 个月以上,即为慢性菌痢。导致菌痢慢性化的原因包括两个方面:①患者抵抗力低下,如急性期治疗不当、营养不良、伴有胃肠道疾病等。②与感染的细菌菌型有关,如福氏志贺菌或有耐药性菌株感染易导致慢性感染。

1. 急性发作型　半年内有痢疾史,常因进食生冷食物或受凉、劳累等诱发,可出现腹痛、腹泻、脓血便,发热常不明显。

2. 慢性迁延型　急性菌痢发作后,迁延不愈,常有腹痛、腹泻、稀黏液便或脓血便。长期腹泻导致营养不良、贫血、乏力等。体检可见左下腹痛,可扪及增粗的乙状结肠。大便常间歇排菌。

3. 慢性隐匿型　1 年内有痢疾史,无临床症状。大便培养可检出志贺菌,乙状结肠镜检查可有异常发现。

六、并发症

急性期或恢复期患者偶可并发大关节渗出性关节炎,系变态反应所致。小儿中毒型菌痢因惊厥反复持续、昏迷程度较重者可有失明、失语、耳聋及四肢瘫痪等后遗症。个别病例也可发生肠穿孔。

七、诊断及鉴别诊断

（一）诊断依据

应根据下列资料进行综合分析,确诊的依据是检出痢疾杆菌。

1. 流行病学资料　当地流行情况、季节、接触史、不洁食物史和年龄等有参考价值。

2. 临床症状　急性典型菌痢有发热、腹痛、腹泻、脓血便、里急后重、左下腹有压痛等症状,易于诊断。不典型病例仅有黏液稀便,应予注意。中毒型菌痢儿童多见,夏、秋季有急性高热惊厥、意识障碍,呼吸循环衰竭而胃肠道症状轻者则为可疑患者,应立即用生理盐水灌肠或用肛拭子取粪便做检查。

3. 实验室及其他检查

（1）常规检查　急性期白细胞总数可轻至中度增高,中性粒细胞也增高。慢性期可有贫血。粪便外观多为黏液脓血便,量少,无粪质。镜检有大量脓细胞或白细胞及红细胞,若发现巨噬细胞将更有助于诊断。

（2）病原学检查　确诊依靠粪便细菌培养。在抗菌治疗前采集新鲜粪便的脓血部分,连续多次送检可提高培养阳性率。用核酸杂交或聚合酶链反应(PCR)可直接检查粪便中的痢疾杆菌核酸,具有灵敏度高、特异性强、快速简便、对标本要求低等特点。

（3）乙状结肠镜检查　急性菌痢一般不用。慢性菌痢可见结肠黏膜轻度充血、水肿,呈颗粒状,有溃疡、息肉与增生性改变。刮取黏液脓性分泌物培养可提高阳性率。

（4）X 线检查　对于慢性菌痢患者,可用钡剂灌肠,可见肠道痉挛、结肠袋消失、肠壁增厚、黏膜纹理紊乱、肠腔狭窄等改变。

（二）鉴别诊断

1. 急性菌痢应与下列疾病相鉴别

（1）阿米巴痢疾　急性菌痢与阿米巴痢疾的鉴别要点见表 4-1。

Note

表 4-1　急性菌痢与阿米巴痢疾的鉴别要点

鉴别要点	急性菌痢	阿米巴痢疾
病原及流行病学	痢疾杆菌,散发性、可流行	阿米巴原虫,散发性
潜伏期	数小时至数天	数周至数月
全身症状	多有发热及毒血症症状	多不发热,少有毒血症症状
胃肠道症状	腹痛重,有里急后重,腹泻每天数十次,多为左下腹压痛	腹痛轻,无里急后重,腹泻每天数次,多为右下腹压痛
粪便检查	量少,黏液脓血便,镜检有多数白细胞及红细胞,可见吞噬细胞,粪便培养有痢疾杆菌	量多,暗红色果酱样大便,有腥臭,镜检白细胞少,红细胞多,可找到溶组织内阿米巴滋养体
乙状结肠镜检查	肠黏膜弥漫性充血、水肿及浅表溃疡	肠黏膜大多正常,其中有散在溃疡,边缘深,周围有红晕

（2）霍乱　患者来自疫区,有接触史。起病急,不发热,先泻后吐,无恶心,无腹痛及里急后重,初为黄色水样便,后转为米泔水样便,重者致脱水、酸中毒。粪便培养可分离出霍乱弧菌。

（3）其他细菌性肠道感染　如侵袭性大肠埃希氏菌、空肠弯曲菌、沙门菌、变形杆菌等肠道感染都可引起腹泻,稀便或水样便,可带黏液,或有脓血。主要鉴别需要依靠大便培养分离并鉴定致病菌型。

2. 中毒型菌痢　应与流行性乙型脑炎相鉴别。两者相比,流行性乙型脑炎发病与病情发展相对缓慢,常在发热数天后进入昏迷或呼吸衰竭,休克少见,常有脑膜刺激征和脑脊液改变,粪便检查无异常。

3. 慢性菌痢应与下列疾病相鉴别

（1）直肠癌与结肠癌　常有慢性腹泻,大便带血或脓血便,常因继发感染,抗菌治疗后症状可缓解,极易误诊为慢性菌痢。因此对慢性腹泻患者,均应常规做肛拭子检查和乙状结肠镜检查,对疑有高位肿瘤者应行 X 线钡剂灌肠检查或纤维结肠镜检查。

（2）慢性血吸虫病　可以出现腹泻及脓血便。有流行区疫水接触史,常伴有肝脾肿大及嗜酸性粒细胞增高,粪便孵化与直肠黏膜活检压片可获得阳性结果。

（3）慢性非特异性溃疡性结肠炎　特点为大便带血较多,多次反复培养阴性。乙状结肠镜检查肠黏膜弥漫性充血、水肿、轻触易出血、有溃疡形成。X 线钡剂灌肠检查可见结肠袋消失,呈铅管状。常伴有其他自身免疫性疾病的表现,抗菌治疗无效。

八、治疗

（一）急性菌痢的治疗

1. 病原治疗　自广泛应用抗菌药物以来,志贺菌属耐药不断增加,且呈多重耐药。故应参考当前菌株药物敏感情况选择用药,疗程通常为 5～7 天。

（1）氟喹诺酮类　有较强的杀菌作用,口服完全吸收,是目前治疗菌痢的首选药物。首选环丙沙星。其他喹诺酮类,如氧氟沙星、左氧氟沙星、莫西沙星等也可选用。此类药物因可能影响骨骼发育,故孕妇、儿童及哺乳期妇女不宜使用,而选用第三代头孢菌素如头孢曲松、头孢噻肟。

（2）复方磺胺甲噁唑　成人每次 2 片,1 天 2 次,首剂加倍。儿童剂量酌减。对有过敏者、严重肾病及白细胞明显减少者忌用。

（3）其他　阿奇霉素对耐药的痢疾杆菌有强抑菌作用,阿奇霉素 500 mg 口服,1 次后,再每次 250 mg,1 天 1 次(延续 4 天)。

(4)中药治疗 黄连素 0.2～0.4 g,每天 4 次,儿童酌减。因黄连素有抑制肠道分泌作用,故可与其他抗生素同时使用。生大蒜口服,马齿苋煎服,白头翁汤及葛根芩连汤等方剂加减应用也有效。

2. 对症治疗 高热可用退热药及物理降温,腹痛剧烈可用解痉药如阿托品,毒血症状严重者,可酌情使用糖皮质激素。

(二)慢性菌痢的治疗

应采取以抗菌治疗为主的综合性措施。

1. 病原治疗 应积极做病原菌分离及细菌药物敏感试验,以选择有效的抗菌药物。可联合应用两种不同类型的抗菌药物,疗程宜长,且需重复 1～3 个疗程。也可应用药物保留灌肠疗法,常用 0.5%～1%庆大霉素或阿米卡星溶液,或 1%新霉素,或 5%～10%大蒜液,灌肠量 200 mL,每天 1 次,10～14 天为 1 个疗程。灌肠液内可加 0.25%普鲁卡因 10 mL 以减轻刺激;加锡类散以促进溃疡愈合;加泼尼松 20 mg 以增加药物渗入和减轻肠道过敏。

2. 对症治疗 肠功能紊乱可用镇静、解痉药物。出现肠道菌群失调,可用微生态制剂如乳酸杆菌或双歧杆菌制剂。慢性菌痢常并存其他慢性疾病,应积极给予相应的治疗。

(三)中毒型菌痢的治疗

本病病势凶险,应早期诊断,及时采用综合措施抢救治疗。

1. 病原治疗 应用有效的抗菌药物静脉滴注,可选用环丙沙星或氧氟沙星,也可用头孢菌素如头孢噻肟、环丙沙星成人 0.2～0.4 g 静脉滴注,1 天 2 次,也可以用头孢噻肟每次 2 g,1 天 2 次,加入液体内静脉滴注。

2. 对症治疗

(1)降温镇静 高热给予退热药及物理降温,如高热伴躁动及惊厥者可用亚冬眠疗法,反复惊厥者可给予镇静剂如地西泮、水合氯醛等。

(2)休克型 应积极抗休克治疗:扩充血容量及纠正酸中毒;在扩充血容量的基础上,可应用血管扩张剂如山莨菪碱解除微血管痉挛,如血压仍不回升,则可加用升压药,以增加重要脏器的血液灌注;注意保护重要脏器功能,有心力衰竭者可用毛花苷 C;可短期应用糖皮质激素。

(3)脑型 脑水肿可用 20%甘露醇脱水,应用血管扩张剂以改善脑血管痉挛,可用糖皮质激素。防治呼吸衰竭:吸氧,保持呼吸道通畅,如出现呼吸衰竭则可用呼吸兴奋剂,必要时气管切开及应用人工呼吸机。

九、预防

采取以切断传播途径为主的综合措施,做好传染源的管理。

1. 管理传染源 主要是急、慢性患者和带菌者,患者隔离治疗至症状消失后 1 周或 2 次粪便培养阴性方可解除隔离。接触者应观察 7 天,对于饮食业、保育工作和自来水厂人员定期进行粪便检查,若发现带菌者即让其彻底治愈后再返回工作岗位。

2. 切断传播途径 养成良好的卫生习惯。加强对饮水、食品和粪便的管理。灭蝇灭蛹,改善环境卫生。注意个人卫生,不进不洁或腐败变质的食物及瓜果,饭前便后洗手。特别注意儿童机构及集体单位中菌痢的传播。

3. 保护易感人群 痢疾活菌苗可产生肠道局部免疫,能刺激肠黏膜产生分泌型 IgA 及细胞免疫,可防止痢疾杆菌附着于肠上皮,保护率达 66%～99%,免疫期可维持 6～12 个月,少数患者可出现腹泻反应。但当出现不同于所有菌苗的菌型流行时,则无保护作用。

Note

本节小结

　　细菌性痢疾是由痢疾杆菌引起的肠道传染病。痢疾杆菌革兰氏染色阴性,有菌毛,能黏附于结肠黏膜,分为痢疾志贺菌、福氏志贺菌、鲍氏志贺菌、宋内志贺菌4群。我国以福氏志贺菌为主要流行菌群。福氏志贺菌易致慢性感染。痢疾杆菌主要侵入乙状结肠与直肠的肠黏膜繁殖,产生内、外毒素,引起肠黏膜炎症反应和固有层小血管循环障碍,肠黏膜出现炎症、坏死和溃疡。传染源为患者及带菌者,细菌主要经粪-口途径传播,人群普遍易感,病后免疫力不持久,且各群、型之间无交叉免疫。细菌性痢疾的主要临床表现为腹痛、腹泻、里急后重和黏液脓血便,可伴有发热及全身毒血症症状。严重者可有感染性休克和(或)中毒性脑病。急性菌痢分为普通型、轻型、重型及中毒型,慢性菌痢可分为急性发作型、慢性迁延型及慢性隐匿型。确诊依靠粪便痢疾杆菌培养阳性。痢疾杆菌易产生耐药性,故病原治疗时应根据药敏试验结果选择敏感抗生素,目前首选氟喹诺酮类药物。临床采取以切断传播途径为主的综合措施进行预防。

考点在线

A1 型题

1. 菌痢的病原体属于(　　　)。

A. 志贺菌属　　　　　　　B. 沙门菌属　　　　　　　C. 单胞菌属

D. 弧菌属　　　　　　　　E. 弯曲菌属

2. 关于菌痢的传染源,下列哪项是正确的?(　　　)

A. 菌痢的传染源只有急性患者

B. 重症患者排菌量大,为菌痢的主要传染源

C. 轻型患者排菌量小,不是重要传染源

D. 慢性患者及带菌者如从事饮食、供水工作,有可能引起暴发流行

E. 苍蝇、蟑螂等为菌痢的重要传染源

3. 菌痢的病变部位主要位于(　　　)。

A. 乙状结肠与直肠　　　　B. 结肠　　　　　　　　　C. 回盲部

D. 回肠　　　　　　　　　E. 结肠和空、回肠

4. 慢性菌痢是指菌痢的病程超过(　　　)。

A. 1 个月　　　　　　　　B. 2 个月　　　　　　　　C. 3 个月

D. 4 个月　　　　　　　　E. 6 个月

5. 确诊菌痢最可靠的依据是(　　　)。

A. 典型脓血便　　　　　　B. 明显里急后重感　　　　C. 大便培养阳性

D. 免疫检查阳性　　　　　E. 大便镜检发现大量脓细胞、吞噬细胞

6. 目前菌痢的病原治疗首选(　　　)。

A. 氯霉素　　　　　　　　B. 四环素　　　　　　　　C. 磺胺药

D. 氟喹诺酮类　　　　　　E. 呋喃唑酮

7. 细菌性痢疾的主要预防措施是(　　　)。

A. 隔离及治疗现症患者　　　　　　　　　　　B. 流行季节预防性服药

C. 及时发现、治疗带菌者　　　　　　　　　　D. 口服痢疾活菌苗

E. 切断传播途径

8. 中毒型菌痢的临床特征哪项除外？（   ）

A. 急性高热，反复惊厥，昏迷   B. 腹痛、腹泻明显

C. 迅速发生休克，呼吸衰竭   D. 大便常规检查发现大量炎症细胞

E. 脑脊液化验正常

A2 型题

9. 3 岁儿童，突起畏寒、高热、抽搐、昏迷 6 小时于 8 月 10 日入院。查体：体温 40.5 ℃，脉搏 130 次/分，血压 65/45 mmHg，浅昏迷，压眶有反应，瞳孔等大，对光反射存在，未见瘀点、瘀斑，四肢厥冷，脉搏细弱，心、肺（－），腹软，颈软，克尼格氏征、布鲁津斯基征（－）。血常规：Hb 140 g/L，WBC 15×10^9/L，N 0.80，L 0.20。最可能的诊断是（   ）。

A. 中毒型菌痢   B. 败血症   C. 流行性乙型脑炎

D. 流行性脑脊髓膜炎   E. 肾综合征出血热

（岳新荣）

参考答案

第三节　霍　乱

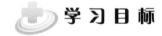

学习目标

知识目标：掌握霍乱的病原体与流行病学；掌握霍乱的临床表现和防治原则。

能力目标：能够进行霍乱的诊断和治疗。

素质目标：培养科学的临床思维方法和高度的责任感、同情心与实事求是的工作作风。

本节 PPT

案例分析

患者，女，22 岁，因剧烈腹泻、呕吐 6 小时于 10 月 15 就诊。患者常喝生水，6 小时前突起呕吐、腹泻，共 10 余次，无发热及腹痛，米泔水样大便，量多，入院时大便自动从肛门流出。查体：体温 36.5 ℃，脉搏 95 次/分，血压 84/62 mmHg，眼窝下陷，皮肤弹性差，心、肺（－），肝脾未及，大便米泔水样，无粪质。血常规：Hb 160 g/L，WBC 13×10^9/L，N 0.80，L 0.20。大便镜检：WBC 0～5 个/HP，RBC 0～3 个/HP。

请问：

1. 该案例初步诊断是什么疾病？

2. 诊断依据是什么？

3. 为确诊可进一步做哪些检查？

4. 治疗原则有哪些？

一、概述

霍乱（cholera）是由霍乱弧菌引起的烈性肠道传染病，经污染的水和食物传播，发病急，传播快，属国际检疫的甲类传染病。病理变化主要由霍乱弧菌产生的肠毒素引起，临床表现轻重不一，严重者剧烈吐泻，排出大量米泔水样大便，导致脱水、肌肉痉挛及周围循环衰竭，治疗不及时常易死亡。

Note

二、病原学

1. 形态、结构及分型　霍乱弧菌革兰氏染色阴性,短小稍弯曲的杆菌,如逗点状,无芽胞,无荚膜。一般长 $1.5\sim3.0~\mu m$,宽 $0.3\sim0.4~\mu m$,菌体末端有一根鞭毛,运动活跃,在暗视野悬滴镜检可见穿梭状运动。患者粪便直接涂片可见弧菌纵列呈"鱼群"样。

菌体抗原 O_1 群霍乱弧菌有两个生物型:古典生物型和埃尔托生物型;近年来新发现引起流行的非 O_1 群血清型,定名为 O_{139} 群霍乱弧菌,类似埃尔托生物型;另有无致病性的不典型 O_1 群霍乱弧菌。

知识链接 4-3

2. 培养、消毒　霍乱弧菌培养需在 $37~℃$ 碱性(pH8.8~9.0)肉汤或蛋白胨水中增菌,再用选择培养基进行分离。埃尔托生物型及 O_{139} 群霍乱弧菌对外界环境的抵抗力比古典生物型强,可在潮湿的环境中长期生存,在未经处理的河水中可生存 $1\sim3$ 周。对热、干燥、日光、酸和一般消毒剂如漂白粉、来苏尔等敏感。加热 $55~℃10$ 分钟、煮沸即可杀灭。

三、流行病学

1. 传染源　患者、带菌者是本病的主要传染源。中、重型患者排菌量大,传染性强。轻型及恢复期或无症状带菌者,不易被发现,是重要的传染源。近年已注意到动物作为传染源的可能性。

2. 传播途径　可通过水、食物、日常生活接触和苍蝇等传播。其中水最为重要。因为水最易受到感染者排泄物污染,霍乱弧菌在水中存活的时间较长,带菌的水可使食品受到污染,水源受污染可引起暴发流行。

3. 易感人群　普遍易感,病后免疫力短暂,可出现再感染。

4. 流行特征

(1) 地方性与外来性　在我国,霍乱属外来性传染病。古典型霍乱的疫源地是印度;埃尔托型霍乱的疫源地是印度尼西亚。由于目前交通发达,可经海、陆、空交通途径传入,我国沿海一带较多见。

(2) 季节性　全年均可发病,但以夏、秋季为流行季节。

(3) 具有沿水路交通线传播的特点　通过交通工具的传播多为远程传播,通过污染水源的传播多为近程传播。

四、发病机制与病理变化

霍乱弧菌经口进入胃后,一般可被胃酸杀灭。但当胃酸分泌减少或侵入细菌数量较多、未被胃酸杀灭时,可通过胃进入小肠。在小肠的碱性环境中黏附于小肠黏膜上皮细胞表面并迅速大量繁殖,产生外毒素,即霍乱肠毒素。霍乱肠毒素有 A、B 两个亚单位。当肠毒素到达肠黏膜后,即通过 B 亚单位与肠黏膜上皮细胞膜表面受体——神经节苷脂结合,接着 A 亚单位移行至细胞内侧,激活腺苷酸环化酶活性,从而促使三磷酸腺苷(ATP)转变为环磷酸腺苷(cAMP)。当细胞内 cAMP 浓度升高时,即发挥了第二信使作用,刺激隐窝细胞分泌水、氯化物及碳酸氢盐的功能增强,同时抑制绒毛细胞对钠的正常吸收,导致大量水分与电解质聚积在肠腔,超过了肠道正常吸收功能,形成本病特征性的剧烈水样腹泻。

剧烈吐泻,导致胆汁分泌减少,故典型的吐泻物为白色米泔水样;因丢失大量水分、碱性肠液及电解质,产生不同程度的脱水、代谢性酸中毒、电解质紊乱如低钾血症。严重脱水、血容量骤减、血液浓缩而出现周围循环衰竭。因循环衰竭、肾缺血及毒素和低钾血症对肾脏的直接影响,可发生急性肾衰竭。患者肠道无明显的病理改变,主要病理特征是脱水。

五、临床表现

潜伏期一般为 1～3 天,短者数小时,长者可达 7 天。典型患者多为突然发病,少数患者在发病前 1～2 天有疲乏、头晕、腹胀、腹鸣等前驱症状。

(一)临床经过

典型的临床经过可分为以下几期。

1. 吐泻期 以剧烈腹泻开始,继之呕吐,多无腹痛,也无里急后重。每天大便从数次至十多次或不可计数。大便性状初为稀便,后为黄色水样便或清水样便,少数为米泔水样便或洗肉水样便,无粪臭。部分患者有呕吐,呈喷射状,呕吐物初为食物残渣,继为水样,与大便性状相仿。一般无发热,少数有低热。本期可持续数小时至 1～2 天。

2. 脱水虚脱期 由于持续而频繁的腹泻和呕吐,可出现脱水和周围循环衰竭。患者可有烦躁不安、表情呆滞、口渴、眼窝深陷、声音嘶哑。腹下陷呈舟状,皮肤皱缩,湿冷且弹性消失,指纹皱瘪,酷似"洗衣工"手。中度或严重脱水者,血容量显著下降导致循环衰竭,患者极度无力、呼吸急促、脉搏细速、心音微弱、血压下降,甚至测不到。

由于电解质的丧失,肌肉兴奋性改变,引起肌痉挛。低血钙、低血钠可引起腓肠肌及腹直肌痉挛;低血钾可引起肌张力减退、肠鸣音减弱、心律失常,由于血容量显著不足,血压下降,出现少尿、无尿。此期一般为数小时至 2～3 天。

3. 反应期及恢复期 脱水纠正后,大多数患者症状消失,尿量增加,体温回升,逐渐恢复正常。约 1/3 患者出现发热性反应,38～39 ℃,以儿童多见,其可能是循环改善后大量肠毒素被吸收所致。发热持续 1～3 天可自行消退。

(二)临床类型

霍乱病情表现轻重不一,受感染后可无任何症状,仅呈排菌状态,其排菌期一般为 5～10 天。有临床症状者按脱水程度、血压、脉搏及尿量等可分为轻、中、重三型。

1. 轻型 起病缓慢,腹泻每天不超过 10 次,为稀便或稀水样便,一般不伴呕吐,持续腹泻 3～5 天后恢复,无明显脱水表现。

2. 中型(典型) 有典型的腹泻和呕吐症状,腹泻每天达 10～20 次。为水样便或米泔水样便,量多。有明显脱水体征,脱水量占体重的 4%～8%(儿童为 5%～10%)。血压下降,收缩压 70～90 mmHg,尿量减少,24 小时尿量在 500 mL 以下。

3. 重型 患者除有典型腹泻和呕吐症状外,还存在严重脱水,占体重的 8%(儿童>10%)以上,出现循环衰竭。表现为脉搏细速或不能触及,血压明显下降,收缩压低于 70 mmHg 或不能测出,24 小时尿量在 50 mL 以下。

除上述三种临床类型外,尚有一种罕见的暴发型或称为中毒型,又称"干性霍乱",本病起病急骤,吐泻症状尚未出现即迅速进入中毒性循环衰竭而死亡。霍乱死因早期多为周围循环衰竭,脱水期多为尿毒症或感染等并发症,病死率已较过去明显下降。

六、并发症

1. 急性肾衰竭 表现为少尿和氮质血症,严重者出现尿闭,可因尿毒症死亡。

2. 急性肺水肿 代谢性酸中毒可导致肺循环高压和肺水肿,大量不含碱的盐水补充也可加重肺循环高压。表现为胸闷、呼吸困难或端坐呼吸、发绀、咳粉红色泡沫样痰、颈静脉怒张及肺底湿啰音等。

3. 低钾血症 霍乱患者为等渗性脱水,由于血液浓缩,虽然测定血钾时正常,但实际体内缺钾已很严重,如治疗时输入不含钾的溶液,可产生低钾血症,表现为全身肌肉张力减低、鼓肠、心律失常、心电图改变等。

七、诊断及鉴别诊断

（一）诊断依据

具有下列情况之一者，可诊断为霍乱。

（1）有腹泻症状，粪便培养霍乱弧菌阳性。

（2）霍乱流行期间，在疫区内有典型的霍乱腹泻和呕吐症状，迅速出现严重脱水、循环衰竭和肌肉痉挛者。虽然粪便培养未发现霍乱弧菌，但并无其他原因可查者。血清凝集试验效价于病程 2 周达 1∶100 或杀弧菌试验效价达 1∶32 以上或双份血清抗体效价 4 倍或 4 倍以上增长，有诊断意义。

（3）疫源检索中发现粪便培养阳性前 5 天内有腹泻症状者，可诊断为轻型霍乱。

（二）鉴别诊断

1. 急性细菌性胃肠炎　由副溶血弧菌、金黄色葡萄球菌、变形杆菌、蜡状芽孢杆菌、致病性和产肠毒素性大肠埃希氏菌等引起。由于细菌和食物中产生肠毒素，人进食后即发病。本病起病急骤，同食者常集体发病。且往往是先吐后泻，排便前有阵发性腹痛。粪便常为黄色水样便或偶带脓血。

2. 急性细菌性痢疾　典型患者有发热、腹痛、里急后重和脓血便，易与霍乱相鉴别。轻型患者仅有黏液稀便，需与轻型霍乱相鉴别，主要依靠粪便细菌学检查。

八、治疗

本病的治疗原则：严格隔离，及时补液，辅以抗菌治疗和对症治疗。

（一）一般治疗

患者应按甲类传染病进行严格隔离。患者症状消失后，连续 2 次粪便培养阴性方可解除隔离。

（二）补液疗法

霍乱早期病理生理变化主要是水和电解质丢失，因此及时补充液体和电解质是治疗本病的关键。

1. 静脉输液　液体的选择是非常重要的，通常选择与患者丢失电解质浓度相似的 541 溶液，即每升含氯化钠 5 g，碳酸氢钠 4 g，氯化钾 1 g，另加 50% 葡萄糖 20 mL，以防低血糖。幼儿由于肾脏排钠功能较差，为避免高血钠，其比例改为每升液体含氯化钠 2.65 g，碳酸氢钠 3.75 g，氯化钾 1 g，葡萄糖 10 g。输液的量和速度应根据失水程度而定，轻度失水患者以口服补液为主。如有呕吐不能口服者给予静脉补液 3000～4000 mL/d，最初 1～2 小时宜快速滴入，速度为 5～10 mL/min。中度失水补液 4000～8000 mL/d，最初 1～2 小时宜快速滴入，待血压、脉搏恢复正常后，再将滴入速度改为 5～10 mL/min。重型脱水补液 8000～12000 mL/d，一般建立两条静脉通道，开始按 40～80 mL/min 的速度输入，以后按 20～30 mL/min 快速滴入，直至休克纠正后相应减慢输液速度，直至纠正脱水。若患者没有呕吐，部分液体可经口服途径补充。

轻型患儿也可采用口服补液法，不能口服者 24 小时内补液 100～150 mL/kg。中、重型患儿 24 小时静脉补液分别为 150～200 mL/kg 和 200～250 mL/kg，可用 541 溶液。若应用 2∶1 溶液（即 2 份生理盐水，1 份 1.4% 碳酸氢钠溶液）则应注意补钾。

2. 口服补液　临床实践证明口服补液治疗霍乱脱水是有效的。一般应用葡萄糖 20 g，氯化钠 2.5 g,碳酸氢钠 2.5 g,氯化钾 1.5 g 加水 1000 mL,适用于轻型患者。为减少静脉输液量,也可用于中、重型经静脉补液后已纠正休克的患者。口服量可按成人 750 mL/h,小儿 15～20 mL/(kg·h),5～6 小时后根据腹泻和脱水情况再调整。

(三)病原治疗

应用抗菌药物控制病原菌后能缩短病程,减少腹泻次数和迅速从粪便中清除病原菌,但仅作为液体疗法的辅助治疗。目前常用的药物有:复方磺胺甲噁唑,成人每次 2 片,每天 2 次,小儿每天 30 mg/kg,分 2 次口服。多西环素,成人每次 200 mg,每天 2 次,小儿每天 6 mg/kg,分 2 次口服。诺氟沙星,成人每次 200 mg,每天 3 次。环丙沙星,成人每次 250～500 mg,每天 2 次,口服。以上药物任选一种,连服 3 天。

(四)对症治疗

1. 纠正酸中毒 重型患者在输注 541 溶液的基础上尚需根据 CO_2 结合力情况,应用 5% 碳酸氢钠溶液酌情纠正酸中毒。

2. 纠正休克和心力衰竭 少数患者经补液后血容量基本恢复,皮肤黏膜脱水表现已逐渐消失,但血压仍低者,可应用地塞米松 20～40 mg 或氢化可的松 100～300 mg,静脉滴注,并可加用血管活性药物多巴胺和阿拉明。如出现心力衰竭、肺水肿,则应暂停或减慢输液速度,应用心脏正性肌力药物西地兰 0.4 mg 加葡萄糖 20 mL,缓慢静脉注射。必要时应用呋塞米 20～40 mg 静脉注射,也可用哌替啶 50 mg 肌内注射镇静。

3. 纠正低血钾 出现低血钾者应静脉滴入氯化钾,轻度低血钾者可口服补钾。

4. 抗肠毒素治疗 目前认为氯丙嗪对小肠上皮细胞的腺苷环化酶有抑制作用,临床应用能减轻腹泻,可应用氯丙嗪,1～2 mg/kg,口服或肌内注射。黄连素也有抑制肠毒素和抗菌作用,成人每次 0.3 g,每天 3 次口服,小儿 50 mg/kg,分 3 次口服。

九、预防

1. 管理传染源 及时检出患者,尽早予以隔离治疗。对密切接触者应严密检疫,进行粪便检查和药物治疗。粪便培养应每天 1 次,连续 2 天。每次粪便检查后给予服药可减少带菌者,一般应用多西环素 200 mg 顿服,次日口服 100 mg。儿童 6 mg/(kg·d),连服 2 天。也可应用诺氟沙星,每次 200 mg,3 次/天,连服 2 天。同时应做好国境卫生检疫和国内交通检疫,一旦发现患者或疑似患者,应立即进行隔离治疗,并对交通工具进行彻底消毒。

2. 切断传播途径 加强饮用水消毒和食品管理,对患者和带菌者的排泄物进行彻底消毒。此外,应消灭苍蝇等传播媒介。

3. 保护易感人群 目前国外应用基因工程技术制成并试用的有多种菌苗,其中包括:B 亚单位-全菌体菌苗(BS-WC)以及口服减毒活菌苗 CVD103-HgR,现仍在扩大试用。

📖 本 节 小 结

霍乱是霍乱弧菌引起的烈性肠道传染病,为甲类传染病。霍乱弧菌革兰氏染色阴性,分为古典生物型和埃尔托生物型,近年发现 O_{139} 群,易被常用消毒剂杀灭。霍乱弧菌经消化道进入人体,黏附于小肠黏膜上皮细胞表面并繁殖,产生霍乱肠毒素,促使小肠黏膜分泌大量水分和电解质,形成剧烈水样腹泻。传染源是患者和带菌者。传播途径为消化道传播,以水源受污染传播最为重要。人群普遍易感,病后免疫力短暂。典型临床经过分吐泻期、脱水虚脱期、反应期及恢复期。临床表现轻重不一,严重者剧烈吐泻,排出大量米泔水样大便,导致脱水、肌肉痉挛及周围循环衰竭,治疗不及时常易死亡。及时正确补充液体及电解质是治疗本病的关键环节。病原治疗可选用多西环素或喹诺酮类药物。预防应三管齐下。

考点在线

A1 型题

1. 根据《中华人民共和国传染病防治法》,霍乱属于何种传染病?(   )

A. 强制管理传染病　　　B. 严格管理传染病　　　C. 监测管理传染病

D. 限期控制的传染病　　E. 到 2000 年消灭的传染病

2. 霍乱的主要传播途径是(   )。

A. 食物　　　　　　　　B. 饮水　　　　　　　　C. 直接接触

D. 间接接触　　　　　　E. 苍蝇、蟑螂等媒介传播

3. 霍乱患者吐泻物呈米泔水样,其机制是(   )。

A. 含大量黏液　　　　　B. 含大量脱落的肠黏膜　C. 含大量纤维蛋白渗出物

D. 胃酸缺乏　　　　　　E. 胆汁缺乏

4. 关于霍乱的临床表现,下列哪项是错误的?(   )

A. 多为突然发病　　　　　　　　　　　B. 多有畏寒发热

C. 剧烈呕吐、腹泻,吐泻物呈米泔水样　D. 无腹痛及里急后重

E. 可迅速出现水和电解质紊乱、周围循环衰竭

5. 霍乱患者大便性状最多见的是(   )。

A. 脓血便　　　　　　　B. 米泔水样便　　　　　C. 黄水样便或清水样便

D. 洗肉水样便　　　　　E. 血水样便

6. 治疗霍乱患者的关键措施是(   )。

A. 抗菌治疗　　　　　　B. 补充血容量及电解质　C. 血管活性药物的应用

D. 糖皮质激素的应用　　E. 强心药物的应用

7. 确诊霍乱最可靠的依据是(   )。

A. 大便悬滴发现穿梭状快速运动的细菌

B. 大便涂片革兰氏染色见排列呈鱼群状的阴性弧菌

C. 荧光抗体检查粪便中的弧菌呈阳性

D. 大便培养阳性

E. 凝集试验阴性

8. 早期霍乱死亡的主要原因是(   )。

A. 继发感染　　　　　　B. 周围循环衰竭　　　　C. 急性肾衰竭

D. 急性肺水肿　　　　　E. 低钾血症

A2 型题

9. 患者,男,20 岁,腹泻 1 天,大便每天 10 余次,米泔水样便,无腹痛及里急后重。大便镜检:白细胞 0~2 个/HP,红细胞 1~3 个/HP,大便涂片见弯曲呈鱼群状排列的革兰氏染色阴性细菌。其可能的诊断是(   )。

A. 细菌性痢疾　　　　　B. 阿米巴痢疾　　　　　C. 细菌性食物中毒

D. 霍乱　　　　　　　　E. 病毒性肠炎

(岳新荣)

参考答案

第四节 布鲁氏菌病

学习目标

知识目标:熟悉布鲁氏菌病的病原体与流行病学;熟悉布鲁氏菌病的临床表现和防治原则。

能力目标:能初步进行布鲁氏菌病的诊断和治疗。

素质目标:培养科学的临床思维方法和高度的责任感、同情心与实事求是的工作作风。

本节 PPT

案例分析

患者,男,49 岁,从事牧羊工作。1 个月前患者无明显诱因出现畏寒、发热,体温在 38.5 ℃左右,同时伴有乏力、食欲不振、多汗、游走性关节疼痛等症状,在当地医院按"上呼吸道感染"治疗 10 天(具体用药不详),体温有所下降,其余症状缓解不明显,发热反复发作。1 周前患者再次出现寒战、高热,双侧睾丸肿大、疼痛,为明确诊断,急来我院。病程中患者无咳嗽,无恶心、呕吐,无腹痛、腹泻,无尿频、尿急、尿痛等症状,大小便正常,双下肢无水肿。查体:体温 39.5 ℃,血压 130/80 mmHg,神清,皮肤及巩膜无黄染,全身浅表淋巴结未触及肿大,双肺呼吸音清,未闻及干湿啰音,心率 96 次/分,节律规整,各瓣膜听诊区未闻及病理性杂音,腹平软,无压痛,肝脾未触及,移动性浊音阴性,四肢活动灵活,关节无红肿,双侧睾丸肿大,阴囊水肿,生理反射存在,病理反射未引出。化验布鲁氏菌凝集试验 1∶800。

请问:

1. 该案例初步诊断是什么疾病?

2. 诊断依据是什么?

3. 为确诊可进一步做哪些检查?

4. 治疗原则有哪些?

一、概述

布鲁氏菌病(brucellosis)又称地中海弛张热、马耳他热、波浪热或波状热,是由布鲁氏菌引起的人畜共患全身性传染病,其临床特点为长期发热、多汗、关节疼痛、睾丸炎、肝脾肿大等。人群普遍易感,并可重复感染或慢性化。

二、病原学

知识链接 4-4

1. 形态、结构及分型 布鲁氏菌为革兰氏阴性短小球杆菌,菌体无鞭毛,无芽胞,毒力菌株可有菲薄的荚膜。1985 年 WHO 布鲁氏菌病专家委员会把布鲁氏菌属分为 6 个种 19 个生物型,即羊种(1~3 型),牛种(1~7 型和 9 型),猪种(1~5 型),绵羊型副睾种、沙林鼠种及犬种(各 1 个生物型)。国内以羊种菌占绝对优势,牛种菌次之,猪种菌仅存在于少数地区。布鲁氏菌含内毒素,有致病作用,其中羊布鲁氏菌致病力最强,感染后临床症状最重,猪布鲁氏菌次之。

Note

2. 培养、消毒　布鲁氏菌在初次分离时,需在$5\%\sim10\%$ CO_2环境中才能生长,营养要求高,常用肝浸润液培养基,一般生长缓慢,从人体内分离细菌时需 1 周至 1 个月。本菌属对日光、热、常用化学消毒剂等均较敏感。日光照射 $10\sim20$ 分钟、湿热 60 ℃ $10\sim20$ 分钟、100 ℃立刻死亡,3%漂白粉澄清液、甲酚皂数分钟即可杀灭。但在自然环境中生命力强,如在奶、乳制品、皮毛、冻肉等中可生存数周至数月。

三、流行病学

1. 传染源　羊为主要传染源,其次为牛和猪。马、鹿、骆驼、狗、猫及一些野生动物如狼、狐狸、野兔、野牛、野鹿、鼠类也可感染布鲁氏菌,但作为传染源意义不大。人传人极少发生。

2. 传播途径　病原菌主要通过体表皮肤黏膜的接触进入人体,如接产羊羔、屠宰病畜、剥皮、挤奶等接触;也可经消化道传播,如进食含布鲁氏菌的食品、水或食生乳以及未熟的畜肉、内脏而感染;吸入被布鲁氏菌污染的尘埃也可感染。此外,病原菌还可通过结膜和性器官黏膜而感染。

3. 易感人群　人群普遍易感,病后可获得一定的免疫力,不同种布鲁氏菌间有交叉免疫,再次感染发病者有 $2\%\sim7\%$,疫区居民可因隐性感染而获得免疫力。

4. 流行特征　本病流行于世界各地,123 个国家曾发生布鲁氏菌病。我国多见于内蒙古、吉林、黑龙江、新疆、青海、甘肃、西藏等牧区,其余省区也有病例发生。一年四季均可发病,以春末夏初为发病高峰。发病率牧区高于农区,农区高于城市。患病与职业有密切关系,兽医、畜牧者、屠宰工人、皮毛工、挤奶工等明显高于一般人群。以青壮年发病为主,男多于女。

四、发病机制与病理变化

布鲁氏菌自皮肤或黏膜侵入人体,随淋巴液到达淋巴结,被吞噬细胞吞噬,如细菌未被杀灭,则在细胞内生长繁殖,形成局部原发病灶,此阶段相当于潜伏期。细菌在吞噬细胞内大量繁殖导致细胞破裂,大量细菌进入血液循环形成菌血症。细菌随血液流至全身,在肝、脾、淋巴结、骨髓等处的单核-巨噬细胞系统内繁殖,形成多发性病灶,并进而在血液中生长、繁殖,引起败血症。布鲁氏菌释放出内毒素及菌体其他成分,引起毒血症。内毒素在致病理损伤、临床症状方面起着重要作用。机体免疫功能正常,清除病菌而获痊愈。如果免疫功能低下或感染的菌量大、毒力强,则部分细菌又可被吞噬细胞带入各组织器官形成新的感染灶,经过一定时期后,感染灶的细菌生长繁殖再次入血,导致疾病复发。

机体的各组织器官,网状内皮系统因细菌、细菌代谢产物及内毒素作用,引起炎症反应。慢性期则以变态反应为主,Ⅰ、Ⅱ、Ⅲ、Ⅳ型变态反应在布鲁氏菌病的发病机制中可能起一定作用。本病病变广泛,除肝、脾、骨髓、淋巴结受损外,还累及骨、关节、血管、神经、内分泌及生殖系统,其中以单核-巨噬细胞系统的病变最为显著。病灶的主要病理变化如下。①渗出性改变:主要见于肝、脾、淋巴结、心、肾等处,以浆液渗出,夹杂少许细胞坏死。②增生性改变:淋巴细胞、单核-巨噬细胞系统内细胞增生,常伴纤维细胞增殖。③肉芽肿形成:病灶里由上皮样细胞、巨噬细胞及淋巴细胞、浆细胞组成肉芽肿。肉芽肿纤维化,可致组织器官硬化。

五、临床表现

潜伏期为 $7\sim60$ 天,平均两周(最短 3 天,最长 1 年以上)。临床上可分为急性期和慢性期。

(一)急性期

大多起病缓慢,常出现全身不适、疲乏无力、食欲减退、头痛、失眠、肌痛、关节酸痛、烦躁或

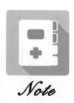

抑郁等前驱症状,持续3～5天。急性期主要表现如下。

1. 发热 体温在38.5～40℃之间,典型病例热型呈波状热,初起体温逐日升高,达高峰后缓慢下降,热程为1周至数周,平均为2～3周,间歇数日至2周,发热再起,反复数次。也有少数表现为间歇热、弛张热、不规则热或长期低热。体温多于午后或傍晚上升,清晨下降。

2. 多汗 为本病的突出症状之一,夜间或凌晨退热时会大汗淋漓。也有患者发热不高或处于发热间歇期仍多汗。大量出汗可发生虚脱。

3. 关节疼痛 多数患者有关节疼痛,疼痛呈锥刺样或钝痛,病变主要累及大关节,如髋、肩、膝等,单个或多个,非对称性,局部红肿,急性期患者疼痛多呈游走性。也可表现为滑膜炎、腱鞘炎、关节周围软组织炎。

4. 神经系统症状 以神经痛多见,常有坐骨神经痛和腰骶神经痛。少数可发生脑膜炎、脊髓炎等。

5. 泌尿生殖系病症 可发生睾丸炎、附睾炎、前列腺炎、卵巢炎、输卵管炎及子宫内膜炎等。此外,尚有少数患者可发生肾炎、膀胱炎等。

6. 肝、脾及淋巴结肿大 约半数患者可出现肝脾肿大和肝区疼痛。牛布鲁氏菌感染者肝损害为非特异性肝炎或肉芽肿,未经治疗可发展为肝硬化。猪布鲁氏菌感染则常引起肝化脓性病变。脾多为轻度肿大。淋巴结肿大与感染方式有关,经口感染者以颈部、咽后壁和颌下淋巴结肿大为主,接触传染者多发生腋下或腹股沟淋巴结肿大。肿大的淋巴结一般无明显疼痛,可自行消散,也可发生化脓、破溃而形成瘘管。

(二)慢性期

病程为1年以上。可由急性期发展而来,也可缺乏急性病史,发现时已为慢性。主要表现为疲乏无力、低热、出汗、头痛及固定的或反复发作的关节和肌肉疼痛,骨关节损害为本期最主要的临床表现,可出现关节屈曲畸形、强直及肌肉萎缩。此外,常有烦躁、抑郁、失眠、注意力不集中等精神症状。也有心血管受累的表现,如脉管炎、心肌炎、心包炎、心内膜炎等。

六、并发症

急性期的并发症有心内膜炎、心包炎、心肌炎、脑膜炎、脊髓炎、支气管肺炎、胸膜炎、子宫内膜炎等。

并发症也可发生于慢性期及恢复期,甚至出现于病后很久,表现为软脑膜炎(可导致蛛网膜粘连及脑脊液梗阻)、弥漫性进展性脑炎(可伴第Ⅱ、Ⅵ及Ⅷ脑神经损害)、蛛网膜下腔出血等。

七、诊断及鉴别诊断

(一)诊断依据

1. 流行病学资料 是否有流行区居住史与病畜接触史,进食未严格消毒的乳制品及未煮熟的畜肉史。

2. 临床资料 有反复发作的发热、多汗、关节疼痛,肝、脾及淋巴结肿大。如有睾丸肿大疼痛,神经痛,则诊断可基本成立。

3. 实验室检查 血、骨髓、脓液等培养的阳性结果为确诊的依据。

(1)血常规检查 白细胞总数正常或偏低,淋巴细胞增多,可达60%以上;部分患者血小板减少;血沉在各期均增速。久病者有轻度贫血或中度贫血。

(2)病原学检查 主要取血或骨髓做培养,后者阳性率高于前者。尿液、淋巴组织、脓液或脑膜炎患者的脑脊液培养也常有阳性结果。

（3）血清学抗体检测　①血清凝集试验：多在第 2 周出现阳性反应，效价 1：100 以上有诊断价值，病程中效价递增 4 倍或 4 倍以上意义更大。正常人可有低滴度的凝集素；某些传染病的假阳性率可达 30％以上，如兔热病可致该凝集效价升高；注射霍乱疫苗的人 90％可呈假阳性；接种布鲁氏菌活菌苗者，凝集效价也增高。②补体结合试验：补体结合抗体主要为 IgG，出现较迟，持续较久，一般 1：16 以上即为阳性。对慢性患者有较高特异性。③抗人球蛋白试验：用于测定血清中的不完全抗体。因其出现早、持续时间长，可用于急、慢性患者的诊断，效价 1：160 以上为阳性。④酶联免疫吸附试验：1：320 为阳性。此法比凝集法敏感 100 倍，特异性也高。

（二）鉴别诊断

急性期主要与伤寒、风湿热、流行性感冒、其他病毒性呼吸道感染、结核病、败血症、病毒性肝炎等相鉴别；慢性期应与其他原因所致的骨、关节损害及神经官能症相鉴别。注意本病的特征性表现，如发热伴出汗、关节疼痛、神经痛、全身软弱；游走性关节疼痛，再结合流行病学和实验室检查可以做出正确诊断。

八、治疗

（一）急性期治疗

1. 一般治疗　发热患者应卧床休息，间歇期可在室内活动，但不宜过度。给予高热量、多种维生素、易消化的食物，补充足够水分及电解质。

2. 对症治疗　若出汗要及时擦干，避免吹风，每天用温水擦浴并及时更换衣裤。高热者可用物理方法降温，高热持续不退者也可用退热剂。中毒症状重、睾丸肿痛者可用糖皮质激素如泼尼松、地塞米松。关节疼痛严重者可用 5％～10％硫酸镁湿敷。头痛失眠者用阿司匹林、苯巴比妥等。

3. 病原治疗　目前首选利福平，常用剂量为 600～900 mg/d，儿童 15 mg/(kg·d)，口服 6 周。也可选用四环素族、喹诺酮类、链霉素、复方磺胺甲噁唑、氯霉素、氨苄青霉素等。联合及多疗程用药可提高疗效，减少复发和耐药菌株产生，多采用链霉素加四环素族药物，或利福平与四环素、利福平与链霉素联合应用。3 周为 1 个疗程，用 2～3 个疗程，2 个疗程之间间歇 5～7 天。

（二）慢性期治疗

抗菌治疗同急性期。对脓性病灶可手术切开引流。布鲁氏菌心内膜炎可选多西环素每次 100 mg，1 天 2 次，加利福平 600～900 mg/d。最初 2～3 周，可加用链霉素 1 g/d，肌内注射。布鲁氏菌骨髓炎应予彻底清创，辅以长期抗菌治疗，除四环素及链霉素外，也可用氯霉素与庆大霉素联合疗法。布鲁氏菌病疫苗疗法有脱敏及增加机体抵抗力的作用，适用于慢性期患者，应与抗生素合用。

九、预防

我国推广"检疫、免疫、捕杀病畜"的综合性防治措施，同时针对疾病流行的三个环节采取相应措施，已使人类布鲁氏菌病发病率明显下降。

1. 管理传染源　对牧场、乳厂和屠宰场的牲畜定期检疫。病畜应及时隔离治疗，必要时宰杀。病畜的流产物及死畜必须深埋，对污染的环境用 20％漂白粉或 10％石灰乳消毒。皮毛消毒后应放置 3 个月以上，方可运出疫区。病畜与健康畜分群分区放牧，病畜用过的牧场需经 3 个月自然净化后才能供健康畜使用。急性期患者须隔离至临床症状消失，血、尿培养阴性。

2. 切断传播途径　加强对畜产品的卫生监督，生乳经巴氏消毒法灭菌或煮沸后出售，禁食病畜肉及乳品。严格管理粪便,防止病畜或患者的排泄物污染水源。与牲畜或畜产品密切接触者,需做好个人防护。

3. 保护易感人群 凡接触羊、牛、猪、犬等牲畜的饲养员,挤奶员、兽医、屠宰人员、皮毛加工员及炊事员均应注意个人防护。对有可能感染者应进行预防接种。

本节小结

布鲁氏菌病是由布鲁氏菌引起的人畜共患全身性传染病。布鲁氏菌为革兰氏阴性短小杆菌,菌体无鞭毛,无芽胞。布鲁氏菌属分为 6 个种 19 个生物型。布鲁氏菌对日光、热、常用化学消毒剂等均较敏感,易被杀灭。但在自然环境中生命力强,如在奶、乳制品、皮毛、冻肉等中能长时间生存。传染源主要为羊,其次为牛和猪。可经皮肤黏膜、消化道、呼吸道进入人体。人类普遍易感,病后可获得一定的免疫力。临床上可分为急性期和慢性期。急性期主要表现有发热、多汗、肌肉和关节疼痛、肝、脾及淋巴结肿大等。慢性期主要表现为疲乏无力,有固定的或反复发作的关节和肌肉疼痛,可存在骨和关节的器质性损害等。以病原治疗为主,首选药物为利福平,多疗程联合用药效果较好。严格管理病畜及隔离治疗患者,强化食品卫生管理,注意个人防护及接种布鲁氏菌病疫苗可预防本病。

考点在线

A1 型题

1. 对布鲁氏菌的种型说法正确的是( )。

A. 4 个种 16 个生物型　　B. 5 个种 18 个生物型　　C. 6 个种 19 个生物型

D. 7 个种 19 个生物型　　E. 7 个种 20 个生物型

2. 对于布鲁氏菌病的人群易感性说法正确的是( )。

A. 老人和儿童易感染　　　　　　　　B. 男性易感染

C. 女性易感染　　　　　　　　　　　D. 身体衰弱或有慢性疾病的人易感染

E. 人群对布鲁氏菌病普遍易感

3. 关于布鲁氏菌感染途径的描述不正确的是( )。

A. 可通过呼吸道吸入传播　　　　　　B. 可通过消化道食入传播

C. 可以经过体表皮肤黏膜接触传播　　D. 在人与人之间相互传播

E. 可通过结膜和性器官黏膜而感染

4. 布鲁氏菌病的典型热型为( )。

A. 波状热　　　　　　B. 间歇热　　　　　　C. 弛张热

D. 不规则热　　　　　E. 稽留热

5. 治疗布鲁氏菌病的首选药物为( )。

A. 青霉素　　　　　　B. 利福平　　　　　　C. 林可霉素

D. 氯霉素　　　　　　E. 红霉素

参考答案

(岳新荣)

参考文献

[1] 胡浩. 传染病学[M]. 武汉:华中科技大学出版社,2015.

[2] 李兰娟,任红. 传染病学[M]. 8 版. 北京:人民卫生出版社,2013.

Note

第五节 猩红热

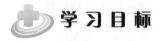

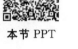

知识目标：掌握猩红热的病原学与流行病学；掌握猩红热的临床表现和防治原则。
能力目标：能够进行猩红热的诊断和治疗。
素质目标：培养科学的临床思维方法和高度的责任感、同情心与实事求是的工作作风。

案例分析

患儿，男，7岁，发热、咽喉疼痛2天，出疹1天来诊。查体：体温39.5 ℃，自颈部以下至躯干、四肢、皮肤可见弥漫性针尖大小皮疹，指压退色，颌下淋巴结肿大，面色潮红，口周苍白圈。咽部充血，扁桃体Ⅱ度肿大。

请问：

1. 该案例初步诊断为什么疾病？
2. 诊断依据有哪些？
3. 为确诊可进一步做哪些检查？
4. 治疗原则有哪些？

一、概述

猩红热（scarlet fever）是由 A 组乙（β）型溶血性链球菌所致的急性呼吸道传染病，主要通过空气飞沫传播，儿童多见。典型病例常有发热、咽峡炎、全身弥漫性鲜红色皮疹及退疹后有糠屑状或片状脱皮等特征性表现，部分患者可出现中毒性、化脓性和变态反应性并发症。

二、病原学

1. 形态、结构及分型 A 组乙（β）型溶血性链球菌呈球形或椭圆形，直径 0.5～2.0 μm，常呈链状排列；革兰氏染色阳性，无芽胞和鞭毛，可形成荚膜。

乙型溶血性链球菌的主要致病物质有毒素和蛋白酶。毒素主要是致热外毒素（红疹毒素），可引起发热和猩红热特有的红斑疹。蛋白酶主要包括以下几种。①链激酶（溶纤维蛋白酶）：能溶解血凝块并阻止血浆凝固；②透明质酸酶（扩散因子）：溶解透明质酸，有利于细菌扩散；③链道酶（脱氧核糖核酸酶）：能裂解 DNA，破坏宿主组织细胞。

此外，链球菌产生的脂磷壁酸与生物膜有高度亲和力，可使链球菌黏附于宿主的上皮细胞。A 组链球菌的 M 蛋白有抗吞噬作用，还与链球菌感染所致的变态反应性病变有关。

2. 培养、消毒 A 组链球菌营养要求较高，在加有血液的培养基上生长良好，形成完全透明的溶血环（β 溶血）。其抵抗力较弱，56 ℃加热 30 分钟死亡，对一般消毒剂敏感，3％～5％苯酚溶液 15 分钟可杀死，但在痰液中可生存数周。

三、流行病学

1. 传染源 患者和咽部带菌者是主要传染源，自发病前 24 小时至疾病高峰期传染性最

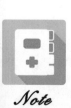

强。其他乙型溶血性链球菌感染所致疾病如咽峡炎、扁桃体炎、丹毒等患者也可成为猩红热的传染源。

2. 传播途径 以空气飞沫传播为主,偶可经污染的生活用品等传播。也可经皮肤伤口或产道侵入人体,分别引起外科猩红热和产科猩红热。

3. 易感人群 普遍易感,感染后可产生抗菌免疫和抗毒素免疫。抗菌免疫主要是 M 蛋白抗体,有型特异性,对不同型链球菌感染无保护作用;抗红疹毒素免疫力较持久,但红疹毒素有 5 种血清型,其间缺乏交叉免疫力,若感染有另一种红疹毒素的 A 组链球菌,仍可再次患猩红热。

4. 流行特征 本病多见于温带地区,国内多呈散发,全年均可发病,冬、春季较多,5～15 岁为好发年龄。

近年来,猩红热的临床表现渐趋于轻症化,多认为是由于早期应用敏感抗生素控制了病情的进展,链球菌的变异也是因素之一。

四、发病机制与病理变化

A 组乙型溶血性链球菌具有较强的侵袭力,能借助于致病物质脂磷壁酸等黏附、定植于机体皮肤和黏膜的表面,大量繁殖后产生多种外毒素(如链球菌溶血素、致热外毒素等,后者又称为红疹毒素或猩红热毒素,是猩红热的主要致病物质)和胞外酶(如透明质酸酶、链激酶、链道酶等)造成机体的多种病变。此外,M 蛋白有抗吞噬作用,与感染扩散有关。A 组乙型溶血性链球菌主要引起以下 3 种病变。

1. 化脓性病变 病原菌黏附于咽部黏膜引起咽峡炎、扁桃体炎;侵袭周围组织引起咽后脓肿、中耳炎等;侵入血液循环引起败血症、迁徙性化脓性病灶。此外还可引起痈、淋巴结炎、蜂窝组织炎等局部皮肤和皮下组织感染。

2. 中毒性病变 致热外毒素使皮肤血管充血、上皮细胞增生、白细胞浸润,以毛囊周围显著,形成典型的猩红热弥漫性充血性皮疹,最后表皮细胞死亡、脱落,形成特征性脱屑、脱皮,口腔黏膜充血、点状出血。毒素入血引起发热及心肌、肝、脾、淋巴结、肾等不同程度充血、变性,甚至坏死。

3. 变态反应性病变 个别患者于病程第 2～3 周可出现心肌、心瓣膜、肾、关节滑膜浆液性炎症,其原因可能与免疫复合物沉积或交叉免疫反应有关。

五、临床表现

潜伏期为 1～12 天,多为 2～5 天。临床可分为如下类型。

(一)普通型

1. 前驱期 起病急,持续性发热,体温可达 39 ℃左右,伴头痛、全身不适、食欲不振等感染中毒症状。大多数患者有咽峡炎,表现为咽痛、吞咽痛。检查可见咽峡充血,扁桃体红肿,其上有点片状黄白色脓性分泌物,软腭黏膜可见充血或出血疹。颌下及颈淋巴结呈非化脓性炎症改变。

2. 出疹期 起病后 1～2 天开始出疹,皮疹始于耳后、颈部及上胸部,迅速蔓延至全身。典型皮疹是在弥漫性充血的皮肤上出现密集而分布均匀、与毛囊一致的粟粒大小的点状红疹,压之退色,有痒感,疹间无正常皮肤,严重者可见出血性皮疹。在皱褶处皮疹密集或因摩擦出血而呈紫色线状,称为帕氏线;面部充血发红但无点状疹,口周充血不明显而形成口周苍白圈。病初起时舌苔白厚,舌乳头红肿突出,称为草莓舌;2～3 天后舌苔脱落,舌面光滑呈肉红色,舌乳头隆起,称为杨梅舌。

3. 脱皮期 皮疹 48 小时达高峰后按出疹顺序退疹,2～4 天退尽。疹退 1 周后开始脱皮,面、颈部及躯干多呈糠屑状或小片状脱皮,皮疹密集处可呈片状脱皮,手足掌、指(趾)因角化层较厚,常呈手套、袜套样脱皮,脱皮持续 1～2 周。

（二）轻型

为近年来常见的类型。仅表现为低热、轻度咽痛;皮疹稀少,消退较快,脱屑较轻。但仍可引起变态反应性病变。敏感抗生素的早期和广泛应用可能是轻型趋势的主要原因。

（三）中毒型

近年来已少见。发病后中毒症状明显,迅速出现高热、惊厥、头痛、呕吐、神志不清等表现,皮疹多且严重,出血性皮疹多。重者可出现中毒性心肌炎、中毒性肝炎及感染性休克等表现,病死率高。

（四）脓毒型

已罕见。高热等中毒症状严重。以咽峡部化脓性炎症为主,重者伴坏死及溃疡。如不及早治疗,感染可扩散至邻近组织,引起颌下及颈淋巴结炎、中耳炎、鼻窦炎等化脓性并发症。病原菌侵入血液,还可引起败血症及化脓性迁徙病灶。

（五）特殊类型

如外科型或产科型猩红热,病原菌经皮肤伤口或产道感染,皮疹始于伤口周围,遍及全身;咽峡炎缺如,中毒症状较轻,预后较好。可从伤口或产道分泌物中培养出病原菌。

六、并发症

1. 中毒性并发症 主要是中毒性心肌炎、中毒性肝炎及感染性休克。

2. 化脓性并发症 化脓性咽峡炎,可波及邻近组织,引起颌下及颈淋巴结炎、中耳炎、鼻窦炎等。侵入血液,还可引起败血症及化脓性迁徙病灶。

3. 变态反应性并发症 病程 2～3 周出现,如风湿病、急性肾小球肾炎、关节炎等。

七、诊断及鉴别诊断

（一）诊断

1. 流行病学资料 冬、春季,易感者有与猩红热或咽峡炎患者接触史。

2. 临床表现 出现发热、咽峡炎、典型皮疹、帕氏线、口周苍白圈、草莓舌、杨梅舌等特征性表现及退疹时的脱屑、脱皮,可做出临床诊断。

3. 实验室检查

1）血常规检查 白细胞总数升高达$(10～20)×10^9/L$,中性粒细胞增多至 80% 以上,病情严重者胞质内可见中毒颗粒。

2）细菌学检查 咽拭子或其他病灶分泌物培养出乙型溶血性链球菌可确诊。

3）免疫荧光法 咽拭子涂片,用免疫荧光法检测乙型溶血性链球菌抗原可快速诊断。

（二）鉴别诊断

猩红热皮疹应与金黄色葡萄球菌感染、药疹、麻疹、风疹等相鉴别。病原学检查结果为可靠的鉴别诊断依据。

1. 金黄色葡萄球菌感染性皮疹 某些金黄色葡萄球菌可产生红疹毒素,引起猩红热样皮疹,而且病情重、进展快、预后差,应依据病原学检查尽早鉴别,以便及时抗感染治疗。

2. 药疹 有明确服药史;出疹时间、顺序及分布无规律;皮疹多样化,既可有猩红热样皮疹,也可有荨麻疹样皮疹。

知识链接 4-5

3. 与其他出疹性疾病相鉴别 见表 4-2。

表 4-2 常见出疹性疾病的鉴别诊断

	猩 红 热	麻 疹	风 疹	幼儿急疹
出疹时间	发热 2 天出疹,高热出疹	发热 3～4 天出疹,高热出疹	发热 1～2 天出疹,出疹后体温不再上升	发热 3～5 天出疹,退热出疹
出疹顺序	颈部、上胸部→躯干→四肢,1 天出齐	耳后发际→前额→面颈部→躯干→四肢→手足心,3 天出齐	面部→躯干、四肢,1 天出齐	颈部和躯干部→腰臀部→额部,四肢较少,1 天出齐
皮疹特点	弥漫性针尖大小的充血性红斑疹,压之退色,有痒感,疹间皮肤不正常。退疹时有脱屑或片状脱皮	红色斑丘疹,压之退色,疹间皮肤正常。退疹时伴糠麸样脱屑	初为淡红色斑丘疹,第 2 天皮疹可变成针尖样红点,似猩红热样皮疹。3 天后退疹,无脱屑	淡红色斑丘疹。退疹无脱屑
疾病特点	全身中毒症状重,常伴咽峡炎,有帕氏线、口周苍白圈、杨梅舌	出疹前可见麻疹黏膜斑。有结膜充血、流泪、流涕等	全身中毒症状轻,但有耳后、枕部和颈后淋巴结肿大伴触痛	起病急骤,高热等中毒症状明显
血常规变化	白细胞和中性粒细胞显著增多	白细胞减少,淋巴细胞增多	白细胞减少,淋巴细胞增多	白细胞减少,淋巴细胞增多

八、治疗

1. 一般治疗 呼吸道隔离患者,其呼吸道分泌物及痰杯、食具等应随时消毒。卧床休息,保持室内空气流通,必要时进行空气消毒;给予营养丰富易消化的流质或半流质饮食,供给足够的水分,不能进食者应给予静脉补液。保持口腔、皮肤清洁,体温过高时采取降温措施。

2. 病原治疗 选用敏感抗生素是主要治疗措施。青霉素 G 为首选药物,早期使用可明显减轻症状,缩短病程,减少并发症。用法:成人 80 万 U～120 万 U,肌内注射,每 6 小时 1 次;儿童(2 万 U～5 万 U)/(kg·d),分 4 次肌内注射;病情严重者应加大剂量到(800 万 U～2000 万 U)/d,分 2～3 次静脉输入。疗程 7～10 天。青霉素过敏者可选用红霉素,成人 1～2 g/d,儿童 25～50 mg/d,分 4 次口服。也可选用克拉霉素、阿奇霉素、头孢菌素等。

3. 并发症治疗 如发生感染性休克,应及早采取补充血容量,纠正酸中毒,酌情使用肾上腺皮质激素等措施;对化脓性炎症须积极抗感染治疗,必要时进行外科治疗;对急性肾小球肾炎、风湿病等参见内科治疗。

九、预防

1. 管理传染源 呼吸道隔离患者至治疗后 7 天或咽拭子培养 3 次均为阴性(隔天 1 次),接触者医学观察 7 天;流行期间及早隔离治疗咽峡炎和扁桃体炎患者。带菌者可用青霉素治疗,疗程 10 天。

2. 切断传播途径 流行期间易感者避免到公共场所,外出时要戴口罩。

3. 保护易感人群 目前尚无理想菌苗。流行期间,对密切接触者可采用苄星青霉素预防,成人 120 万 U,儿童 60 万 U～90 万 U,肌内注射,保护作用维持 30 天。也可口服阿莫西林或红霉素等。

本节小结

　　猩红热是由 A 组乙型溶血性链球菌所致的急性呼吸道传染病,以空气飞沫传播为主,5～15 岁为好发年龄。A 组乙型溶血性链球菌革兰氏染色阳性,无芽胞和鞭毛,可形成荚膜,其主要致病物质有毒素和蛋白酶。A 组乙型溶血性链球菌主要引起化脓性病变、中毒性病变和变态反应性病变。典型病例常有三大特征性表现,即发热、咽峡炎、充血性皮疹。咽拭子或其他病灶分泌物培养出乙型溶血性链球菌可确诊。选用敏感抗生素是主要治疗措施,青霉素 G 为首选药物,早期使用可明显减轻症状、缩短病程、减少并发症。呼吸道隔离患者和流行期间对密切接触者注射苄星青霉素是重要的预防手段。

考点在线

A1 型题

1. 引起猩红热的病原体是(　　　)。

A. 金黄色葡萄球菌　　　　　　B. 表皮葡萄球菌　　　　　C. A 组 α 型溶血性链球菌

D. A 组 β 型溶血性链球菌　　　E. 草绿色链球菌

2. 猩红热的主要传播途径是(　　　)。

A. 消化道传播　　　　　　　　B. 呼吸道传播　　　　　　C. 产道

D. 皮肤伤口　　　　　　　　　E. 血液传播

3. 猩红热的特征性表现是指(　　　)。

A. 发热、咽峡炎、发热后第 2 天出现弥漫性充血性皮疹

B. 发热、咽峡炎、杨梅舌

C. 发热、猩红热样皮疹、杨梅舌

D. 发热、咽峡炎、口周苍白圈

E. 发热、头痛、淋巴结肿大

4. 确诊猩红热的检查是(　　　)。

A. 咽拭子或脓液中分离出 B 组溶血性链球菌

B. 咽拭子或脓液中分离出 A 组溶血性链球菌

C. 咽拭子或脓液中分离出金黄色葡萄球菌

D. 咽拭子或脓液中分离出表皮葡萄球菌

E. 血白细胞计数及中性粒细胞增高

5. 猩红热病原治疗首选(　　　)。

A. 红霉素　　　　　　　　　　B. 四环素　　　　　　　　C. 青霉素

D. 头孢菌素　　　　　　　　　E. 氯霉素

6. 关于猩红热的皮疹描述错误的是(　　　)。

A. 发病后第 2 天出疹

B. 皮肤弥漫性充血基础上针尖大小丘疹

C. 于耳后、颈部及上胸开始出疹

D. 皮疹于 48 小时达高峰

E. 脱屑少见

7. 猩红热的发病年龄高峰为(　　　)。

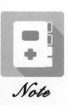

A. 3～5 岁　　　　　　　　B. 5～15 岁　　　　　　　　C. 20～30 岁

D. 30～40 岁　　　　　　　E. 40～50 岁

A2 型题

8. 患儿,女,5 岁。发热、咽喉红肿、疼痛 4 天,出疹 2 天,皮疹为细小红色丘疹,自耳后、颈部、上胸部开始,2～3 天遍及全身。疹退后无色素沉着,有大片脱皮。可见口周苍白圈、草莓舌。诊断最可能是( )。

A. 麻疹　　　　　　　　　B. 风疹　　　　　　　　　C. 猩红热

D. 药物疹　　　　　　　　E. 荨麻疹

(胡　浩)

参考答案

第六节　流行性脑脊髓膜炎

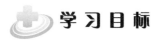

学习目标

知识目标:掌握流行性脑脊髓膜炎的病原体与流行病学;掌握流行性脑脊髓膜炎的临床表现和防治原则。

能力目标:能够独立进行流行性脑脊髓膜炎的诊断和治疗。

素质目标:培养科学的临床思维方法和高度的责任感、同情心与实事求是的工作作风。

本节 PPT

一、概述

案例分析

患儿,男,6 岁,因突起畏寒、发热、头痛、呕吐 2 天,嗜睡 1 天于 2 月 3 日入院。查体:体温 39.5 ℃,脉搏 110 次/分,浅昏迷,瞳孔等大,对光反射好,颈部有明显抵抗感,胸、腹部发现多个出血点,克尼格氏征及布鲁辛斯基征(＋),巴宾斯基征(－)。血常规:WBC 18×10^9/L,N 0.85,L 0.15。

请问:

1. 该案例初步诊断为什么疾病?

2. 诊断依据有哪些?

3. 为确诊可进一步做哪些检查?

4. 治疗原则有哪些?

流行性脑脊髓膜炎(epidemic cerebrospinal meningitis)简称流脑,是由脑膜炎奈瑟菌(又称脑膜炎球菌)引起的急性化脓性脑膜炎。主要临床特点是突起高热、剧烈头痛、频繁呕吐、皮肤黏膜瘀点和瘀斑、脑膜刺激征及脑脊液呈化脓性改变。本病呈全球分布,好发于冬、春季,儿童易患。

二、病原学

1. 形态、结构及分型　脑膜炎球菌属奈瑟氏菌属,为革兰氏阴性球菌(直径 0.6～

Note

0.8 μm),菌体为肾形或卵圆形,凹面相对成双排列或 4 个相连。该菌只能从人类乳铁蛋白和转铁蛋白获取生长必需的铁,所以仅存在于人体。可从带菌者鼻咽部和患者的血液、脑脊液及皮肤瘀点中检出,在脑脊液及皮肤瘀点中多见于中性粒细胞内,仅少数在细胞外。根据脑膜炎球菌多糖抗原不同可将该菌分为 13 个血清群(A、B、C、D、29E、X、Y、Z、W135、H、I、K、L)。其中 A、B、C 三群最常见,占流行病例的 90% 以上。国内流行的主要为 A 群,B、C 群次之,近年 B 群有增多趋势。该菌裂解时可释放出内毒素,是其致病的重要因素。

2. 培养、消毒 该菌营养要求较高,在巧克力色血液琼脂培养基和改良 Thayer-Martin 培养基上,于 37 ℃、含 5%～10%CO_2、pH7.4 环境中生长良好。脑膜炎球菌可产生自溶酶,在体外极易自溶而死亡,故采集的标本应保温并及时送检。该菌对冷(低于 30 ℃)、热(高于 50 ℃)、干燥甚为敏感,一般的消毒剂和常用抗生素处理极易致其死亡。

三、流行病学

1. 传染源 患者与带菌者是传染源。在流行期间人群带菌率可高达 50%,正常人鼻腔内可检出脑膜炎球菌,但无任何临床症状。患者从潜伏期开始到急性期均有传染性,而经抗菌治疗后细菌很快消失,故带菌者对周围人群的危险性大于患者。

2. 传播途径 主要通过咳嗽、打喷嚏等喷出带菌的飞沫,被易感者吸入呼吸道而传播。由于该菌在外界生活力极弱,故间接传播很少。但同睡、喂奶、怀抱、接吻等密切接触,对 2 岁以下婴幼儿的发病有重要意义。

3. 易感人群 普遍易感,感染后免疫力持久,人群多经过隐性感染获得免疫力。新生儿可从母体获得免疫力而很少发病。

4. 流行特征 散发或流行。本病常呈周期性流行,一般每 3～5 年发生小流行,每 7～10 年发生大流行。因易感者中普遍接种 A 群多糖菌苗进行预防,发病率逐年下降,且打破了周期性流行。本病有明显季节性,多发生于冬、春季,自 11 月开始升高,2—4 月达高峰,5 月起下降。发病年龄主要在 6 个月至 15 岁,5 岁以下儿童发病率高,其中 6 个月至 2 岁最高。

四、发病机制与病理变化

脑膜炎球菌自鼻咽部侵入人体后,如机体免疫力强,则入侵的病原菌被迅速消灭;如免疫力较弱,细菌在鼻咽部繁殖易成为无症状带菌者,或仅表现为轻微上呼吸道炎症。少数情况下,因机体免疫力低下或细菌毒力较强,细菌进入血液循环,形成短暂菌血症,可无明显症状或轻微症状如皮肤出血点,且多数不治而愈,仅极少数发展为败血症,临床出现发热等中毒症状,细菌通过血-脑屏障侵犯脑脊髓膜,引起化脓性脑膜炎,由于大量纤维蛋白、白细胞和血浆外渗,故脑脊液浑浊。此外,细菌入血可引起化脓性关节炎、心包炎、心内膜炎、肺炎等迁徙性病灶。

暴发型流脑发病机制主要是细菌释放的内毒素所致的急性微循环障碍。败血症期,内毒素使全身小血管痉挛,内皮细胞损伤,致使内脏广泛出血和有效循环血量减少,引起感染性休克及酸中毒,继而引起 DIC 及继发性纤溶亢进,进一步加重微循环障碍、出血和休克,最终造成多器官功能衰竭。

脑膜炎期,脑膜及脊髓膜血管内皮细胞坏死、水肿、充血、出血及通透性增加,引起脑脊髓膜化脓性炎症及颅内压升高,出现惊厥、昏迷等症状。严重者脑实质也有炎症、水肿及充血。内毒素可引起脑血管微循环障碍,脑血管痉挛、缺血及出血,而加重上述病变。严重脑水肿可致脑疝形成,而出现昏迷加深、瞳孔变化及呼吸衰竭,可迅速死亡。

Note

五、临床表现

潜伏期 1～10 天,一般为 2～3 天。其病情复杂多变,轻重不一,一般可表现为四个临床类型即普通型、暴发型、轻型和慢性败血症型。

(一)普通型

1. 上呼吸道感染期 仅部分患者出现上呼吸道感染症状,如低热、鼻咽部充血及分泌物增多、咽痛、鼻塞等,持续 1～2 天,鼻咽拭子培养可发现致病菌。但因发病急、进展快,此期易被忽视。

2. 败血症期 突起畏寒、寒战、高热、头痛、呕吐、全身乏力、肌肉酸痛、食欲不振及神志淡漠等毒血症症状。幼儿则有哭啼、吵闹、烦躁不安、皮肤过敏及惊厥等。少数患者有关节痛或关节炎,脾肿大常见。本期 70％～90％患者出现皮肤黏膜瘀点或瘀斑,以胸腹部和四肢为多,早期可见于结膜及口腔黏膜,直径为 1～2 mm 至 1～2 cm,开始为鲜红色,以后为紫红色,病情严重者瘀点、瘀斑可迅速扩大,中央可呈紫黑色坏死或大疱,约 10％的患者在唇周及其他部位可出现单纯疱疹,多数于 1～2 天进入脑膜炎期。

3. 脑膜炎期 除败血症期的症状及瘀点、瘀斑继续存在外,出现突出的中枢神经系统症状,如剧烈头痛、频繁呕吐、烦躁,有颈项强直、克尼格氏征及布鲁辛斯基征阳性等脑膜刺激征,重者可有谵妄、抽搐、昏迷甚至呼吸衰竭。若经合理治疗,常于 2～5 天进入恢复期。

婴幼儿因中枢神经系统发育尚未成熟,脑膜炎的临床表现常不典型,表现为高热、烦躁、惊厥、呕吐、拒乳、两眼凝视、尖叫及囟门隆起、紧张等,但常无脑膜刺激征。

4. 恢复期 经治疗后,患者体温逐渐下降至正常,皮肤黏膜瘀点、瘀斑大部分被吸收、消失,大瘀斑中央坏死部位可形成溃疡,以后结痂而愈,其他症状逐渐好转,意识转清,神经系统逐渐恢复正常。患者一般在 1～3 周痊愈。

(二)暴发型

多见于儿童。起病急骤,病势凶险,病死率高,若不及时抢救 24 小时内可死亡。常分为 3 型。

1. 休克型 起病急骤,寒战、高热,严重者体温不升,伴头痛、呕吐,精神极度萎靡,常在短期内全身出现广泛瘀点、瘀斑,且迅速融合成大片,皮下出血,或继以大片坏死,出现循环衰竭表现,如面色苍白,唇周及指端发绀,四肢厥冷,皮肤花纹,脉搏细速,血压下降甚至测不出,少尿、无尿等,脑膜刺激征缺如。实验室检查常有 DIC 证据,脑脊液可无明显改变,细胞数正常或轻度增加,血培养常为阳性。

2. 脑膜脑炎型 主要表现为脑膜及脑实质损害,患者除高热、头痛、喷射状呕吐、瘀点和瘀斑外,可出现昏迷,反复惊厥,锥体束征阳性。部分患者发生脑疝、枕骨大孔疝时,患者昏迷加深,瞳孔明显缩小或散大,或忽大忽小,对光反射迟钝,双侧肌张力增高,上肢多内旋,下肢强直。呼吸不规则,或快慢深浅不匀,或暂停,或呈叹息样、抽泣样、点头样、潮式呼吸,甚至呼吸突然停止。天幕裂孔疝除有颅内压增高表现外,常有疝侧瞳孔因动眼神经受压而扩大,对光反射消失,眼球固定或外展,对侧肢体瘫痪,可因呼吸衰竭而死亡。

3. 混合型 是本病最严重的一型,兼有上述两型的临床表现,病死率常高达 80％。

(三)轻型

轻型多见于流脑流行后期,表现为低热、轻微头痛及咽痛等上呼吸道感染症状,皮肤黏膜出现瘀点及轻度脑膜刺激征;也可仅出现皮肤黏膜瘀点。脑脊液多无明显变化,咽拭子培养可有病原菌。

(四)慢性败血症型

本型罕见,多发生于成人,表现为间歇性发热,皮肤黏膜瘀点,关节痛,少数患者脾肿大,病程可持续数周至数月,但一般状况良好。

（五）特殊类型流脑

1. 婴幼儿流脑　婴幼儿颅骨骨缝及囟门未闭合,中枢神经系统发育未成熟,故临床表现不典型。可有呼吸道症状;消化道症状;烦躁不安、尖声哭叫;囟门隆起;脑膜刺激征不明显。

2. 老年人流脑　老年人免疫力低下,暴发型发病率高;上呼吸道感染症状多见,意识障碍明显,皮肤黏膜瘀点、瘀斑发生率高;病程长,多在 10 天左右;并发症和合并症多,预后差,病死率高;实验室检查白细胞数可不增高,提示病情重,机体反应差。

六、并发症与后遗症

由于诊疗水平的提高和及时应用抗生素,流脑并发症已明显减少,仅少数患者因脑膜及脑的炎症和脓液聚集、粘连,可引起视神经、动眼神经、面神经及听神经损伤,肢体运动障碍,癫痫,大脑功能不全,硬膜下积水,脑积水等;或败血症阶段因脑膜炎球菌随血流到达全身而引起化脓性迁徙病灶,如肺炎、脓胸、心内膜炎、心包炎、全眼球炎、中耳炎、关节炎、睾丸炎、副睾炎等并发症。后遗症有精神异常、智力减退、耳聋、失明、瘫痪等。

七、诊断及鉴别诊断

（一）诊断依据

1. 流行病学资料　6 个月～2 岁的小孩,冬、春季发病,当地有流脑患者出现,有与流脑患者接触史。

2. 临床资料　突起高热、头痛、呕吐,伴神志改变,体检皮肤、黏膜有瘀点和瘀斑,脑膜刺激征阳性者,临床诊断即可初步成立。

3. 实验室资料

1）血常规检查　白细胞计数显著增加,多在 $20\times10^9/L$ 以上,中性粒细胞在 80% 以上,并发 DIC 者血小板减少。

2）脑脊液检查　脑脊液在病程初期仅压力升高、外观仍清亮,稍后则浑浊似米汤样。细胞数常达 $1\times10^9/L$,以中性粒细胞为主。蛋白显著增高,葡萄糖及氯化物明显降低。休克型脑脊液多无改变。

3）细菌学检查　细菌学检查是确诊的重要方法。

（1）涂片　在皮肤瘀点处刺破,挤出少量组织液做涂片及染色,细菌阳性率为 60%～80%。取脑脊液离心沉淀物做涂片、染色,有脑膜刺激征的患者检测阳性率约为 50%。

（2）细菌培养　可取血液、皮肤瘀点刺出液或脑脊液做细菌培养,但阳性率较低。在使用抗生素治疗之前,采集标本并及时送检可提高阳性率。

4）血清学检查　是近年来开展的流脑快速诊断方法。

（1）测定荚膜多糖抗原　主要有对流免疫电泳、乳胶凝集试验、金黄色葡萄球菌 A 蛋白协同凝集试验、反向被动血凝试验、酶联免疫吸附试验等,用于检测血液、脑脊液或尿液中的荚膜多糖抗原。一般在病程 1～3 天可出现阳性。较细菌培养阳性率高,方法简便、快速、敏感、特异性强。

（2）测定抗体　有间接血凝试验、杀菌抗体测定等。如恢复期血清效价大于急性期 4 倍或 4 倍以上,则有诊断价值。

（二）鉴别诊断

1. 其他化脓性脑膜炎　依侵入途径可初步区别。肺炎球菌脑膜炎大多继发于肺炎、中耳炎,葡萄球菌脑膜炎大多发生在葡萄球菌败血症病程中,革兰氏阴性杆菌脑膜炎易发生于颅脑手术后,流感杆菌脑膜炎多发生于婴幼儿,铜绿假单胞菌脑膜炎常继发于腰穿、麻醉、造影或手术后。

2. 结核性脑膜炎 多有结核病史或结核杆菌接触史,起病缓慢,病程较长,早期有低热、盗汗、乏力、消瘦等毒血症状,1~2周后出现神经系统症状,皮肤黏膜无瘀斑、瘀点,脑脊液白细胞数较少,多在 500×10^6/L 以下,以单核细胞为主,葡萄糖和氯化物减少,蛋白质增加;脑脊液抗酸染色可以发现阳性杆菌,有助于确诊。

3. 虚性脑膜炎 败血症、伤寒、大叶性肺炎等急性感染患者有严重毒血症时,可出现脑膜刺激征,但脑脊液除压力稍增高外,余均正常。

4. 其他 如流行性乙型脑炎、中毒性菌痢、钩端螺旋体病、脑型疟疾等。

知识链接 4-6

八、治疗

（一）普通型

1. 一般治疗 强调早期诊断,就地住院、隔离与治疗。卧床休息,环境安静,空气流通。密切监护,及时发现病情变化。给予流质或半流质饮食,注意补充足够液体及电解质,保持尿量在每天 1000 mL 以上。保持皮肤清洁,防止瘀斑破溃感染。经常变换体位以防褥疮发生。防止呕吐物吸入。必要时给氧。

2. 对症治疗 高热时可用物理降温如酒精擦浴,伴头痛者可给予解热镇痛药,头痛剧烈、频繁呕吐者,可给予高渗葡萄糖、20%甘露醇脱水,甘露醇成人用 250 mL/次,儿童 1 g/(kg·次),静脉注射,6~8 h1 次。惊厥时可给予镇静剂,如用 10%水合氯醛灌肠,成人 20 mL/次,儿童 60~80 mg/(kg·次);或用副醛、冬眠灵、安定等。中毒症状明显者,可给予糖皮质激素。

3. 病原治疗 首选青霉素 G,儿童剂量为(15 万 U~20 万 U)/(kg·d),成人每天 1000 万 U~1200 万 U,分次静脉滴注或肌内注射,疗程 5~7 天。青霉素 G 不宜用于鞘内注射,因其可引起发热、肌肉震颤、惊厥、脑膜刺激征、呼吸困难、循环衰竭等严重反应。第三代头孢菌素对脑膜炎球菌抗菌活性强,对耐青霉素菌株也有效,易透过血-脑屏障,不良反应小。头孢曲松成人 2~4 g/d,儿童 50~100 mg/(kg·d),分 2 次静脉滴注;头孢噻肟成人 6~8 g/d,儿童 100~150 mg/(kg·d),分 3~4 次静脉滴注;也可使用头孢三嗪、头孢呋辛治疗。不能使用青霉素者可以选用氯霉素,成人 50 mg/(kg·d),儿童 50~75 mg/(kg·d),分次口服、肌内注射或静脉滴注,疗程 5~7 天。使用氯霉素应密切注意其副作用,尤其对骨髓的抑制,新生儿、老年人慎用。也可使用磺胺嘧啶。

（二）暴发型

1. 休克型 在有效病原治疗基础上抗休克治疗。

（1）抗菌治疗 以青霉素 G 为主,每天剂量为(20 万 U~40 万 U)/ kg,成人每天 2000 万 U,分次静脉滴注。

（2）抗休克治疗 首先扩充血容量及纠正酸中毒。在扩充血容量和纠正酸中毒后,如休克仍未被纠正,可应用血管活性药物。毒血症状明显者可用糖皮质激素。如果皮肤黏膜瘀点、瘀斑不断增加,融合成片,且伴有血小板明显减少者,及早应用肝素,剂量每次 0.5~1 mg/kg,加入 10%葡萄糖注射液 100 mL 静脉滴注,4~6 h 可重复 1 次。DIC 晚期应给予抗纤溶治疗。同时应输入新鲜全血、血浆及血小板,补充消耗的凝血因子。

2. 脑膜脑炎型

（1）抗菌治疗 用法与休克型相同。

（2）减轻脑水肿及防止脑疝 以 20%甘露醇为主,每次 1~2 g/kg。根据情况每 4~6 小时或 8 小时静脉快速滴注或推注 1 次,宜至呼吸和血压恢复正常、瞳孔等大及其他颅内高压症状好转为止。脱水时应适当补充液体钾盐等,以保持轻度脱水状态为宜。

(3)**糖皮质激素** 有减轻脑水肿降低颅内压的作用,常用地塞米松。成人每天 10～20 mg,儿童每天 0.2～0.5 mg/kg。

(4)**呼吸衰竭** 须加强脱水治疗,给予吸氧、吸痰、头部降温以防止脑水肿、脑疝及呼吸衰竭。如已发生,可给予山梗菜碱、尼可刹米、回苏灵、利他林等呼吸中枢兴奋剂,大剂量山莨菪碱(每次 2～3 mg/kg)静脉滴注可改善微循环,减轻脑水肿,糖皮质激素也有降低颅内压的作用,疗程不超过 3 天。

(5)**高热及惊厥** 及时采用物理及药物降温,并及早应用镇静剂,必要时行亚冬眠疗法。

九、预防

1. 管理传染源 及早发现患者,就地隔离、治疗,应隔离至症状消失后 3 天,或不少于发病后 7 天,以防止疫情扩散。对密切接触者应医学观察 1 周。

2. 切断传播途径 流行期间停止集会及大型集体活动。注意公共场所及室内通风和清洁。儿童应尽量避免到人多拥挤的公共场所。易感者外出应戴口罩。

3. 保护易感人群

(1)**预防接种** 接种对象主要为 15 岁以下儿童,国内多年来应用脑膜炎球菌 A 群荚膜多糖菌苗,剂量为 50 μg,皮下注射,接种后的保护率达 90% 以上,且副作用小。近年来由 C 群脑膜炎球菌引起的病例时有发生,A 群和 C 群流脑之间无交叉免疫,单纯接种 A 群流脑疫苗已不能有效控制该病流行,只有同时接种含有 A 群、C 群的流脑疫苗才能有效预防流脑流行。

(2)**药物预防** 对密切接触者除医学观察外可口服磺胺嘧啶,成人 2 g/d,儿童 50～100 mg/kg,分 2 次与等量碳酸氢钠同服,连服 3 天;或服用利福平,成人 600 mg/d,儿童 5～10 mg/kg,分 2 次服用,连服 3 天。也可服用磺胺甲噁唑、口服乙酰螺旋霉素或肌内注射头孢曲松等。

本 节 小 结

流行性脑脊髓膜炎是由脑膜炎球菌引起的急性化脓性脑膜炎,好发于冬、春季,病原菌主要借飞沫经呼吸道传播,流脑患者和带菌者是传染源。本病呈散发或流行,人群普遍易感,儿童易患。临床表现主要为高热、剧烈头痛、频繁呕吐、皮肤黏膜瘀点和瘀斑及脑膜刺激征,严重者可有败血症、休克和脑实质损害。流脑的病原治疗首选青霉素。预防重点是隔离治疗患者,密切接触者药物预防及易感人群预防接种 A 群荚膜多糖菌苗。

考 点 在 线

A1 型题

1. 目前国内流脑流行的主要菌群是(   )。

A. A 群   B. B 群   C. C 群

D. D 群   E. W135 群

2. 最适合于脑膜炎球菌生长的培养基是(   )。

A. 碱性蛋白胨培养基   B. 胆汁培养基

C. 兔血清柯氏培养基   D. 血液琼脂或巧克力色琼脂

E. 普通培养基

3. 流脑的主要传染源是(   )。

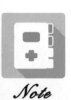

A. 患者 　　　　　B. 带菌者 　　　　　C. 隐性感染者

D. 潜在感染者 　　　　　E. 受感染的动物

4. 流脑的主要传播途径是（　　）。

A. 飞沫直接从空气传播，进入呼吸道

B. 通过玩具、日常生活用品等间接传播

C. 密切接触直接传播

D. 通过饮水经消化道传播

E. 通过食物经消化道传播

5. 流脑发病年龄高峰是（　　）。

A. 6 个月以内 　　　　　B. 6 个月～2 岁 　　　　　C. 3～5 岁

D. 6～10 岁 　　　　　E. 11～15 岁

6. 国内流脑发病季节高峰是（　　）。

A. 1—2 月 　　　　　B. 2—4 月 　　　　　C. 5—6 月

D. 7—10 月 　　　　　E. 11—12 月

7. 脑膜炎球菌主要致病因素是（　　）。

A. 内毒素 　　　　　B. 外毒素 　　　　　C. 肠毒素

D. 直接致组织坏死作用 　　　　　E. 神经毒素

8. 感染脑膜炎球菌后，最常见的感染类型是（　　）。

A. 隐性感染 　　　　　B. 出血点型 　　　　　C. 上呼吸道炎型

D. 典型化脓性脑膜炎 　　　　　E. 带菌者

9. 流脑最常见的临床类型是（　　）。

A. 普通型 　　　　　B. 暴发型 　　　　　C. 轻型

D. 慢性败血症型 　　　　　E. 顿挫型

10. 确诊流脑最重要的依据是（　　）。

A. 冬、春季发病，有皮疹、脑膜刺激征 　　　　　B. 脑脊液呈化脓性改变

C. 脑脊液涂片革兰氏染色发现阴性球菌 　　　　　D. 血或脑脊液培养阳性

E. 咽拭子培养阳性

A2 型题

11. 患儿，男，10 岁，发热、头痛、呕吐、抽搐、昏迷 1 天于 12 月 5 日入院。查体：体温 40 ℃，脉搏 80 次/分，呼吸 20 次/分，血压 140/80 mmHg，呼之不应，压眶有反应，瞳孔 1 mm，对光反射迟钝，颈项强直，胸、腹部散在出血点，克尼格氏征及布鲁辛斯基征（＋），病理征（＋）。血常规：WBC 18×10^9/L，N 0.90，L 0.10。最可能的诊断是（　　）。

A. 中毒型痢疾 　　　　　B. 结核性脑膜炎 　　　　　C. 流脑，普通型

D. 流脑，暴发型脑膜脑炎型 　　　　　E. 流脑，暴发型混合型

参考答案

（胡　浩）

参 考 文 献

[1] 杨绍基,任红. 传染病学[M]. 7 版. 北京:人民卫生出版社,2008.

[2] 李兰娟,任红. 传染病学[M]. 8 版. 北京:人民卫生出版社,2013.

[3] 贾文祥. 医学微生物学[M]. 2 版. 北京:人民卫生出版社,2011.

[4] 王连唐. 病理学[M]. 北京:高等教育出版社,2008.

[5] 胡浩. 传染病学[M]. 武汉:华中科技大学出版社,2015.

第五章　钩端螺旋体病

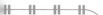

学习目标

知识目标：钩端螺旋体病的病原体和流行病学；钩端螺旋体病的临床分期及各期主要临床表现、治疗和预防原则。

能力目标：能够独立进行钩端螺旋体病的诊疗。

素质目标：能够设身处地为患者考虑，对待患者有耐心、有同情心。

案例分析

患者，男，20岁，1天前突起发热，体温达39.5℃，全身肌肉酸痛，头痛，咽痛，明显乏力，轻微咳嗽，于1997年8月10日于当地乡镇卫生院就诊，查WBC $10×10^9$/L，初诊为上感，给予退热、口服感冒药治疗2天体温未见明显下降，并于第3天出现结膜充血、行走困难、不愿下床等表现。

查体：T 39℃，P 110次/分，R 28次/分，BP 100/70 mmHg。急性病容，面部潮红。结膜充血，无分泌物。双侧腹股沟淋巴结肿大，直径约1 cm，质软，有触痛，无粘连。心率110次/分，律齐，双肺呼吸音清，腹平软，肝脾未触及。双侧腓肠肌有明显压痛，神经系统检查无异常发现。

进一步询问病史：患者系本地人，于外地上学，暑假回家，曾于3天前在当地水库游泳。

问题：

1. 该案例初步诊断是什么疾病？
2. 还应收集哪些资料以进一步帮助诊断？
3. 针对该患者的情况应如何制订治疗方案？

一、概述

钩端螺旋体病（leptospirosis）是由致病性钩端螺旋体引起的一种急性传染病。主要通过接触疫水感染。主要表现为畏寒、发热、乏力、全身肌肉酸痛、结膜充血、淋巴结肿大等，严重者出现肺出血、肾衰竭、脑膜脑炎。

二、病原学

钩端螺旋体为需氧革兰氏染色阴性菌，呈细长丝状，有12～18个螺旋，菌体末端弯曲呈钩状。电镜下可见钩端螺旋体结构有3部分，分别是圆柱形菌体、轴丝（鞭毛）和外膜，其中外膜有抗原性及免疫原性，其相应抗体为保护性抗体。钩端螺旋体抗原结构复杂，目前国际上已发现24个群200多个血清型。国内分离出19个群70多个血清型，常见的有黄疸出血群、波摩那群、流感伤寒群、犬群、七日热群、秋季热群、澳洲群等。

钩端螺旋体抵抗力弱，不耐干燥，对常用消毒剂无抵抗力，干燥环境数分钟可被灭活，易被漂白粉、石炭酸、酒精、来苏尔或肥皂水灭活。但在 pH7.0～7.5 潮湿环境中可存活 1～3 个月。

三、流行病学

1. 传染源　在我国有 80 多种动物是钩端螺旋体宿主，其中鼠类和猪是主要宿主和传染源。犬的带菌率也较高且是重要传染源，其次牛、羊、马也可携带病菌，但传染源意义没有猪、犬重要。患者作为传染源的意义也不大。

2. 传播途径　接触疫水通过皮肤尤其是破损皮肤感染是主要传播途径。也可通过吃被污染的食物及直接接触患病动物的排泄物、血液、皮毛而传播。

3. 易感人群　人群普遍易感，感染后可获得较强的同型免疫力。

4. 流行特征　本病分布广泛，热带及亚热带地区较严重。我国主要以南方各省多见。本病全年均可发生，但以夏、秋季为主，6—10 月最多。发病者以青壮年男性农民、渔民及野外工作者及儿童居多。本病流行形式主要有稻田型、雨水型、洪水型三种类型。稻田型主要传染源是鼠类，主要经鼠尿污染传播，流行区以南方稻田、水塘为主，易集中发病，临床可表现为流感伤寒型、黄疸出血型或肺出血型等。雨水型的发生与暴雨积水有关，主要传染源是猪和犬，以散发为主，主要发生在南方和北方地势低洼的农村地区，临床表现以流感伤寒型为主。而洪水型的传染源主要是猪，主要发生在被洪水淹没的地区，可集中发病，临床表现以流感伤寒型为主，少数可表现为脑膜脑炎型。

四、发病机制与病理变化

钩端螺旋体进入人体后，先进入血液产生毒素形成钩端螺旋体病，产生毒素（如内毒素样物质、细胞毒性因子、溶血素等），引起全身毒血症症状（全身感染中毒症候群）。3～4 天后进入内脏器官，造成中期不同程度多器官损伤如肺出血、黄疸、肾衰竭及脑膜脑炎等。1 周左右至数月血中开始出现特异性抗体，并随病程逐渐增多，与此同时，血液及组织中的钩端螺旋体逐渐减少并消失，机体进入恢复期，该期可因迟发型变态反应导致发热、眼及中枢神经损伤等后发症。

钩端螺旋体病的基本病变为全身毛细血管中毒性损害。轻者可无内脏损害，重者可出现多器官损害如肝大、肝细胞变性、坏死；胆管内胆汁淤积；肺组织有点状出血；肾间质水肿、肾小管上皮细胞变性坏死；脑膜和脑实质均可有血管损伤和炎性浸润。此外，钩端螺旋体病患者还可出现心肌病变和腓肠肌病变。

五、临床表现

本病潜伏期一般为 7～14 天（短至 2 天，长至 28 天）。

（一）早期（钩端螺旋体病败血症期）

起病急，主要表现为畏寒、发热，体温可达 39 ℃左右，呈稽留热，一般持续 4～7 天，也可达 10 天以上。全身肌肉酸痛，以腓肠肌疼痛明显并伴有压痛，重者拒按。明显乏力，主要表现为腿软，难以站立和行走。病程第一天即可出现结膜充血，无畏光、疼痛及流泪表现，可持续数天。病程第二天可出现浅表淋巴结肿大，以腹股沟和腋下多见。一般为黄豆或蚕豆大，质较软，不红，有压痛，无化脓。其他可有咽部充血和疼痛，扁桃体肿大，恶心、呕吐等。通常把钩端螺旋体病的感染中毒症候群的主要表现归纳为发热、全身肌肉酸痛、乏力（三症状）以及眼红、

知识链接 5-1

知识链接 5-2

Note

腓肠肌压痛、淋巴结肿大(三体征)。

(二) 中期(器官损伤期)

病程第 3~10 天出现,临床表现因损害器官不同而不同。

1. 流感伤寒型 此型一般无明显脏器损害,早期症状持续 5~10 天可缓解。此型最多见。

2. 肺出血型 于病程 3~4 天中毒症状加重,并出现不同程度肺出血。

(1)肺出血轻型 仅表现为咳嗽、痰中带血,肺部闻及少量湿啰音。此型预后较好。

(2)肺弥漫性出血型(肺大出血型) 本型是无黄疸型钩端螺旋体病的常见死亡原因。表现为中毒症状迅速加重;肺部呼吸音增粗,可闻及散在湿啰音。如不及时治疗,患者症状会继续加重,出现胸闷、呼吸困难、大量咯血甚至口鼻涌血;烦躁、面色发绀、恐惧;双肺满布湿啰音,心率显著加快,第一心音减弱或呈奔马律等。此型若能及早发现和处理,病情尚可逆转。如病情进展迅速或处理不及时,则预后差。

3. 黄疸出血型 又称外耳病。一般于病程第 4~5 天出现黄疸、出血和肾损害。

(1)肝损害 表现为恶心、呕吐;黄疸在病程 10 天左右达高峰;肝轻到中度肿大,有压痛;病情轻者预后良好,若黄疸达正常值 10 倍以上则预后较差。

(2)出血 表现为鼻出血,皮肤黏膜出血点、瘀斑,呕血,尿血等。严重者出现消化道大出血,引起休克或死亡。

(3)肾损害 表现有蛋白尿、血尿、管型尿等。严重者可出现少尿等肾衰竭症状。

4. 肾衰竭型 各型均可出现不同程度肾损害,单纯肾衰竭型少见。

5. 脑膜脑炎型 出现头痛、意识障碍、脑膜刺激征等脑膜脑炎表现。严重时出现脑水肿、脑疝及呼吸衰竭。脑脊液可有压力增高、蛋白质增多、白细胞增多、葡萄糖和氯化物正常等特点,脑脊液中易分离到钩端螺旋体。脑膜炎者预后较好,而脑膜脑炎者往往病情重,预后较差。

(三) 后期(恢复期或后发症期)

少数患者于热退后再次出现症状,称为钩端螺旋体病后发症。

1. 后发热 热度一般为 38 ℃左右,不需特殊处理,1~3 天可自行消退。

2. 眼后发症 主要表现为虹膜睫状体炎或葡萄膜炎。

3. 反应性脑膜炎 可与后发热同时出现,但脑脊液钩端螺旋体检查阴性,预后良好。

4. 闭塞性脑动脉炎 一般于病后半个月至 5 个月时出现偏瘫、失语、反复短暂肢体瘫痪等表现。

六、诊断和鉴别诊断

(一) 诊断要点

1. 流行病学资料 流行区、流行季节,近 28 天内有疫水接触或病畜接触史等。

2. 临床表现 发热,全身肌肉酸痛,乏力,腓肠肌疼痛和压痛,腹股沟淋巴结肿大;或同时有肺出血、黄疸、肾损害、脑膜脑炎;或在治疗中出现赫氏反应等。

3. 实验室检查

(1)血常规检查 白细胞总数轻度增多或正常,中性粒细胞正常或轻度增多。

(2)病原学检查 应用血液培养或分子生物学检查可诊断本病。发病 1 周内取患者血液、尿液、脑脊液可检出钩端螺旋体,也可接种于柯氏培养基或幼龄豚鼠腹腔进行培养分离。血培养因需要时间较长,对早期患者诊断意义不大。而分子生物学检查(应用 PCR)可达到快速、特异性诊断的目的,对早期诊断本病有较大意义。

(3)血清学抗体检测 目前国内最常用的是显微凝集试验(MAT),检测血清中特异性抗体。抗体效价≥1∶400,或间隔两周双份血清,其抗体效价增加 4 倍或 4 倍以上,可诊断;已知抗体找抗原,如用乳胶凝集试验或间接荧光抗体染色法检查血中钩端螺旋体抗原。近年国外广泛应用酶联免疫吸附试验(ELISA)测定血清钩端螺旋体 IgM 抗体,其特异性和敏感性均高于显微凝集试验。

(二) 鉴别诊断

应根据不同类型进行鉴别。

1. 流感伤寒型 需与上感、流感、伤寒、败血症等相鉴别。

2. 肺出血型 需与肺炎、肺结核病等相鉴别。

3. 黄疸出血型 需与黄疸型肝炎、肾综合征出血热、急性溶血性贫血等相鉴别。

4. 脑膜脑炎型 需与流行性乙型脑炎、化脓性脑膜炎、结核性脑膜炎等相鉴别。

七、处理

治疗原则为"三早一防一就",即早发现、早诊断、早治疗、防止大出血和就地治疗。

(一) 一般治疗

1. 休息 各型钩端螺旋体病患者均应卧床休息。不宜随意搬动患者,以避免加重疼痛和诱发出血。重症患者恢复期也不宜过早活动,应待症状完全消失再下床活动。

2. 饮食 急性期给予高热量、适量蛋白、丰富维生素、低脂易消化饮食,多饮水。必要时给予鼻饲或静脉补充营养。

3. 协助做好口腔和皮肤护理 每天定期清洁口腔,保持皮肤清洁,有皮肤出血者应注意避免用酒精擦浴。

(二) 病原治疗

早期使用敏感抗生素治疗可缩短病程,减轻内脏损害。青霉素 G 杀灭钩端螺旋体效果显著,国内为首选药物。常用 40 万 U 肌内注射,每 6~8 小时 1 次,疗程 7 天。为避免发生赫氏反应,首剂青霉素 G 用量可减至(3~5)万 U。也可首剂用青霉素 5 万 U 肌内注射,4 小时后再肌内注射 5 万 U,再过 4 小时才改为 40 万 U 肌内注射,每 6~8 小时 1 次。

赫氏反应是治疗钩端螺旋体病时,部分患者注射首剂青霉素后因大量钩端螺旋体被杀死、分解、放出毒素而引起的加重反应。多在注射首剂青霉素后半小时至 4 小时,突起寒战、高热、头痛、全身肌肉酸痛、脉搏及呼吸加快,重者可出现低血压、休克等表现,反应一般持续 0.5~2 小时。但部分患者可因此病情加重,迅速发生弥漫性肺出血。赫氏反应常需与青霉素过敏进行鉴别(表 5-1)。

表 5-1 青霉素过敏与赫氏反应的鉴别

项 目	青霉素过敏	赫 氏 反 应
反应发生时间	多在注射青霉素后 5 分钟内发生	多在注射首剂青霉素后半小时至 4 小时内发生
呼吸道阻塞表现	呼吸困难、胸闷、心悸、喉头堵塞感,严重者可出现发绀,甚至窒息	无
循环衰竭表现	面色苍白、四肢厥冷、脉搏快而弱、血压下降	重者可出现循环衰竭表现
神经系统症状	抽搐、昏迷、大小便失禁等	无(部分患者可因高热出现烦躁)
其他过敏表现	各种类型皮疹(如荨麻疹)、接触性皮炎等	无
临床特点	多系统过敏反应的表现	原有中毒症状加重的表现

Note

对青霉素过敏者可选用庆大霉素8万U,肌内注射,每8小时1次。四环素0.5g口服,每天4次。也可选用多西环素、氨苄西林、阿莫西林及新药甲唑醇、咪唑酸酯等,后两种药疗效满意,发生赫氏反应较青霉素少。

(三)对症治疗

对于有较重症状者可常规应用镇静剂如地西泮、苯巴比妥、异丙嗪等。出现赫氏反应时应立即给予镇静剂和激素,同时及时吸氧,必要时进行强心、抗休克治疗。肺出血时应及时应用镇静剂和激素,并根据患者情况给予强心药物,用升压药时应慎重,并注意输液速度,过快易加重出血。

1. 疼痛　向患者解释疼痛的原因,指导患者深呼吸或分散注意力,局部采用热敷可促进血液循环、缓解疼痛。

2. 出血　有出血倾向时应减少搬动,避免不必要的检查和操作,加强观察。一旦出现肺出血,应让患者绝对卧床休息,立即给予哌替啶等镇静剂;吸氧;及时清理呼吸道以保持呼吸道通畅;使用止血药、氢化可的松等;必要时少量多次输血;有休克时应及时抗休克治疗。

3. 高热　高热时可给予物理降温(冰敷)或药物降温。

八、预防

(一)管理传染源

1. 灭鼠　疫区应因地制宜,积极采取有效措施尽量消灭田间及家舍鼠类。

2. 猪　进行圈猪积肥,加强畜尿粪管理,防止雨水冲刷,加强检疫,必要时注射畜用疫苗。

3. 犬　消灭野犬,加强家犬管理,进行检疫。

4. 患者　做到早发现、早治疗。患者应隔离至症状消失。

(二)切断传播途径

(1)开沟排水,消除死水;兴修水利,防止洪水泛滥。

(2)加强排泄物、疫水的管理,减少与疫水接触的机会。

(三)保护易感人群

(1)需接触疫水的人员应注意个人防护。

(2)疫苗接种:对常年流行区易感人群可在本病流行前1个月完成疫苗接种,接种后1个月左右产生免疫力,可维持1年左右。

(3)药物预防:需进入疫区短期工作的人员可口服多西环素,0.2g,1周1次;对高度疑似感染(无明显症状)者,可用青霉素(80～120)万U肌内注射,每天1次,连续2～3天。

本节小结

钩端螺旋体病是由致病性钩端螺旋体引起的急性传染病。主要传染源是鼠和猪,接触疫水是主要传播方式。其基本病变为毛细血管中毒性损伤。临床早期主要表现出感染中毒症状,可表现为三症状(发热、全身肌肉酸痛、乏力)和三体征(眼红、腓肠肌压痛、淋巴结肿大),而中期可有不同器官损害的相应表现,后期则部分患者可出现后发症。病原治疗首选青霉素G,量宜小,首剂用(3～5)万U,以预防赫氏反应。预防重点是灭鼠和强化养猪管理,易感人群接种疫苗或服药。

考点在线

A1 型题

1. 钩端螺旋体病流行的主要季节是（　　）。

A.1—2 月　　　　　　B.3—5 月　　　　　　C.5—8 月

D.6—10 月　　　　　　E.8—10 月

2. 钩端螺旋体侵入人体最常见的途径是（　　）。

A.皮肤黏膜接触疫水　B.呼吸道感染　　　　C.消化道感染

D.血液感染　　　　　　E.蚊虫叮咬

3. 关于钩端螺旋体病，下列哪项说法是错误的？（　　）

A.是动物源性传染病　　　　　　　　　　B.鼠和猪是主要传染源

C.发病机制是钩端螺旋体对血管的直接损伤　　D.肾衰竭是本病主要死亡原因之一

E.可发生脑动脉炎等后发症

4. 钩端螺旋体病的临床表现下列描述正确的是（　　）。

A.发热、咳嗽　　　　　B.持续高热　　　　　C.发热、恶心、呕吐、腹泻

D.发热、扁桃体肿大　　E.发热、全身肌肉酸痛、结膜充血、乏力、腓肠肌压痛

A2 型题

5. 患者，男，45 岁，8 月 10 日突发寒战、高热、头痛、乏力、全身肌肉酸痛。查体：体温 39 ℃，结膜充血，腓肠肌压痛，腹股沟淋巴结肿大。诊断应首先考虑（　　）。

A.伤寒　　　　　　　　B.肺炎　　　　　　　C.肾综合征出血热

D.钩端螺旋体病　　　　E.艾滋病

6. 患者，男，34 岁，发热、乏力、全身肌肉酸痛 2 天，于 7 月 9 日入院。查体：结膜充血，皮肤散在出血点，腹股沟淋巴结蚕豆大，有压痛，腓肠肌有压痛。辅助检查：血 WBC 13.2×10^9/L，钩端螺旋体凝集溶解试验阳性(1∶400)，应首选下列何种方法治疗？（　　）

A.青霉素每次 40 万 U 肌内注射，每天 3～4 次

B.青霉素每次 80 万 U 肌内注射，每天 1～2 次

C.青霉素每次 40 万 U 加链霉素 0.5 g 肌内注射，每天 2 次

D.氯霉素 0.5 g，加入 200 mL 10％葡萄糖溶液静脉滴注

E.螺旋霉素 0.2 g，每天 4 次口服

7. 钩端螺旋体病患者，肌内注射青霉素 80 万 U 约 2 小时后出现高热、寒战、呼吸急促、双肺湿啰音、心率加快，血压 70/40 mmHg。应首先考虑（　　）。

A.病情加重　　　　　　B.感染性休克　　　　C.青霉素过敏反应

D.赫氏反应　　　　　　E.钩端螺旋体病并发肺炎

A3/4 型题

(8～10 题共用题干)

患者，男，29 岁。发热、乏力、头痛 3 天，于 8 月 29 日入院，伴食欲不振，行走时小腿疼痛。查体：体温 39.6 ℃，面色潮红，结膜充血，腹股沟淋巴结肿大，有压痛，肝肋下 1.5 cm，腓肠肌有压痛，无脑膜刺激征及病理反射。血常规：WBC 13×10^9/L，N 0.74，L 0.21。

8. 对确诊有意义的实验室检查是（　　）。

A.肥达试验　　　　　　B.外-斐反应　　　　　C.钩端螺旋体凝集溶解试验

D.出血热 IgM 抗体检测　E.血沉检查

9. 首选的治疗药物是（　　）。

Note

A.青霉素 G　　　　　　B.螺旋霉素　　　　　　C.磺胺类药物

D.氯霉素　　　　　　　E.四环素

10. 以上药物的应用原则是(　　)。

A.大剂量静脉滴注　　　　　　　　　　B.开始时肌内注射小剂量

C.每天用 1 次即可　　　　　　　　　　D.疗程 2 周以上

E.热退后即可停药

参 考 文 献

[1]　徐小元,祁伟.传染病学[M]. 3 版.北京:人民卫生出版社,2013.

[2]　李兰娟,任红.传染病学[M]. 8 版.北京:人民卫生出版社,2013.

[3]　王明琼,李金成.传染病学[M]. 5 版.北京:人民卫生出版社,2014.

Note

第六章 原 虫 病

第一节 阿 米 巴 病

学习目标

知识目标：肠阿米巴病及阿米巴肝脓肿的病原体和流行病学；临床分期及各期主要临床表现、治疗和预防原则。

能力目标：能够独立进行阿米巴病的诊疗。

素质目标：能够设身处地为患者考虑，对待患者有耐心、有同情心。

本节PPT

案例分析

患者，男，32岁，腹痛、腹泻15天。15天前无明显诱因出现腹痛，为右下腹轻度阵发性疼痛，伴腹泻，4～8次/天，每次排便量较多，呈暗红色，明显腥臭味，有血液及黏液。曾服用过"诺氟沙星"等药物，症状无缓解。查体：慢性病容，心肺无异常，腹平软，未见肠型，肝脾未触及，肠鸣音亢进。大便常规：暗红色大便有黏液，镜下见大量红细胞，白细胞3～5个/HP，粪便细菌培养2次均为阴性。

问题：

1. 该案例初步诊断是什么疾病？
2. 还需要做哪些检查以进一步明确诊断？
3. 针对该患者的情况如何制订治疗方案？

Ⅰ 肠阿米巴病

一、概述

肠阿米巴病（intestinal amebiasis）是由溶组织内阿米巴寄生于结肠引起的肠道传染病。临床特点为腹痛、腹泻、有黏液血便等痢疾样症状，易反复发作而转为慢性。

二、病原学

溶组织内阿米巴生活史一般分包囊（期）和滋养体（期）2个阶段，包囊（期）是阿米巴的传染阶段，而滋养体（期）则是致病阶段。

1. 滋养体　滋养体是阿米巴在人体生活史中的主要阶段，是生长、繁殖和致病的形式。

Note

滋养体按其形态大小可分为小滋养体和大滋养体。

（1）小滋养体　是肠腔共栖型滋养体，直径为 $10\sim20\ \mu m$，内外质分界不明显，运动迟缓。无明显侵袭力，寄生于结肠肠腔，当肠腔条件合适时，可侵入肠壁组织，吞噬红细胞和组织细胞变为大滋养体并具致病力，引起侵袭性结肠病灶。若肠腔内环境改变，则停止活动，排出内容物，逐渐形成包囊，随粪便排出体外。

（2）大滋养体　是组织致病型滋养体，直径为 $20\sim60\ \mu m$，内外质分明，运动活跃，内质浓密，常含有吞噬的红细胞和食物。外质透明，运动时伸出伪足。大滋养体有吞噬红细胞、分泌多种溶组织酶、侵入机体组织的能力，是其致病形态。滋养体对外界环境的抵抗力弱，易被胃液杀灭。

2. 包囊　包囊是溶组织内阿米巴的感染型，由肠腔内小滋养体形成，可起传播作用。包囊呈圆形，直径为 $10\sim20\ \mu m$，外层为透明的囊壁，核隐约可见。未成熟的包囊核有 $1\sim2$ 个，成熟包囊核有 4 个。4 核包囊具有感染性。包囊对外界环境抵抗力强，其囊壁具有抗胃酸作用，不被人体胃液杀灭，对常用化学消毒剂耐受。

三、流行病学

1. 传染源　主要为粪便中持续排包囊者，包括慢性肠阿米巴病患者、恢复期患者及无症状包囊携带者。急性期患者粪便中常排出大量滋养体，但在外界环境中极易死亡，且其粪便中很难发现溶组织内阿米巴包囊，故作为传染源的意义不大。

2. 传播途径　主要通过进食被包囊污染的食物和水等感染。如水源被污染可导致暴发流行，苍蝇和蟑螂等也可携带包囊，起到传播的作用。

3. 易感人群　人群普遍易感。发病与否取决于机体的抵抗力，营养不良、免疫力低下的人群及接受免疫抑制药物治疗者，发病机会较多。病后产生的抗体对机体无保护作用，故可反复感染。

4. 流行特征　本病遍布全球，以热带及亚热带地区高发。我国南北方全年均可发病，但以夏、秋季多见，感染率的高低与环境卫生和生活习惯有关。

四、发病机制与病理变化

包囊被人吞食后，经胃到达肠道，在小肠下段经胰蛋白酶作用脱囊而离开小滋养体，部分随粪便排出体外，部分寄生于结肠肠腔内，以肠腔内细菌、已消化的食物和肠黏膜为食。在适宜的条件下，如肠腔被破坏、抵抗力下降、饮食不当等，小滋养体即侵入肠壁组织并转变为大滋养体，吞噬红细胞和组织细胞，并在较为疏松的肠黏膜下层繁殖、扩散，释放各种水解酶，破坏组织，损伤肠壁，形成病灶。

病变位于结肠，主要在盲肠、升结肠，其次为乙状结肠和直肠。基本病变为以组织溶解液化为主的变质性炎，以形成口小底大的烧瓶样溃疡为特征，溃疡基底为黏膜肌层，腔内充满坏死物质，内含溶解的细胞碎片、黏液和滋养体。

急性期以组织坏死溶解为主，病灶周围炎症反应较轻，仅见少量淋巴细胞、浆细胞和巨噬细胞浸润。如继发细菌感染则有中性粒细胞浸润，可出现严重的全身反应和肠道症状。

慢性期由于坏死、溃疡和肉芽组织增生及瘢痕形成反复发生，导致黏膜增生形成息肉。肠壁可因纤维组织增生而增厚变硬，甚至引起肠腔狭窄。若肉芽组织增生过多，形成局限性包块，称为阿米巴肿。

五、临床表现

潜伏期一般为 3 周，短至数天，长达 1 年以上。

1. 轻型 临床表现不明显，间歇出现腹痛及腹泻，粪便中含有包囊。

2. 普通型 起病多缓慢，以腹痛、腹泻开始。大便每天 10 余次，量中等，为黏液血便，呈暗红色果酱样，糊状有腥臭，内含滋养体，多无里急后重。腹痛及压痛多限于右下腹。全身中毒症状较轻，多无发热或仅有轻度发热。历时数天或数周后自行缓解，未经治疗或治疗不当者易复发或转为慢性。

3. 慢性型 病程可持续数月甚至数年。常出现腹痛、腹泻，或与便秘交替出现，粪便呈黄色糊状，大便每天不超过 5 次，伴有脐周或下腹部疼痛。反复发作后可致贫血、乏力、消瘦及营养不良等。体检结肠增厚与压痛。大便镜检可找到滋养体或包囊。

4. 重型 本型少见，常发生在严重感染、营养不良、孕妇及接受糖皮质激素治疗者。起病急骤，高热，腹痛剧烈，大便每天 10 余次，为黏液血便或血水样便，伴里急后重、呕吐，患者可出现不同程度的脱水、电解质紊乱，甚至休克。

5. 并发症

（1）肠道并发症 肠出血、肠穿孔、阑尾炎、结肠病变及肛周瘘管。

（2）肠外并发症 阿米巴肝脓肿、阿米巴肺脓肿、阿米巴腹膜炎、阿米巴胸膜炎、泌尿生殖系统阿米巴病等。其中，阿米巴肝脓肿最常见。

六、诊断和鉴别诊断

1. 诊断要点

1）流行病学资料 患者发病前有进食不洁食物或与慢性腹泻患者密切接触史等。

2）临床表现 多为慢性病程。主要表现有慢性腹痛、腹泻，每天排暗红色果酱样大便 3～10 次，每次排便量较多，有明显腥臭味。全身中毒症状轻，但有食欲减退、乏力、腹胀，右下腹有明显压痛，肠鸣音亢进。

3）实验室检查

（1）血常规检查 重型及普通型伴细菌感染时，周围血象（血常规）中白细胞总数和中性粒细胞数增高。慢性型久病患者红细胞和血红蛋白减少。

（2）粪便检查 粪便呈暗红色果酱样，含血及黏液，粪质多，腥臭味。镜检可见大量聚积成团的红细胞，少量的白细胞和夏科-莱登结晶。检查到有伸出伪足活动，吞噬红细胞的阿米巴滋养体则可确定诊断。慢性患者的粪便中可直接涂片查找包囊。粪便标本应新鲜，不可与尿液混合，注意保温，室温下必须在 30 分钟内检查完，以提高滋养体的检出率。

（3）血清学抗体检测 酶联免疫吸附试验、间接血凝试验、间接荧光抗体试验等，检测肠阿米巴病阳性率为 80%～90%；单克隆抗体、DNA 探针杂交技术、聚合酶链反应的应用，为检测与鉴定患者的粪便、脓液或血液中病原物质与虫种提供了特异和灵敏的诊断方法。

（4）纤维肠镜检查 约 2/3 有症状的患者镜检时可见大小不等的散在溃疡，表面覆有黄色脓液，边缘整齐，周围有一圈红晕，溃疡间黏膜正常，取溃疡边缘部分涂片及活检可查到滋养体。

2. 鉴别诊断

（1）腹痛腹泻者应与细菌性痢疾、血吸虫病及溃疡性结肠炎等疾病相鉴别。

（2）血便及黏液便应与结肠癌、直肠癌及肠结核等疾病相鉴别。

七、治疗

1. 一般治疗及对症治疗 急性期患者卧床休息。进流质或半流质饮食，注意补充热量和水分，腹泻严重时可补液及纠正水和电解质紊乱。重型患者应积极给予输液、输血等支持治疗。慢性患者应加强营养，避免刺激性食物，注意生活有规律。

2. 病原治疗 抗阿米巴药分为三类:硝基咪唑类、组织内杀阿米巴药、肠内抗阿米巴药。

(1)硝基咪唑类 对肠内和组织内阿米巴滋养体均有杀灭作用。药物有甲硝唑、替硝唑、氯硝唑、二甲硝咪唑等。甲硝唑口服 0.4 g,每天 3 次,10 天为 1 个疗程。替硝唑成人每天 2 g,1 次口服,连服 5 天。严重者或重型阿米巴病选甲硝唑静脉注射,首剂 15 mg/kg,继之以7.5 mg/kg,每隔 8~12 小时重复。副作用主要有恶心、厌食、腹泻,偶有眩晕、荨麻疹和白细胞减少等,停药后可短期内消失。

(2)组织内杀阿米巴药 对侵入组织的阿米巴滋养体有杀灭作用,药物有依米丁、氯喹等。依米丁每天 1 mg/kg,成人每天不超过 60 mg,分 2 次深部肌内注射,连用 6 天。如需重复疗程,应至少间隔 6 周。该药排泄慢,毒性大,使用过程中易出现胃肠道反应和心肌损害,应严密监测,现已少用。

(3)肠内抗阿米巴药 对肠腔内阿米巴有作用,主要对包囊有杀灭作用,如双碘喹啉、安痢平等。双碘喹啉成人 0.6 g,每天 3 次,15~20 天为 1 个疗程。喹碘方成人 0.5~1.0 g,每天 3 次,8~10 天为 1 个疗程。主要副作用有腹痛、腹泻、恶心、呕吐等,对碘剂过敏、严重肝病、甲状腺功能亢进者及孕妇等均属禁忌使用范围。另外也可用二氯尼特治疗,0.5 g,每天 3 次,10 天为 1 个疗程。

3. 并发症治疗 肠出血者及时止血、输液或输血。肠穿孔、腹膜炎等应在病原治疗和抗菌药物控制下进行手术治疗。肠外阿米巴病应用甲硝唑等其他杀组织内阿米巴药,并配合广谱抗生素治疗。

八、预防

搞好普查工作,及时发现患者。患者及包囊携带者必须彻底治疗并予以肠道隔离。慢性患者与包囊携带者应暂时调离饮食行业及托幼工作岗位。切断传播途径,加强水源及粪便管理,以防饮用水和食物被污染,大力消灭苍蝇和蟑螂。饭前便后洗手,餐具用后消毒等,养成良好的卫生习惯。

Ⅱ 阿米巴肝脓肿

一、概述

阿米巴肝脓肿(amebic liver abscess)是由溶组织内阿米巴通过门静脉进入肝脏,引起肝细胞溶解坏死,形成脓肿。以长期发热、消瘦、肝区疼痛、肝大伴压痛为主要临床特点。本病治愈率较高,预后良好。约一半患者在 1 个月或数年前有肠阿米巴病病史。

二、发病机制与病理变化

感染阿米巴数月乃至数年之后,其滋养体可通过门静脉、淋巴管或直接蔓延进入肝脏引起静脉炎,同时在肝脏内繁殖,导致微静脉栓塞,从而使肝细胞缺血、坏死。另外,阿米巴还可以使肝组织液化,坏死扩大,形成脓肿。从侵入到脓肿形成,平均需 1 个月以上。

肝脓肿常表现为单个脓肿,也可表现为多发性,一般位于肝右叶顶部,部分位于左叶。脓肿的中央有大量果酱样坏死物质。脓肿有明显的薄壁,附着有未完全液化坏死的组织,外观似棉絮样。如继发细菌感染,则脓液失去典型特点而呈黄色或黄绿色,有大量脓细胞,临床可有毒血症表现。

三、临床表现

阿米巴肝脓肿大多继发于肠阿米巴病,也可单独发生。起病大多缓慢。病情轻重与脓肿位置、大小及是否并发感染有关。

1. 发热　常为首发症状,体温一般在 39 ℃ 以下,以间歇热或弛张热为主,常伴有食欲减退、恶心、呕吐、腹胀及体重下降等表现。

2. 肝区疼痛　出现较早,且具有重要的诊断价值。一般表现为肝区不同程度的钝痛、胀痛或刺痛、钻痛等,脓肿如向上发展可刺激右膈神经而出现右肩反射痛;如脓肿压迫右肺下部可表现为右侧反应性胸膜炎或胸腔积液而有咳嗽、气促及右侧胸痛表现;脓肿位于右肝下部时出现右上腹疼痛或腰痛;位于肝中央或肝后面的脓肿早期症状不明显;位于左叶的肝脓肿疼痛出现早,似溃疡病穿孔样表现或剑突下肝大或左中、上腹部包块;少数患者因脓肿部位浅表且迅速进展而侵袭肝包膜,出现剧烈疼痛并可向腹腔穿破引起腹膜炎。

3. 体征　慢性病容、消瘦。肝不同程度肿大,表面光滑,有压痛,脓肿浅表时可有右上腹隆起和波动感。多发性脓肿时可出现黄疸。

四、诊断和鉴别诊断

1. 诊断要点

1)流行病学资料　肠阿米巴感染病史,但无此特点者不能排除此病。

2)临床表现　发热,尤其是长期发热原因不明者,伴右上腹疼痛或肝大伴压痛,抗生素治疗无效时可考虑此病。

3)实验室检查

(1)血常规检查　慢性阿米巴肝脓肿患者白细胞总数可正常,血红蛋白减少,血沉增快。急性感染者白细胞总数和中性粒细胞数增高。

(2)粪便检查　可找到阿米巴滋养体和包囊。注意粪便标本应新鲜,不可与尿液混合,注意保温。

(3)脓肿穿刺液检查　典型脓液呈棕褐色似巧克力糊状有腥臭味,如合并感染则可见黄白色脓液伴恶臭。

(4)肝功能检查　大部分可有白蛋白降低、ALP 升高等肝轻度受损表现。

(5)血清学抗体检测　酶联免疫吸附试验、间接血凝试验、间接荧光抗体试验等,检测阿米巴抗体,阿米巴肝脓肿阳性率在 90% 以上,其中间接血凝试验灵敏度最高。应用单克隆抗体、DNA 探针杂交技术、聚合酶链反应,可检测与鉴定患者的粪便、脓液或血液中病原物质与虫种,是特异和灵敏的诊断方法。

4)影像学检查　X 线检查可表现为右侧横膈抬高、胸膜反应或积液等。肝脏 B 超可了解脓肿的数量、部位、大小等,诊断准确率可达 93% 以上。CT 检查诊断肝脓肿准确率也可达到92% 以上,并能检出小于 1 cm 的病灶。

2. 鉴别诊断　本病需与细菌性肝脓肿、原发性肝癌、胆囊炎、胆石症、肝包虫病等疾病相鉴别。

五、治疗

1. 一般治疗　急性期患者应卧床休息。进流质或半流质饮食,注意补充热量和水分。重型患者应积极给予输液、输血等支持治疗。

2. 病原治疗　抗阿米巴治疗应选择组织内杀阿米巴药为主,辅以肠内抗阿米巴药,达到根治目的。

(1)硝基咪唑类　首选甲硝唑,成人口服每次 0.4 g,每天 3 次,10 天为 1 个疗程。替硝唑成人每天 2 g,1 次口服,连服 5 天。重者可静脉滴注。

(2)氯喹　对硝基咪唑类无效者可换氯喹。磷酸氯喹口服,成人每次 0.5 g,每天 2 次,2

天后改为每次 0.25 g,每天 2 次,2～3 周为 1 个疗程。

3. 肝穿刺引流　有下列情况者必须进行穿刺引流:①脓肿直径 3 cm 以上。②药物治疗 5～7 天症状无明显改善。③脓肿浅表、疼痛或压痛明显、脓肿有穿破的危险、继发细菌感染者。穿刺应于抗阿米巴治疗后 2～4 天,在 B 超定位下进行。每次穿刺尽量抽尽脓液,黏稠者可注入生理盐水冲洗后再抽取。脓肿较大者可在抽取脓液后注入甲硝唑 0.5 g,有助于脓腔愈合。约半数患者抽吸 1 次即可,如需重复抽吸,需间隔 3～5 天进行,且次数不宜过多(一般不超过 4 次),以免继发感染。

4. 手术治疗　有以下情况可考虑外科手术治疗:左叶肝脓肿,估计穿刺易损伤邻近重要器官者;脓肿破入腹腔,引起弥漫性腹膜炎者;多发性脓肿致穿刺引流困难或失败者;经药物及穿刺等反复治疗无效或引流不畅者。

六、预防

本病的预防是彻底治疗肠阿米巴病。

本 节 小 结

肠阿米巴病是由溶组织内阿米巴引起的经消化道传播的传染病。主要传染源为慢性患者及包囊携带者,人是溶组织内阿米巴的主要宿主。人群普遍易感,感染后产生的抗体对机体无保护作用,故可反复感染。以热带及亚热带地区高发。病变位于结肠,基本病变为以组织溶解液化为主的变质性炎,以形成口小底大的烧瓶样溃疡为特征。临床表现轻重悬殊,典型表现有黏液血便等痢疾样症状,称为阿米巴痢疾,全身中毒症状较轻,易于复发或转变为慢性和引起阿米巴肝脓肿等并发症。阿米巴肝脓肿常继发于肠阿米巴病,也可单独发生。以长期发热、消瘦、肝区疼痛、肝大伴压痛为主要临床特点。病原治疗甲硝唑为首选药物。预防为彻底治疗患者及包囊携带者,加强水源、粪便管理,消灭苍蝇和蟑螂。

（王晓红）

考 点 在 线

A1 型题

1. 肠阿米巴病最重要的传染源是(　　)。

A. 无症状包囊携带者　　B. 只排出滋养体的急性肠阿米巴病患者

C. 感染的动物　　D. 慢性患者　　E. 暴发型患者

2. 肠阿米巴病最常见的病变部位是(　　)。

A. 盲肠、升结肠　　B. 直肠、乙状结肠　　C. 盲肠、回肠

D. 空肠、回肠　　E. 空肠、乙状结肠

3. 阿米巴肝脓肿的主要临床表现是(　　)。

A. 发热、黄疸、肝大　　B. 发热、贫血、肝大　　C. 贫血、黄疸、肝大

D. 发热、肝区疼痛、肝大　　E. 发热、黄疸、肝区疼痛

4. 典型的阿米巴肝脓肿的穿刺液呈(　　)。

A. 红色血性　　B. 黄色脓性　　C. 毛玻璃样浑浊

D. 草绿色浑浊　　E. 棕褐色糊状

A2 型题

5. 患者,男,41 岁。进食未洗净生瓜果后腹泻 1 周,于 8 月 2 日入院。腹泻每天 10 次左右,量中等,为暗红色果酱样,有腥臭味伴间歇性腹部隐痛,无发热。查体:T 36.5 ℃。右下腹有压痛。首先考虑的诊断是( )。

A.急性细菌性痢疾   B.急性肠阿米巴病   C.慢性细菌性痢疾

D.慢性肠阿米巴病   E.包囊携带者

参 考 文 献

[1] 徐小元,祁伟.传染病学[M]. 3 版.北京:人民卫生出版社,2013.

[2] 李兰娟,任红.传染病学[M]. 8 版. 北京:人民卫生出版社,2013.

[3] 王明琼,李金成.传染病学[M]. 5 版. 北京:人民卫生出版社,2014.

第二节 疟 疾

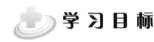 学 习 目 标

知识目标:疟疾的病原学和流行病学;临床分期及各期主要临床表现、治疗和预防原则。

能力目标:能够独立进行疟疾的诊疗。

素质目标:能够设身处地为患者考虑,对待患者有耐心、有同情心。

本节 PPT

案例分析

患者,女,32 岁,寒战、发热、大汗 5 天,意识模糊 1 天。5 天前无明显诱因急起寒战,加盖厚棉被仍感寒冷,10 多分钟后发热,体温在 39～41 ℃之间,2 小时后出汗继而体温降至正常。无明显头痛、全身肌肉酸痛表现。每天发作 1 次。1 天前出现意识模糊,急送医院就诊。查体:T 40.5 ℃,意识模糊,不能正确回答问题,口唇略苍白,肝肋下 2 cm。血常规:Hb 85 g/L,WBC $6.3×10^9$/L,N 0.65。

问题:

1. 该案例初步诊断是什么疾病?

2. 还需要做哪些检查以进一步明确诊断?

3. 如何应用药物治疗?

一、概述

疟疾(malaria)是由疟原虫引起的经按蚊叮咬而传播的寄生虫病。临床特点为周期性发作的寒战、高热,后因大汗而缓解,反复发作后导致脾肿大和贫血。间日疟、卵形疟常有复发,恶性疟发热不规则,常侵犯内脏,引起脑型及过高热型等凶险发作。

二、病原学

感染人体的疟原虫有 4 种,即间日疟原虫、卵形疟原虫、三日疟原虫和恶性疟原虫。4 种疟原虫的生活史基本相同,疟原虫的生活史分为两个阶段,需要两个宿主,蚊为中间宿主,人为终

Note

末宿主。疟原虫在人体内为无性繁殖阶段,在蚊体内为有性繁殖阶段。疟原虫生活史见图6-1。

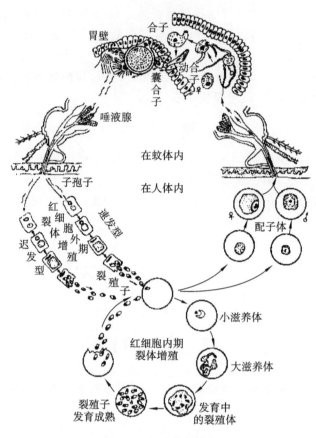

图6-1 疟原虫生活史

（一）疟原虫在人体内发育阶段

1. 肝细胞内发育 感染性子孢子随按蚊叮人进入机体,经血液循环侵入肝细胞内并发育为裂殖体。成熟的裂殖体具有裂体增殖的能力,在肝细胞内分裂成难以计数的裂殖子,将肝细胞胀破而逃逸出。释放出来的裂殖子,部分被吞噬细胞吞噬,部分进入血液循环中侵犯红细胞,开始在红细胞内的无性繁殖周期。据疟原虫子孢子多型性假说,间日疟和卵形疟由两种不同遗传型的子孢子分别发育为速发型和迟发型裂殖体。速发型子孢子迅速发育成熟,侵入红细胞引起临床症状。迟发型子孢子在肝细胞内发育缓慢,经6～11个月才能成熟并感染红细胞而引起复发。三日疟及恶性疟无迟发型子孢子,因而无复发。侵入红细胞的裂殖子先后发育为小滋养体、大滋养体、裂殖体、裂殖子。当裂殖子大量形成后,导致被感染的红细胞破裂、释放出裂殖子及代谢产物,引起临床的周期性发作。间日疟原虫及卵形疟原虫在红细胞内的发育周期为48小时,三日疟原虫发育周期为72小时,恶性疟原虫发育周期为36～48小时,且发育时间不一致,故临床发作也不规则。

2. 红细胞内发育 裂殖子在红细胞重复裂体增殖3～4代后,其中部分裂殖子不再裂体增殖,而发育为具有传播作用的雌、雄配子体。配子体在人体内可生存60～80天,在此期间,按蚊叮吸患者及带虫者的血液时,雌、雄配子体则进入蚊体内发育。

（二）疟原虫在蚊体内发育阶段

雌、雄配子体在按蚊体内发育,开始有性繁殖时期。雌、雄配子体在蚊体内相互结合形成合子,经动合子发育成熟为囊合子,囊合子再进一步发育为孢子囊,内含数千个具有感染性的子孢子。当蚊再次叮人时,子孢子又进入人体而致感染。

三、流行病学

1. 传染源 疟疾患者和带疟原虫者是疟疾的传染源。当周围血中有成熟的雌雄配子体时，才具有传染性。一般间日疟及三日疟发病后第 4 天，恶性疟发病第 7～10 天患者血中均可查到成熟配子体。复发者出现症状时，血中即有配子体。传染期：间日疟 1～3 年；三日疟 3 年以上；卵形疟 2～5 年；恶性疟 1 年以内。

2. 传播途径 疟疾的传播媒介是按蚊，主要通过雌按蚊叮咬皮肤而感染。输入带疟原虫的血液也可造成感染；偶有患疟疾的孕妇，也可通过胎盘影响胎儿。

3. 易感人群 人群对疟疾普遍易感。经多次发作或重复感染后，再发症状轻微或无症状，表明感染后可产生一定的免疫力，但不持久。一般非流行区的外来人员较易感染，且临床症状较重；高疟区新生儿可从母体获得保护性抗体，3 个月后抗体逐渐消失而易感染。

4. 流行特征 疟疾分布很广。主要在热带和亚热带流行，其次是温带。我国间日疟分布最广，恶性疟以热带最为严重，三日疟和卵形疟较少，且散在发生。疟疾发病一般以夏、秋季较多，在热带和亚热带地区四季均可感染发病。

四、发病机制与病理变化

人体感染疟原虫后，最初并无症状，当疟原虫在红细胞内发育成熟致其破裂，大量裂殖子及其代谢产物释放入血引起异性蛋白反应，并诱导产生多种细胞因子，两者共同作用于下丘脑体温调节中枢，临床出现寒战、高热，继以大汗的典型症状。释放入血的裂殖子部分被单核-巨噬细胞系统吞噬消灭，部分侵入其他红细胞，血浆内异性蛋白消失，疟疾发作即停止。当侵入红细胞的裂殖子再次裂体增殖，并不断如此循环，因而引起疟疾的周期性发作。因各种疟原虫裂殖体成熟所需要的时间不同，故疟疾发作的周期性也不相同。反复多次的疟疾发作，红细胞大量被破坏，可产生机体贫血。疟原虫在人体内增殖引起强烈的吞噬反应，全身单核-巨噬细胞系统显著增生，肝脾肿大，周围血中单核细胞增多。经反复发作或重复感染后可获得一定的免疫力，此时有少量疟原虫增殖，可无疟疾发作的临床症状，成为带疟原虫者。

恶性疟的发病机制尚未完全明了，目前认为，恶性疟原虫在红细胞内大量繁殖，被感染的红细胞体积增大，并相互凝集，极易黏附于微血管内皮细胞，造成毛细血管阻塞，周围组织出血、坏死，病变可见于脑、肺、肾等重要脏器，引起凶险发作，如脑型疟疾、肺型疟疾。

疟疾患者脾脏早期充血肿大，有疟色素沉着，吞噬细胞增生活跃，晚期则结缔组织增生而更加肿大，质地变硬。肝仅轻微肿大，肝细胞可有浑浊肿胀与变性，Kupffer 细胞大量增生，内含疟原虫与疟色素。

五、临床表现

潜伏期间日疟及卵形疟为 13～15 天，三日疟为 24～30 天，恶性疟为 7～12 天。

（一）典型发作

其过程分为三个阶段。

1. 发冷期 突发畏寒、肌肉和关节酸痛，继而剧烈寒战，面色苍白，口唇及指甲发绀，皮肤如"鸡皮"样，脉速有力，体温迅速上升，此期持续 10 分钟至 2 小时。

2. 高热期 寒战停止后继以高热，通常体温可高达 40 ℃以上。头痛、面色潮红、皮肤灼热、全身肌肉酸痛、呼吸加速、脉搏有力。发热过高者，可出现烦躁、谵妄、抽搐等症状。此期持续 2～6 小时。

3. 出汗期 高热后期全身大汗，随之体温骤然下降，自觉症状明显缓解，但仍感乏力。持

Note

续1~2小时后进入间歇期。

上述症状可反复周期性发作，初发时发热可不规则，一般发作数次之后才呈典型的间歇性发作。间日疟和卵形疟的间歇期为48小时，三日疟为72小时，恶性疟发热无规律，通常无明显缓解间歇。

（二）其他症状与体征

数次发作之后，左肋缘下可触及脾脏轻度肿大，质软，有压痛。反复发作后脾脏明显肿大，质硬。肝轻度肿大、压痛，血清转氨酶可升高。贫血常见于反复多次发作者，恶性疟贫血较明显。

（三）凶险发作

多见于恶性疟，也偶见于间日疟。

1. 脑型　主要临床表现为急起高热、剧烈头痛、呕吐，常出现不同程度的意识障碍，少数患者有精神错乱。严重者可发生脑水肿、呼吸衰竭而死亡。脑型疟病情凶险，病死率高。

2. 过高热型　急起持续性高热，体温可达41 ℃以上。皮肤绯红、干燥、呼吸急促、谵妄、抽搐、迅速昏迷，可于数小时内死亡。

3. 胃肠型　临床类似胃肠炎表现，呕吐、腹痛、腹泻明显。吐泻严重者可致休克、肾衰竭。

（四）并发症

黑尿热：为急性血管内溶血。其发生可能是由于患者红细胞内缺乏葡萄糖-6-磷酸脱氢酶以及人体对疟原虫释放的毒素或抗疟药物产生过敏反应所致。主要表现为急起寒战、高热、腰痛、贫血、黄疸、酱油色尿、肝脾肿大，严重者可致急性肾衰竭。

六、诊断和鉴别诊断

（一）诊断要点

1. 流行病学资料　患者发病前有在流行区居住或到过流行区、有蚊虫叮咬史或近期输血史等。

2. 临床表现　寒战、高热、大汗表现并有周期性发作特点，是考虑疟疾的有力证据，但不规则发热也不能排除疟疾的可能。

3. 实验室检查

（1）血常规检查　白细胞正常或减少，单核细胞增多。多次发作之后，红细胞和血红蛋白量不同程度降低，恶性疟尤为显著。

（2）疟原虫检查　周围血涂片染色镜检疟原虫，是目前诊断疟疾较为可靠的方法。若一次检查阴性而临床不能排除疟疾者，应反复血涂片检查，必要时可做骨髓穿刺涂片检查疟原虫，其阳性率明显高于外周血检查。

（3）血清学抗体检测　针对恶性疟组胺蛋白Ⅱ的ELISA法，具有方便、快速、敏感的特点。由于患者发病3~4周抗体才明显出现阳性，因而对疟疾回顾性诊断、流行病学调查有一定的辅助价值。

（4）DNA探针杂交法、PCR法等检测技术敏感性强，具有较高的特异性。

4. 诊断性治疗　临床症状高度怀疑为疟疾，多次未查到疟原虫，可试用氯喹治疗。

（二）鉴别诊断

（1）持续高热者应与伤寒、败血症及钩端螺旋体病等疾病相鉴别。

（2）脑型疟疾注意与流行性乙型脑炎、中毒型菌痢等疾病相鉴别。

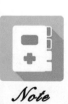

七、治疗

（一）一般治疗及对症治疗

1. 一般治疗 发作时应卧床休息。多次发作或慢性患者宜给予高营养饮食。

2. 对症治疗 高热可物理降温或给予小剂量退热药。严重吐泻者应补液。贫血严重者可给予铁剂及营养饮食，必要时少量多次输血。脑型疟常出现脑水肿和昏迷，及时给予脱水治疗。有抽搐时可用抗惊厥药物。应用低分子右旋糖酐可防止血栓形成，促进内脏血液循环。注意水和电解质平衡。

3. 黑尿热治疗 黑尿热病情严重，必须迅速处理。应立即停用可能诱发溶血的抗疟药奎宁、伯氨喹及退热剂，如血中仍有疟原虫，应改用氯喹、青蒿素。静脉滴注碳酸氢钠、肾上腺皮质激素，控制溶血反应。贫血严重者小量输新鲜血。少尿或无尿者按肾衰竭处理。

（二）抗疟原虫治疗

1. 对氯喹敏感的疟疾发作的治疗 目前认为杀灭裂殖体与杀灭配子体药物合用效果较好，以氯喹与伯氨喹联合应用为首选。氯喹：磷酸氯喹首剂1.0 g口服，6～8小时后再服0.5 g，第2、3天各服0.5 g。3天总量2.5 g。伯氨喹：磷酸伯氨喹每次39.5 mg，每天1次，连服8天。主要用于间日疟、卵形疟和三日疟控制复发。恶性疟虽无复发问题，也需服用2～4天以杀死配子体防止传播。

2. 耐氯喹疟疾发作的治疗 根据患者的具体情况选用以下药物，并加服伯氨喹。甲氟喹：750 mg，1次顿服，具有较强的杀灭红细胞内疟原虫的作用。磷酸咯萘啶：第1天0.4 g分2次口服，第2、3天各0.4 g顿服。能杀灭红细胞内疟原虫。青蒿素：首剂1.0 g，第2、3天各服0.5 g；或用蒿甲醚针剂，首剂300 mg肌内注射，第2、3天各肌内注射150 mg。

3. 凶险型疟疾发作的治疗

（1）氯喹 用于敏感株感染的治疗。用量为16 mg/kg体重，加入5%葡萄糖溶液中，于4小时内静脉滴注，继以8 mg/kg体重的用量，于2小时内滴完。每天总量不超过35 mg/kg体重。

（2）奎宁 用于耐氯喹株感染的治疗。二盐酸奎宁500 mg置于等渗葡萄糖溶液中4小时内静脉滴注。12小时后可重复应用。清醒后改为口服。

（3）磷酸咯萘啶 按3～6 mg/kg体重计算，用生理盐水或等渗葡萄糖溶液250～500 mL稀释后静脉滴注，可重复应用。

（4）青蒿琥酯 用青蒿琥酯600 mg加入5%碳酸氢钠溶液0.6 mL，摇匀至完全溶解，再加5%葡萄糖溶液5.4 mL，最终生成青蒿琥酯（10 mg/mL）。按1.2 mg/kg体重计算每次用量。首剂注射后4小时、24小时、48小时各再注射1次。

八、预防

1. 管理传染源 及时发现患者，加强对患者的管理和治疗。凡1～2年内有疟疾病史者，应在流行高峰前2个月进行集体抗复发治疗，常用乙胺嘧啶8片（基质50 mg）连服2天，加伯氨喹2片（基质15 mg）连服8天，可根治传染源。

2. 切断传播途径 主要是采取各种措施消灭传播媒介。广泛使用灭蚊剂并清除按蚊滋生场所。

3. 保护易感人群 ①防蚊叮咬：设置纱门纱窗、使用蚊帐、皮肤暴露部位涂抹驱蚊药物，做好个人防护。②预防性服药：高疟区人群或外来人员，可酌情选用乙胺嘧啶25 mg，每周1次；或氯喹0.3 g，每周1次；或甲氟喹0.25 g，每周1次。③疫苗预防：由于疟原虫抗原的多样性,给疫苗的发展带来很大的困难,发展疟疾疫苗是控制疟疾最有希望的方法,目前正在研制之中。

本节小结

疟疾是由疟原虫引起的经按蚊叮咬而传播的传染病。寄生于人体的疟原虫共分4种,分别为间日疟原虫、三日疟原虫、卵形疟原虫及恶性疟原虫。发病机理为疟原虫在红细胞内发育成熟致其破裂,大量裂殖子及其代谢产物释放入血引起异性蛋白反应,并诱导产生多种细胞因子,两者共同作用于下丘脑体温调节中枢,导致临床典型发作。传染源为患者及带虫者,按蚊为传播媒介。人群普遍易感,感染后虽有一定的免疫力,但不持久。临床上以周期性发作的寒战、高热、大汗以及贫血和脾肿大为特点。凶险发作有脑型、过高热型等,病情凶险,病死率较高。主要并发症为黑尿热。周围血涂片染色镜检是目前诊断疟疾最可靠的方法。抗疟治疗以联合应用氯喹和伯氨喹为首选,同时应注重对症支持治疗。用药过程中应注意观察药物副作用,以预防急性血管内溶血发生。预防主要为消灭蚊虫和服用化学药物。

(王晓红)

考点在线

A1 型题

1. 传播疟疾的主要媒介是(　　　)。

A. 螨虫　　　　　　　　B. 鼠类　　　　　　　　C. 中华按蚊

D. 体虱　　　　　　　　E. 白蛉

2. 疟疾发作的周期性间歇期时长取决于(　　　)。

A. 子孢子的数量　　　　　　　　　B. 子孢子在肝细胞内的发育时间

C. 裂殖体在红细胞内的发育时间　　　D. 疟原虫的毒力

E. 机体的免疫力

3. 疟疾的贫血是由于(　　　)。

A. 红细胞破坏过多过快　　B. 溶血　　　　　　C. 造血原料不足

D. 脾功能亢进　　　　　　E. 药物因素

A3/A4 型题

(4~6题共用题干)

患者,男,31岁,间歇性发热1周,于8月2日入院。1周前无任何诱因出现寒战,继而高热,持续半小时后大量出汗而缓解。隔天发作1次。查体:T 39 ℃,心、肺(一),肝脾未触及。实验室检查:WBC $5.0×10^9$/L,N 0.65,L 0.35,Hb 100 g/L。患者2个月前到海南旅游15天。

4. 首先考虑的诊断是(　　　)。

A. 伤寒　　　　　　　　B. 急性血吸虫病　　　　C. 流行性乙型脑炎

D. 败血症　　　　　　　E. 疟疾

5. 为明确诊断,最先需要做的检查是(　　　)。

A. 血培养　　　　　　　B. 外周血涂片查疟原虫　　C. 抽血查疟原虫抗体

D. PCR 查疟原虫 DNA　E. 间接红细胞凝聚试验

6. 若明确诊断,控制症状发作的首选药物是(　　　)。

A. 氯喹   B. 青霉素   C. 氯霉素

D. 干扰素   E. 青蒿素

参 考 文 献

[1] 徐小元,祁伟.传染病学[M]. 3 版.北京:人民卫生出版社,2013.

[2] 李兰娟,任红.传染病学[M]. 8 版. 北京:人民卫生出版社,2013.

[3] 王明琼,李金成.传染病学[M]. 5 版.北京:人民卫生出版社,2014.

Note

第七章 蠕虫病

第一节 日本血吸虫病

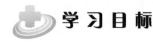 **学习目标**

知识目标:掌握急性血吸虫病的流行病学及临床表现。
能力目标:能够独立进行血吸虫病的诊疗。
素质目标:了解血吸虫病的预防知识并做好宣教工作。

 案例分析

患者,男,28岁。因间断发热3个月、腹泻2个月就诊。3个月前患者在河边洗澡后,手臂、足等处皮肤出现米粒状的红色丘疹伴瘙痒,疑似蚊虫叮咬所致,3天后开始发热,体温37.5~38.5 ℃,呈不规则热,伴咳嗽,在家自行口服"感冒"药,稍好转。1个月前开始发热加重,腹痛、腹泻,大便每天2~4次,排黄色稀便,含脓血,伴食欲减退、消瘦,曾到乡镇卫生院给予头孢氨苄胶囊、氟哌酸胶囊口服,效果不佳而来我院就诊。既往体健,无传染病史。查体:体温39.0 ℃,消瘦病容,腹胀,肝剑突下3 cm,有压痛,脾可触及,体重55 kg。当地有血吸虫病散发。

问题:

1. 该案例初步诊断是什么疾病?
2. 诊断依据有哪些?
3. 还需与哪些疾病相鉴别?
4. 治疗措施有哪些?

一、概述

日本血吸虫病(schistosomiasis japonica)是日本血吸虫寄生在门静脉系统所引起的疾病。主要病变为虫卵沉积于肠道和肝脏等组织而引起的虫卵肉芽肿。急性期主要临床表现为发热、腹痛、腹泻或脓血便,肝大与压痛等,血中嗜酸性粒细胞显著增多。慢性期以肝脾肿大或慢性腹泻为主。晚期以门静脉周围纤维化病变为主,可发展为肝硬化、巨脾及腹水等。有时可发生血吸虫病异位损害。

二、病原学

日本血吸虫雌雄异体,寄生在人体或其他哺乳类动物的门静脉系统。成虫在血管内交配产卵,一条雌虫每天可产卵 1000 个左右。大部分虫滞留于宿主肝及肠壁内,部分虫卵从肠壁穿破血管,随粪便排至体外。从粪便中排出的虫卵入水后,在适宜温度(25~30 ℃)下孵出毛蚴,毛蚴又侵入中间宿主钉螺体内,经过母胞蚴和子胞蚴二代发育繁殖,7~8 周即有尾蚴不断逃逸出,每天数十条至百余条不等。尾蚴从螺体逃逸出后,随水流在水面漂浮和游动。当人、畜接触含尾蚴的疫水时,尾蚴在极短时间内从皮肤或黏膜侵入,然后随血液循环流经肺而终达肝脏,30 天左右在肝内发育为成虫,又逆血流移行至肠系膜下静脉中产卵,完成其生活史。

日本血吸虫生活史中,人是终末宿主;钉螺是唯一的中间宿主。日本血吸虫在自然界除人以外,尚有牛、猪、羊、狗、猫等 41 种哺乳动物可以作为它的保虫宿主。

三、流行病学

1. 传染源 日本血吸虫病是人畜共患病,传染源是患者和保虫宿主。患者和病牛是重要的传染源。

2. 传播途径 造成传播必须具备下述三个条件:带虫卵的粪便入水,钉螺的存在、滋生以及人、畜接触疫水。

血吸虫病患者的粪便可以各种方式污染水源:如河、湖旁设置厕所,河边洗刷马桶,用新鲜粪便施肥。病畜的粪便也可污染水源。钉螺是日本血吸虫的唯一中间宿主,水体中存在感染血吸虫的阳性钉螺时,便成为疫水,在流行区,居民常因生产(捕鱼、种田、割湖草等)或生活(游泳戏水、洗漱、洗衣服等)而接触疫水,导致感染。饮用生水时尾蚴也可自口腔黏膜侵入。

3. 易感人群 人群普遍易感,以男性青壮年农民和渔民感染率最高。感染后可获得部分免疫力。

4. 流行特征 血吸虫病以每年的 7—9 月为高发季节。血吸虫病广泛分布于非洲、亚洲、南美和中东 76 个国家。我国流行的血吸虫病为日本血吸虫病,主要分布于江苏、浙江、安徽、江西、湖北、湖南、广东、广西、福建、四川、云南及上海等地。我国血吸虫病流行区可分为湖沼、水网和山丘三种类型。疫情以湖沼区最为严重,如湖北、湖南、江西等省,有着大面积洲滩,钉螺呈片状分布,有螺面积最广;水网地区主要是江苏、浙江两省,钉螺随河沟呈网状分布;山丘地区,如四川、云南,钉螺自上而下沿水系分布,患者较少而分散,呈点状分布,给防治工作带来困难。

四、发病机制与病理变化

感染初期,尾蚴侵入皮肤引起皮炎,由速发型和迟发型变态反应所致。童虫移行至肺,引起肺点状出血和细胞浸润,出现咳嗽、发热、荨麻疹及血中嗜酸性粒细胞增多等临床表现,这与虫体代谢产物或崩解物引起的变态反应有关。

成熟的雌虫产卵后,某些初次重度感染者可出现发热、全身不适、荨麻疹、腹痛、腹泻、肝脾肿大、嗜酸性粒细胞增多等急性血吸虫病表现,它可能属于免疫复合物型变态反应。

慢性血吸虫病的主要病变由虫卵引起。毛蚴的头腺分泌抗原性物质,称为可溶性虫卵抗原,即 SEA,此抗原可诱发肉芽肿。虫卵肉芽肿的基本病变:早期在虫卵周围有大量嗜酸性粒细胞、淋巴细胞、浆细胞浸润,在破坏虫卵的同时发生坏死,形成嗜酸性脓肿;约经 10 天,虫卵内的毛蚴死亡,其周围绕以类上皮细胞、异物、巨细胞和淋巴细胞,称为假结核结节。以后,类上皮细胞变为成纤维细胞,产生大量的胶原纤维,使结节发生纤维化,病变部位以肝和结肠最

知识链接 7-2

知识链接 7-3

Note

显著。严重感染时童虫可达异常部位，产生异位损害。

（一）结肠病变

主要在直肠、乙状结肠及降结肠，其次在右侧结肠。急性期黏膜充血、水肿，并有黄褐色颗粒（虫卵结节），溃破后形成浅表溃疡，排出脓血。慢性期由于纤维组织增生，使肠壁增厚变硬，黏膜粗糙不平，可形成息肉样增生和结肠狭窄。

（二）肝病变

早期肝大，表面可见粟粒状黄色颗粒（虫卵结节）。晚期由于门静脉分支周围大量纤维组织增生，肝变硬、缩小，表面有大小不等的结节，形成血吸虫病性肝硬化。门脉侧支循环的建立使食管下端静脉及胃底静脉曲张。脾因门脉高压而瘀血肿大，可引起脾功能亢进。

（三）异位损害

以肺和脑最多见。肺内可见粟粒状结节及结节周围渗出性炎症；脑部可出现不同时期的虫卵结节和胶质细胞增生。

五、临床表现

血吸虫病临床表现复杂多样，轻重不一。我国现将血吸虫病分为急性血吸虫病、慢性血吸虫病、晚期血吸虫病与异位血吸虫病四型。

（一）急性血吸虫病

发生于夏、秋季，多有明显的近期血吸虫疫水接触史，起病较急，以发热等全身症状为主。

1. 发热　患者均有发热，一般在 38～40 ℃之间，热型以间歇型、弛张型为多见，其次为不规则低热。热度下午或晚上较高，可达 40 ℃，伴畏寒，清晨热退时出汗。发热可持续数天至 1 个月以上。重者常有神志淡漠、听力减退，甚至谵妄、昏迷。发热较久者常有消瘦、贫血、营养不良性水肿。

2. 消化系统症状　可有食欲减退、腹痛、腹泻，腹泻一般每天 3～5 次，个别可达 10 余次，初为稀水便，继则出现脓血、黏液。大便镜检易找到虫卵，孵化阳性率甚高。腹部压痛，有柔韧感；少数重症患者出现腹水，类似结核性腹膜炎。危重患者可出现高度腹胀、腹水、腹膜刺激征。

3. 肝脾肿大　90％以上的患者有肝脏肿大、压痛；半数患者脾脏轻度肿大。

4. 过敏反应　除皮疹外，还可出现荨麻疹、血管神经性水肿、全身淋巴结肿大等。外周血嗜酸性粒细胞显著增多对诊断具有重要参考价值。

5. 其他　半数以上患者有咳嗽、气喘、胸痛。危重者有胸闷、气促、咳血痰等。呼吸系统症状多在感染后两周内出现。另外重症者可出现神志淡漠、心肌受损、重度贫血、消瘦及恶病质等，也可迅速发展为肝硬化。

急性血吸虫病病程一般不超过 6 个月，经杀虫治疗后，患者常迅速痊愈。如不治疗，则可发展为慢性血吸虫病或晚期血吸虫病。

（二）慢性血吸虫病

慢性血吸虫病多因急性期未经治疗或治疗不彻底发展而来，以流行区居民多见。系少量、多次重复感染所致。无症状者仅在普查时发现。有症状者以腹痛、腹泻、消瘦、贫血、乏力、劳动力减退等为常见。大便每天多次，带血性黏液，伴里急后重，类似慢性菌痢。肝大以左叶较明显，脾也逐渐增大，有时可扪及增厚的乙状结肠。病程可长达 10～20 年。

（三）晚期血吸虫病

主要表现为血吸虫病性肝硬化所致门脉高压、巨脾、脾功能亢进、肝功能失代偿以及严重营养代谢障碍、内分泌失调等。常有腹泻、消瘦、贫血、劳动力减退或丧失、肝小质硬、腹水、腹壁静脉曲张、食管及胃底静脉曲张破裂致大量呕血等。根据临床表现可分为巨脾型、腹水型、结肠肉芽肿型和侏儒型。病程多在 15 年以上。

1. 巨脾型 最常见，脾脏进行性肿大，下缘可达盆腔，表面光滑、质硬、有压痛，常伴有脾功能亢进，可发生上消化道出血、腹水。

2. 腹水型 是严重肝硬化的重要标志，约占 25%。腹水程度轻重不等，病程长短不一，可反复发作，也可持续存在。腹水大都表现为进行性加剧，以致腹部极度膨隆、下肢水肿、呼吸困难。常有脐疝、腹壁静脉曲张。常因上消化道出血，促使肝衰竭，肝性脑病或败血症死亡。

3. 结肠肉芽肿型 以结肠病变为突出表现。病程 3～6 年，也有 10 年者。患者经常有腹痛、腹泻或腹泻与便秘交替出现，有时水样便、血便、黏液脓血便，有时腹胀、肠梗阻。左下腹可触及肿块，有压痛。纤维结肠镜下可见黏膜苍白，增厚，充血，水肿，溃疡或息肉，肠狭窄，较易癌变。

4. 侏儒型 较少见。身材矮小，性器官不发育，类似垂体性侏儒症。

（四）异位血吸虫病

异位血吸虫病以肺血吸虫病和脑血吸虫病较常见。其他部位如胃、胆囊、肾、睾丸、子宫、心包、甲状腺、皮肤等也可发生血吸虫病，但较罕见。

1. 肺血吸虫病 多见于急性血吸虫病患者，表现为轻微咳嗽，重型患者可气促，咳血痰。肺部体征不明显，X 线胸片可见肺纹理增多，散在点状、粟粒样浸润阴影，边缘模糊，以中下肺多见。

2. 脑血吸虫病 临床上可分为急性和慢性型。以青壮年多见，临床表现酷似脑膜脑炎，常与肺部病变同时发生，常有意识障碍、脑膜刺激征、瘫痪、抽搐、腱反射亢进和锥体束征等。脑脊液嗜酸性粒细胞可增多或有蛋白质与白细胞轻度增多。慢性型的主要症状为癫痫发作，尤以局限性癫痫为多见。头部 CT 扫描可见脑实质内单侧多发性高密度阴影，常位于顶叶。

六、诊断与鉴别诊断

（一）诊断

1. 流行病学资料 有血吸虫疫水接触史是诊断的必要条件。

2. 临床表现 具有急性、慢性或晚期血吸虫病的症状和体征，如发热、皮炎、荨麻疹、腹痛、腹泻、肝脾肿大等。

3. 实验室检查 除流行病学资料与临床表现外，确立诊断有赖于实验室检查。

（1）病原学检查 ①粪便检查 粪便内检出虫卵和孵出毛蚴是确诊血吸虫病的直接依据，一般急性期检出率较高，而慢性和晚期患者的阳性率不高。常用改良加厚涂片法或虫卵透明法检查虫卵。②直肠黏膜活组织检查 通过直肠或乙状结肠镜，自病变处取米粒大小黏膜，置光镜下压片检查有无虫卵。以距肛门 8～10 cm 背侧黏膜处取材阳性率最高。

（2）免疫学检查 ①抗体检测 常用环卵沉淀试验、间接血凝试验、酶联免疫吸附试验、尾蚴膜试验、间接荧光抗体试验等，虽研究进展迅速，但不能区别既往感染或现症患者。②抗原测定 若有循环抗原存在则表明有活动性感染。检测方法以间接血凝试验和循环抗原酶联免疫法为主。近年来采用单克隆抗体斑点-酶联法（Dot-ELISA）检测循环抗原诊断血吸虫病，特异性和敏感性均高，是目前免疫学诊断发展的方向。

（3）血常规检查 急性期外周血常规以嗜酸性粒细胞显著增多为主要特点，白细胞总数在 $10 \times 10^9 / L$ 以上。嗜酸性粒细胞一般占 20%～40%，最多者可高达 90% 以上。慢性血吸虫病患者一般轻度增多，在 20% 以内，而极重型急性血吸虫病患者常不增多，甚至消失。晚期患者常因脾功能亢进引起红细胞、白细胞及血小板减少。

（4）肝功能检查　急性血吸虫病患者血清中球蛋白增高，血清 ALT、AST 轻度增高。晚期患者出现血清白蛋白减少，球蛋白增高，常出现白蛋白与球蛋白比例倒置现象。

（5）肝影像学检查　① B 超检查。可判断肝纤维化的程度。可见肝、脾体积大小改变，门脉血管增粗呈网织改变。② CT 扫描。晚期血吸虫病患者肝包膜与肝内门静脉区常有钙化现象，CT 扫描可显示肝包膜增厚钙化等特异图像。重度肝纤维化可表现为龟背样图像。

（二）鉴别诊断

（1）急性血吸虫病应与伤寒、疟疾、败血症、阿米巴肝脓肿、血行播散型肺结核等相鉴别。

（2）慢性血吸虫病应与阿米巴痢疾、慢性菌痢、无黄疸型病毒性肝炎等相鉴别。

（3）晚期血吸虫病应与其他原因所致的肝硬化、肝癌等相鉴别。

（4）在血吸虫病流行区有癫痫发作者，应除外脑血吸虫病。

七、治疗

1. 对症治疗　如有发热，应卧床休息或住院治疗，并补充营养和支持治疗；病情严重者可用糖皮质激素治疗；对慢性和晚期患者，应加强营养，给予高蛋白饮食和多种维生素；巨脾、门脉高压、上消化道出血等患者可选择适当时机考虑手术治疗。有侏儒症时可短期、间隙、小剂量给予性激素和甲状腺素治疗。

2. 病原治疗　目前用于治疗日本血吸虫病最有效的药物是吡喹酮，其毒性小、疗效好、给药方便、适应证广。可用于各期各型血吸虫病患者。

吡喹酮对血吸虫各个发育阶段均有不同程度的杀虫效果，特别是杀成虫作用大。对成虫虫体有兴奋、挛缩作用，此种作用有赖于钙离子的参与，同时使虫体皮层呈空泡变性，影响虫体蛋白和糖的代谢，达到杀灭成虫的作用；对发育成熟的虫卵有效，含毛蚴的虫卵治疗后呈空泡样变性；对水中尾蚴有强大杀伤力，作用相当于成虫的数百倍。

吡喹酮口服后易于经肠道吸收，1～2 小时达血药峰值。药物分布以肝脏浓度最高，代谢产物于 24 小时内从尿中排出。副作用少而轻，可有头晕、乏力、出汗、轻度腹痛等，不需处理，数小时内消失。

（1）急性血吸虫病的治疗　总量按 120 mg/kg，6 天分次服完，其中 50％必须在前两天服完，体重超过 60 kg 者仍按 60 kg 计。

（2）慢性血吸虫病的治疗　成人总量按 60 mg/kg，2 天内分 4 次服完，儿童体重在 30 kg 以内者总量可按 70 mg/kg，30 kg 以上者与成人剂量相同。

（3）晚期血吸虫病的治疗　如患者一般情况较好，肝功能代偿尚佳，总量可按 40～60 mg/kg，2 天分次服完，每天分 2～3 次服。年老、体弱、有其他并发症者可按总量 60 mg/kg，3 天内分次服完。感染重者可按总量 90 mg/kg，分 6 天服完。

（4）异位血吸虫病的治疗　脑型血吸虫病应早期进行病原治疗，同时做对症处理，如有癫痫症状者给予苯巴比妥、安定、苯妥英钠等控制发作；肺型急性血吸虫病的处理原则与急性血吸虫病的治疗相同。

吡喹酮正规用药治疗后，3～6 个月粪便检查虫卵阴转率达 85％，虫卵孵化阴转率为 90％～100％。血清免疫诊断转阴时间需 1～3 年。

八、预防

灭螺为重点，普查普治患者及病畜，管理粪便及水源，做好个人防护。

1. 控制传染源　对患者、病畜尤其是病牛，做到不漏治。

2. 切断传播途径 ①消灭钉螺是预防本病的关键。可因地制宜采用物理灭螺法或化学灭螺法,坚持反复进行。②加强粪便管理与水源管理,防止人畜粪便污染水源。推广三格式粪池或沼气粪池,做到粪便无害化。保护水源,提倡饮用自来水或井水。

3. 保护易感人群 ①尽量避免不必要地接触疫水,尤其是儿童严禁在疫水中游泳、洗澡、嬉水、捕捉鱼虾等。必须与疫水接触时,须穿防护衣裤或使用防蚴笔(2%氯硝柳胺和10%松节油制成)涂擦暴露皮肤,防护效果持续10小时以上,具有强大的杀灭尾蚴作用。②对重疫区人群,每15天间隔口服青蒿素衍生物蒿甲醚1次,可起到良好的保护作用,保护率可达94.74%。

📖 本 节 小 结

我国血吸虫病的病原体为日本血吸虫。主要病变为虫卵沉积于肠道和肝脏等组织而引起的虫卵肉芽肿。本病可分为急性血吸虫病、慢性血吸虫病、晚期血吸虫病和异位血吸虫病。急性血吸虫病的主要临床表现为发热、腹痛、腹泻或脓血便,肝大与压痛等。慢性血吸虫病以肝脾肿大或慢性腹泻为主。晚期血吸虫病可发展为肝硬化、巨脾及腹水等。本病的传染源是血吸虫病患者和保虫宿主。吡喹酮是目前治疗日本血吸虫病最有效的药物。钉螺为血吸虫的唯一中间宿主,是本病传染过程的主要环节。消灭钉螺是预防本病的关键。

(刘海云)

🏥 考 点 在 线

A1 型题

1. 血吸虫尾蚴进入人体后主要寄生于( )。

A.皮肤 B.淋巴管 C.肝

D.肺 E.门脉-肠系膜静脉

2. 日本血吸虫在人体常见的异位损害部位是( )。

A.肝脏 B.心脏 C.脑和肺

D.结肠 E.肾脏

3. 日本血吸虫病的主要病理变化是( )。

A.尾蚴性皮炎 B.过敏性皮炎 C.虫卵肉芽肿

D.成虫寄生在门静脉引起血管阻塞 E.肝细胞变性、坏死

4. 治疗日本血吸虫病的首选药物是( )。

A.阿苯哒唑 B.青蒿素 C.槟榔南瓜子合剂

D.吡喹酮 E.甲硝唑

5. 日本血吸虫的中间宿主是( )。

A.钉螺 B.扁卷螺 C.福寿螺

D.纹沼螺 E.牡蛎

A2 型题

6. 患者,男,22 岁,主因发热、腹泻 2 个月而来就诊。患者 2 个月前下河游泳后,出现发热,体温在 37.5~38.5 ℃波动,皮肤瘙痒、咳嗽。在当地医院按"感冒"治疗,效果不佳。发病以来全身乏力、腹痛、大便次数增多,为黄色稀水样便,无黏液脓血。当地曾为血吸虫病重疫区,近 2 年又发现钉螺。血常规:白细胞 12×10^9/L,嗜酸性粒细胞 35%。环卵沉淀试验阳性。

参考答案

Note

初步诊断考虑(　　)。

A. 细菌性痢疾　　　　　B. 血吸虫病　　　　　C. 病毒性肠炎

D. 上呼吸道感染　　　　E. 荨麻疹

第二节　囊尾蚴病

知识目标:囊尾蚴病的病原学及流行病学特点;脑囊尾蚴病的临床表现。

能力目标:能够独立进行囊尾蚴病的诊断和治疗。

素质目标:对患者富有同情心,帮助患者树立战胜疾病的信心。

 案例分析

　　患者,男,25 岁,主因反复抽搐就诊。患者 10 天前无明显诱因开始出现头痛、恶心、呕吐、抽搐,伴双下肢感觉障碍。查体:T 36.5 ℃,P 84 次/分,R 18 次/分,BP 120/75 mmHg。头皮可扪及多个黄豆粒大小(0.5～1.5 cm),略有弹性、可移动的结节。患者 3 个月前曾进食过未煮熟的猪肉。实验室检查:脑脊液压力升高,细胞数、蛋白质轻度增加,糖、氯化物降低;血囊虫抗体检测阳性;MRI 示脑实质、头皮、颈部、肢体肌肉有多发性囊肿。

　　问题:

　　1. 该案例初步诊断是什么疾病?

　　2. 诊断依据有哪些?

　　3. 本病治疗的主要药物有哪些?

　　4. 本病的预防措施有哪些?

一、概述

　　囊尾蚴病,又称囊虫病、猪囊尾蚴病,是由猪带绦虫幼虫(即囊尾蚴)寄生于人体各组织器官所致的疾病,为较常见的人畜共患病。人因进食被猪带绦虫卵污染的食物而被感染。患囊尾蚴病的猪肉被称为“米猪肉”或“豆猪肉”。囊尾蚴可侵入人体各组织器官引起病变,其临床症状常因寄生部位及感染程度不同而异,其中以脑囊尾蚴病最为严重,甚至危及生命。

二、病原学

　　人既是猪带绦虫的唯一终宿主,又是其中间宿主。猪带绦虫卵经口感染后在胃和小肠经消化液作用后,孵出六钩蚴,钻入肠壁,随血液散布于全身,9～10 周时发育成为有感染性的囊尾蚴。囊尾蚴按其形态和大小可分为纤维素型、葡萄状型和中间型。纤维素型最常见,因位于皮下结缔组织而得名,头节位于一侧,脑囊尾蚴病患者中以该型多见。葡萄状型较大,特征是肉眼看不见头节。寄生于人体的囊尾蚴寿命一般为 3～10 年,长者可达 20 年或更久,虫体死后多发生纤维化和钙化。

三、流行病学

1. 传染源 猪带绦虫病患者是囊尾蚴病唯一的传染源。患者粪便排出的虫卵对自身和周围人群均具有传染性。

2. 传播途径 经口感染为猪带绦虫卵的主要传播途径。感染方式分以下两种。①自体感染：患者经口感染（外源性感染），或患者因呕吐使绦虫妊娠节片反流至十二指肠或胃而感染（内源性感染）。②异体感染：患者因食用带有猪带绦虫卵的蔬菜、食物或饮用水等感染。

3. 易感人群 人群普遍易感，患者以 21～40 岁青壮年男性为主。农民发病率高，近年来儿童和城市居民患病率有所上升。

4. 流行特征 本病呈世界性分布，以发展中国家为甚。我国多地均有不同程度的发生和流行，特别是在有吃生猪肉习惯的地区或民族中流行。

四、发病机制与病理变化

猪带绦虫卵经口入胃、十二指肠后，在消化液和胆汁的作用下，六钩蚴从卵胚膜内脱囊孵出，钻入肠黏膜，通过血流播散，到达全身多个组织器官，肌肉、皮下组织、脑、眼、心、肺、骨骼等处均可寄生，以肌肉、脑、皮下组织最为常见。三种囊虫的寄生部位、病理改变及临床表现有所不同。脑部病变最为严重。

脑囊尾蚴病根据囊虫寄生在脑的部位不同，可分为脑皮质型、脑室型、颅底型和混合型 4 种，以脑皮质型为多。囊虫侵入脑实质或脑膜，引起局部反应性炎症，囊虫周围形成纤维组织性被膜。寄生于脑室者，常为单个，带蒂附着于脑室壁上或漂浮于脑脊液中，致使脑室扩大、变形或脑室孔活瓣性阻塞，影响脑脊液循环，发生阵发性颅内压增高和脑内积水。位于颅底者常引起严重的进行性炎症反应，甚至脑膜粘连而形成交通性脑积水。混合型脑囊虫病患者的脑内常有大量囊虫寄生，产生广泛的脑组织破坏与炎性病变，预后差。囊虫死亡后如未被液化吸收，钙化后可继续刺激脑组织而呈慢性炎症反应。

眼囊尾蚴病的病变部位多见于玻璃体、眼球肌肉、结膜下、视网膜等处，可导致不同程度的视力障碍。囊虫寄生于皮下、肌肉，则出现皮下肌肉囊虫结节。囊虫寄生于心肌、肺等部位，可引起相应部位病变及功能障碍。

五、临床表现

潜伏期约为 3 个月至数年，5 年内居多。大多数被感染者在临床上无明显症状。根据寄生部位不同可分为脑囊尾蚴病、眼囊尾蚴病及皮下组织和肌肉囊尾蚴病。

（一）脑囊尾蚴病

因囊虫寄生部位、数目及周围炎症反应不同，临床表现极为复杂。癫痫、颅内高压、精神障碍为脑囊尾蚴病常见而突出的症状，其中癫痫发作最为常见，占脑囊尾蚴病总数的 60%～90%，根据囊尾蚴寄生部位及病理变化的不同分为以下 4 型。

知识链接 7-4

1. 脑皮质型 占脑囊尾蚴病的 84%～100%，多无症状。若寄生在运动区，以癫痫为突出症状，可出现局限性或全身性短暂抽搐或癫痫持续状态。

2. 脑室型 以第四脑室多见，囊尾蚴阻塞脑室孔，引起颅内压升高，表现为阵发性头痛、喷射状呕吐，有时与体位有关。也可有头晕、听力减退、视力障碍、幻觉、精神异常甚至痴呆等表现。

3. 颅底型或蛛网膜下腔型 主要病变为囊尾蚴性脑膜炎。表现为低热、头痛、呕吐、颈项强直、眩晕、听力减退、耳鸣及共济失调等，预后较差。

Note

4. 混合型 以上三型混合存在,其中以脑皮质型和脑室型混合存在的症状最重。

(二)眼囊尾蚴病

眼囊尾蚴病占囊尾蚴病的 1.8% ～15%,可寄生于眼内的任何部位。以视网膜及玻璃体内最多见。可有视力减退、视网膜剥离或见黑影飘动。检眼镜、裂隙灯检查可见大小不等的圆形或椭圆形浅灰色囊泡,周围有虹晕光环,电刺激可见虫体蠕动。

(三)皮下组织和肌肉囊尾蚴病

约 1/2 的囊尾蚴病患者有皮下囊尾蚴结节,结节多呈圆形或卵圆形,直径 0.5～1.0 cm,质地较硬,有弹性,触之似软骨,可移动,与周围组织无粘连和压痛,表面也无色素沉着和炎症反应,可数个,也可数百、数千个,头部与躯体较多,四肢较少。感染重者可出现假性肥大性肌炎,外观呈"超体力型",却自觉四肢软弱无力。结节常分批出现,也可陆续自行消失。囊尾蚴死亡后发生钙化,X 线检查可见该钙化影。

六、诊断与鉴别诊断

(一)诊断

1. 流行病学资料 询问患者既往有无肠绦虫病史,是否在流行区进食过生的或未熟透的猪肉,有否在粪便中发现带状节片等。

2. 临床表现 皮下组织和肌肉囊尾蚴病及眼囊尾蚴病较易诊断。脑囊尾蚴病临床表现多样且无特异性,诊断较困难。凡有癫痫发作、颅内压增高表现及其他神经精神症状者,特别是曾在流行区逗留或生活者应考虑本病。

3. 实验室检查

(1)血常规及脑脊液检查 多数患者外周血血常规正常,少数患者嗜酸性粒细胞轻度升高。脑囊尾蚴病患者脑脊液压力明显升高,细胞数(10～100)×10⁶/L,以淋巴细胞增多为主,蛋白含量升高,糖和氯化物多正常。

(2)病原学检查 ①粪便检查:在合并猪带绦虫病的患者粪便中可找到虫卵或结节。②皮下结节组织活检:皮下组织和肌肉囊尾蚴病患者可做皮下结节活检,找到猪囊尾蚴可直接确诊。

(3)免疫学检查 将猪囊尾蚴液纯化后作为抗原,与患者血清或脑脊液行皮内试验、间接血凝试验(IHA)、酶联免疫吸附试验(ELISA)、酶免疫测定(EIA)等,检测患者血清和脑脊液中特异性囊尾蚴抗体,具有较高的敏感性和特异性,对囊尾蚴的诊断具有重要参考价值。

(4)影像学检查 ①头颅 CT 及 MRI 检查:CT 可确诊大部分脑囊尾蚴病。头颅 MRI 检查更易发现脑室及脑室孔处病灶,并能判断囊尾蚴是否存活。②检眼镜、裂隙灯或 B 超检查:检眼镜、裂隙灯检查若发现视网膜下或眼玻璃体内有囊尾蚴蠕动,即可确诊;B 超检查皮下组织和肌肉囊尾蚴结节可显示圆形或卵圆形液性暗区,轮廓清晰,囊壁完整光滑,囊内可见一强回声光团,居中或位于一侧。

(5)病理检查 皮下结节应常规做活组织检查,病理切片中见到囊腔中含囊尾蚴头节可确诊。

(二)鉴别诊断

本病临床表现多样,脑囊尾蚴病应与原发性癫痫、结核性脑膜炎、隐球菌性脑膜炎、病毒性脑膜炎、脑血管疾病、神经性头痛等相鉴别。皮下组织和肌肉囊尾蚴病应与皮脂腺囊肿、多发性神经纤维瘤、肺吸虫病皮下结节等相鉴别。眼囊尾蚴病应与眼内肿瘤、眼内异物、葡萄膜炎、视网膜炎等相鉴别。

七、治疗

目前,大量临床研究结果证实吡喹酮和阿苯达唑是抗囊尾蚴的主要药物,适用于活动期及部分退化死亡期的囊尾蚴,对皮下肌肉型及脑囊尾蚴病均有较好效果。眼囊尾蚴病以手术摘除为宜,不应采取药物治疗。

(一)病原治疗

1. 阿苯达唑 本药对皮下组织和肌肉、脑囊尾蚴病均有良好疗效,目前已成为治疗重型脑囊尾蚴病的首选药物。常用剂量为每天 $15\sim20$ mg/kg,分 2 次口服,疗程 10 天。脑型患者间隔 $2\sim3$ 周后重复 1 个疗程,一般需要 $2\sim3$ 个疗程。不良反应主要有头痛、低热,少数有视力障碍、癫痫等,个别患者反应较重,可发生脑疝或过敏性休克。

2. 吡喹酮 本药可穿过囊尾蚴的囊壁,具有强烈杀死囊尾蚴的作用,疗效较阿苯达唑强而迅速。根据不同类型囊尾蚴病可采取不同的治疗方案。治疗皮下肌肉型患者,成人总剂量为 120 mg/(kg·d),分 3 次口服,连用 $3\sim5$ 天为 1 个疗程;治疗囊尾蚴性假性肌肥大者,可重复$1\sim2$个疗程;治疗脑型患者,总剂量为 200 mg/(kg·d),分 3 次口服,连用 10 天为 1 个疗程。此药不良反应较大,因其杀虫作用迅速,虫体死亡后,囊性结节周围的炎症反应和水肿明显加重,颅内压明显增高,甚至个别病例用药后因发生脑疝而死亡,因此在给药前先测颅内压,必要时给予降颅内压的药物,可同时应用糖皮质激素。其他不良反应主要有头痛、恶心、呕吐、皮疹、精神异常、心悸、胸闷、室上性心动过速、心房纤颤、一过性转氨酶升高等。

最近研究显示联合应用以上两种药物治疗脑囊尾蚴病效果更好。

(二)对症治疗

颅内压增高者,可先给予 20% 甘露醇 250 mL 静脉滴注,加用地塞米松 $5\sim10$ mg,每天 1 次,连用 3 天后再进行病原治疗,药物治疗期间应常规使用地塞米松和降低颅内压的药物,必要时行颅脑开窗减压术或脑室分流术降低颅内压。发生过敏性休克时可用 0.1% 肾上腺素 1 mg皮下注射,儿童酌减,同时用氢化可的松 $200\sim300$ mg,加入葡萄糖溶液中静脉滴注。对癫痫发作频繁者,可酌量使用地西泮、异戊巴比妥钠及苯妥英钠等药物。

(三)手术治疗

脑囊尾蚴病患者,单个的脑室内囊尾蚴可行手术摘除;眼囊尾蚴病患者,可手术摘除眼内囊尾蚴,因虫体被吡喹酮等药物杀死后会引起全眼球炎而导致失明;皮下组织和肌肉囊尾蚴病,若发生部位表浅且数量不多时,也可采用手术摘除。

八、预防

(一)控制传染源

在流行区开展普查普治,彻底治疗猪带绦虫病患者,并对感染绦虫病的猪尽早行驱虫治疗,这是消灭传染源和预防囊尾蚴病发生的最根本措施。

(二)切断传播途径

流行区要广泛开展宣传教育,改变不良卫生习惯,倡导不吃生的或未加工熟透的猪肉,不喝生水,饭前便后勤洗手,严格执行食品卫生法的管理规定,禁止出售"米猪肉"。同时加强粪便管理,改变家畜饲养方法。

本 节 小 结

囊尾蚴病是较常见的人畜共患病。猪带绦虫病患者是囊尾蚴病唯一的传染源。人因进食被猪带绦虫卵污染的食物而被感染。因囊尾蚴可感染多个组织器官而出现不同的临床表现，其中以脑囊尾蚴病最为严重，甚至危及生命。本病经口感染，目前首选治疗药物为阿苯达唑和吡喹酮。彻底治疗猪带绦虫病患者，禁止出售"米猪肉"，教育人们不吃生的或未加工熟透的猪肉，是预防本病的关键。

（刘海云）

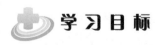 **考 点 在 线**

A1 型题

1. 囊尾蚴病的病原体是（　　　）。

A. 猪带绦虫　　　　　　B. 囊尾蚴　　　　　　　C. 细囊尾蚴

D. 裂头蚴　　　　　　　E. 杆状蚴

2. 囊尾蚴病临床表现不包括（　　　）。

A. 皮下结节　　　　　　B. 癫痫　　　　　　　　C. 假性肌肥大

D. 贫血　　　　　　　　E. 颅内高压

3. 关于囊尾蚴病以下哪种说法不正确？（　　　）

A. 猪带绦虫病患者是囊尾蚴病的唯一传染源

B. 儿童发病率高

C. 脑囊尾蚴病临床表现多样且无特异性

D. 粪便中发现节片或虫卵有诊断价值

E. 脑囊尾蚴病最严重

A2 型题

4. 患者，男，15 岁，因右眼发红、痒、异物感就诊。眼部检查示：右眼球结膜充血，上穹窿为甚，上穹窿外侧可见一绿豆大小的囊肿，呈局限性、半圆形、囊样隆起，半透明状，与巩膜相连，囊肿内可见蠕动现象，前房、眼底检查无异常。左眼检查无异常。全身检查背部有数个绿豆大小的结节。患者 3 个月前曾进食"米猪肉"。该患者最可能的诊断是（　　　）。

A. 棘球蚴病　　　　　　B. 囊尾蚴病　　　　　　C. 绦虫病

D. 急性结膜炎　　　　　E. 青光眼

第三节　蛔 虫 病

 学 习 目 标

知识目标：蛔虫病的病原学及流行病学特点；蛔虫病的临床表现。

能力目标：能够正确诊断蛔虫病及其常见并发症，正确实施治疗措施。

素质目标：对患者进行健康教育，普及本病预防知识。

患儿,女,5岁。2015年10月以"突发性哮喘"为主诉就诊。患儿5天前无明显诱因出现呼吸短促,伴轻度干咳、皮肤瘙痒。夜间症状加重,甚至不能平卧。发病以来无发热,无咳痰、咯血。查体:双肺可闻及哮鸣音,腹部平坦、柔软,肝脏轻度肿大。本地有多名儿童患蛔虫病。血常规:RBC $3.5 \times 10^{12}/L$,WBC $10 \times 10^9/L$,嗜酸性粒细胞39%。痰液检查:可见大量嗜酸性粒细胞。粪便常规:寄生虫卵(+),虫卵为宽椭圆形,大小为 $(45 \sim 75) \mu m \times (35 \sim 50) \mu m$,棕黄色。X线检查:可见肺纹理增粗。

问题:

1. 该案例初步诊断是什么疾病?

2. 诊断依据是什么?

3. 本病的常见并发症有哪些?

4. 常用治疗药物有哪些?

蛔虫病(ascariasis)是似蚓蛔线虫寄生于人体小肠或其他器官所引起的常见寄生虫病。儿童发病率高。临床上大多无明显症状(蛔虫感染),或有消化不良、腹痛等胃肠功能紊乱表现。蛔虫钻入胆管、胰腺、阑尾及肝脏等脏器,或移行至肺、眼、脑及脊髓等处,可引起相应的异位病变,如胆道蛔虫病、蛔虫性肠梗阻等严重并发症。

一、病原学

蛔虫是寄生于人体肠道内最大的线虫。成虫雌雄异体,形似蚯蚓,活体呈乳白色或淡粉红色,长15~40 cm,雄虫尾部向腹面卷曲,雌虫较雄虫粗长,尾部尖直。成虫寄生于人体小肠内,雌雄交配后,一条雌虫每天可产卵24万个。虫卵分受精卵和未受精卵两种,后者不能发育。虫卵随粪便排出体外,受精卵在温度适宜、潮湿、荫蔽和有氧的泥土中,约经3周发育为感染期虫卵。无需中间宿主。感染期虫卵被人误食后进入小肠内,幼虫孵出并侵入肠黏膜和黏膜下层,进入小静脉或淋巴管,经肝、右心,到达肺部,穿过毛细血管进入肺泡和细支气管,停留10天左右,蜕皮2次,然后沿支气管、气管移行至咽部,再被吞咽,经胃到达小肠,逐渐发育为成虫。自误食感染期虫卵至发育为成虫交配产卵需60~75天。蛔虫在人体内生存时间一般为1年左右。

虫卵对外界抵抗力强,在土壤中能生存4~5年,在粪坑中生存半年至1年,常用化学药物及农用化肥不会影响虫卵的发育,但对高温、干燥及直射阳光抵抗力弱,加热至60~65 ℃5分钟即死亡。

二、流行病学

1. 传染源 患者及带虫者是主要传染源。猪、犬、鸡、猫、鼠等动物,以及苍蝇等昆虫,可携带虫卵或吞食后排出存活的虫卵,也可成为传染源。

2. 传播途径 主要是蛔虫卵污染了食物、水、手,经口感染;也可随尘埃飞扬被吸入咽部而感染。

3. 易感人群 普遍易感。农村地区的感染率为50%~80%。儿童较成人高,尤以学龄前与学龄期儿童感染率最高,并可多次重复感染。

4. 流行特征 本病是最常见的蠕虫病,温带、亚热带及热带均有流行。发展中国家发病率高。根据WHO专家委员会流行区分级,我国大部分农村属重度(感染率超过60%)和中度(感染率为20%~60%)流行区,常为散发,也可发生集体感染。

三、发病机制与病理变化

食入感染期虫卵后，在小肠孵出幼虫，幼虫移行过程中，其代谢产物及崩解物刺激机体，引起局部和全身变态反应。表现为发热、荨麻疹、血管神经性水肿、嗜酸性粒细胞增高等。当幼虫移行至肺时，幼虫周围可出现嗜酸性粒细胞及中性粒细胞浸润；重度感染可引起肺局部出血、水肿，支气管黏膜嗜酸性粒细胞浸润、炎性渗出与分泌物增多，导致支气管痉挛与哮喘。成虫在小肠内不但夺取宿主的营养物质，而且损伤肠黏膜，影响消化和吸收功能。严重时可导致营养不良或发育障碍。大量成虫缠结成团可引起不完全性肠梗阻。成虫有钻孔和乱窜的习性，当虫体受刺激时，可钻入与肠腔相同的生理孔道，引起移位性损害，以钻入胆道引起胆道蛔虫病最常见。胆道蛔虫病可并发急性胰腺炎或慢性胰腺炎。蛔虫卵和蛔虫碎片可能与胆石形成有关。

四、临床表现

1. 蛔蚴移行症　短期内食入大量被感染期虫卵污染的食物，经 6～8 天，蛔蚴移行至肺，可有低热、咳痰等症状，肺部可闻及干啰音，严重者会出现哮喘。胸片可见肺门阴影增粗、肺纹理增多与点状、絮状浸润影。

2. 肠蛔虫病　大多数患者无症状，少数可有脐周痛，不定时反复发作，无腹肌紧张与压痛。可有食欲减退、便秘、腹泻，偶有蛔虫随粪便排出或呕出。儿童多有烦躁、易怒、睡眠不安、磨牙、皮肤瘙痒等症状，严重者可引起营养不良和发育障碍。

五、并发症

1. 胆道蛔虫病　最多见。常为突然发生的剑突下偏右侧阵发性钻痛或绞痛，可放射至背部及右肩，发作时患者坐卧不安、出冷汗、面色苍白，常伴恶心、呕吐，约半数患者可有蛔虫吐出。体检时剑突下仅有局限性轻度压痛，无腹肌紧张。每次发作数分钟或数十分钟后自行缓解，间歇期如常人。若蛔虫在胆道内死亡或继发细菌感染，可引起胆道炎症，严重者出现发热或黄疸，甚至发生胆道出血或穿孔。

2. 蛔虫性肠梗阻　儿童多见，通常为不完全性肠梗阻。急性起病，阵发性腹痛，频繁呕吐，有时吐出蛔虫，腹胀，腹部可见肠型及肠蠕动波，或扪及条索状肿块。大便不通，肠鸣音亢进。严重者可有脱水、酸中毒，甚至休克。

六、诊断

1. 流行病学资料　发病年龄多见于儿童，平时不讲卫生，近期生食未清洗的蔬菜等。

2. 临床表现　原因不明的呼吸道症状，尤其是伴哮喘者，应考虑蛔蚴移行症；脐周阵发性疼痛，无明显压痛，应考虑肠蛔虫病，若近期有吐蛔虫或排蛔虫史则可确诊。

3. 实验室检查

（1）血常规检查　幼虫在体内移行、异位蛔虫症及并发感染时，白细胞总数常增高，嗜酸性粒细胞可达 15%～30%。

（2）病原学检查　粪便涂片和饱和盐水漂浮法可查到虫卵。改良加藤厚涂片法虫卵查出率较高。超声检查及逆行胰胆管造影有助于胆、胰、阑尾蛔虫病的诊断。

（3）影像学检查　胆道蛔虫病腹部彩超可显示蛔虫位于扩张的胆总管内或见一至数条 2～5 mm 宽的双线状强回声带。胃蛔虫病 X 线钡餐检查，可见胃内有可变性圆条状阴影。十二指肠蛔虫病 X 线检查可见弧形、环形、弹簧形或"8"字形影像等。CT 或 MRI 检查主要对胰管内微小虫诊断有一定帮助。

七、治疗

1. 驱虫治疗

（1）苯并咪唑类药物　阿苯达唑与甲苯达唑均为广谱驱虫药物，能抑制蛔虫摄取葡萄糖，导致糖原耗竭和三磷酸腺苷减少，使虫体麻痹。该药驱虫作用缓慢，服药后 2～4 天才有虫体从粪便中排出。阿苯达唑剂量 400 mg，1 次顿服。甲苯达唑 C 型结晶微粒片，剂量 500 mg，1 次顿服。疗效均达 90% 以上。一般无副作用，少数患者出现轻度腹痛、腹泻及蛔虫呕出。

（2）噻嘧啶（抗虫灵）　为广谱驱虫药物，其作用为阻断虫体神经肌肉信号传导，先引起蛔虫收缩，后麻痹不动，驱虫作用快。儿童剂量按 10 mg/kg（基质）计算，成人为 500 mg，一次顿服。副作用轻微，可有头晕、恶心、腹痛等。对孕妇、急性肝炎、肾炎、严重心脏病或发热患者暂缓给药。

（3）枸橼酸哌嗪（驱蛔灵）　具有抗胆碱能的作用，在蛔虫肌肉神经接头处阻止乙酰胆碱的释放，使虫体肌肉麻痹，其作用缓慢。成人剂量为 3 g；儿童按 80～100 mg/kg 计算，空腹或晚上 1 次顿服，连服 2 天。副作用少而轻，偶有恶心与腹泻。治愈率 70%～80%。服药过量时可发生肌无力或四肢肌肉强直、过敏性紫癜、血清病及神经精神症状等严重副作用。有慢性肝、肾疾病及癫痫者禁用。

（4）左旋咪唑　具有抑制蛔虫肌肉中琥珀酸脱氢酶的作用，导致肌肉能量产生减少，使虫体麻痹而被排出。儿童剂量为 2.5 mg/kg，成人为 150～200 mg，1 次顿服。本药偶可引起中毒性脑病，故应慎用。

2. 胆道蛔虫病　治疗原则为解痉止痛、早期驱虫与抗炎。以内科治疗为主，可采用阿托品 0.5 mg 加异丙嗪 25 mg 静脉滴注或肌内注射，蛔虫大多自动从胆管（道）退出，效果可达 90% 以上。早期驱虫可防止复发与并发症。驱虫可采用阿苯达唑或甲苯达唑口服。如患者有发热等症状，应适当用抗菌药物控制感染。近年来内镜逆行胰胆管造影术既可诊断又可将蛔虫取出。急性化脓性胆管炎、肝脓肿与出血性坏死性胰腺炎则需外科治疗。

3. 蛔虫性肠梗阻　应及早治疗。大多数患者为不完全性肠梗阻，内科疗法包括禁食、胃肠减压、解痉止痛、静脉补液、纠正脱水和代谢性酸中毒。腹痛缓解后驱虫。口服大豆油或花生油等有松解蛔虫团的作用，儿童用量 60 mL。如果蛔虫性肠梗阻并发肠坏死、穿孔或发展为完全性肠梗阻及出现腹膜炎者，应及时手术治疗。

八、预防

加强卫生宣传教育，广泛宣传蛔虫病对人群的危害性。培养良好的个人卫生习惯，饭前便后洗手。不生食未洗净的蔬菜与瓜果。不随地大便。重点普查普治幼儿园幼儿、中小学生，每年 1～2 次。搞好环境卫生，粪便无害化处理。

📖 本 节 小 结

蛔虫病是人体常见的蠕虫感染疾病，尤以儿童发病率高。主要临床表现为腹痛、便秘或腹泻、消化不良等胃肠功能紊乱。本病可出现多种并发症，如胆道蛔虫病、蛔虫性肠梗阻等，导致症状加重。治疗原则是积极驱虫治疗，防治并发症。通过加强卫生宣传教育，培养良好的个人卫生习惯，做到饭前便后洗手，不生食未洗净的蔬菜与瓜果等，可起到预防本病的作用。

（刘海云）

Note

考点在线

A1 型题

1. 蛔虫感染的方式是（　　）。

A. 经口 　　　　　　B. 经皮肤 　　　　　　C. 经输血

D. 经呼吸道 　　　　E. 经接触

2. 蛔虫病虫卵检出率最高的方法是（　　）。

A. 粪便直接涂片法 　　B. 粪便自然沉淀法 　　C. 粪便饱和盐水漂浮法

D. 肛拭子法 　　　　　E. 改良加藤厚涂片法

3. 蛔虫病腹痛的主要部位在（　　）。

A. 上腹部 　　　　　　B. 脐周部 　　　　　　C. 左下腹

D. 右下腹 　　　　　　E. 全腹

4. 以下哪个发育阶段的蛔虫可引起蛔虫病？（　　）

A. 受精蛔虫卵 　　　　B. 未受精蛔虫卵 　　　C. 感染期蛔虫卵

D. 丝状蚴 　　　　　　E. 成虫

5. 蛔虫病的防治不包括（　　）。

A. 治疗患者 　　　　　　　　　　　　B. 加强卫生宣传教育

C. 手、足涂抹防护剂 　　　　　　　　D. 施用人粪肥时行无害化处理

E. 不吃未清洗的蔬菜、瓜果

A2 型题

参考答案

6. 患儿，男，6岁，间断性腹痛1个月，加重3天就诊。发病以来食欲减退，全身乏力，腹痛以脐周为主，呈阵发性，疼痛时四肢发凉，恶心、呕吐，曾有蛔虫呕出。实验室检查：粪便常规蛔虫卵(＋)。本病最可能的诊断是（　　）。

A. 急性胃肠炎 　　　B. 胃肠神经官能症 　　　C. 蛔虫病

D. 急性阑尾炎 　　　E. 肠梗阻

第四节　钩　虫　病

学习目标

知识目标：钩虫病的病原学及流行病学特点；钩虫病的临床表现。

能力目标：能够正确诊断钩虫病及正确实施治疗措施。

素质目标：对患者进行健康教育，普及本病预防知识。

本节PPT

案例分析

　　患者，男，47岁，因反复咳嗽4个月就诊。患者发病以来食欲减退，全身乏力，活动后气促，有时排黑色大便，体重近2个月降低6公斤。无发热、无腹痛腹泻、无恶心和呕吐。在当地卫生院曾以"支气管炎、缺铁性贫血、胃癌？"进行治疗（用药不详），未

Note

见好转。查体：T 36.4 ℃，P 102 次/分，R 18 次/分，BP 90/65 mmHg。精神稍差，口唇苍白，双肺可闻及少量干啰音，心律整齐，可闻及收缩期吹风样杂音，腹部平软，上腹部有轻压痛，肝脾未触及。

血常规：血红蛋白 105 g/L，红细胞 $2.6×10^{12}$/L，白细胞 $5×10^9$/L。

外周血涂片：红细胞中央苍白区扩大，体积变小，形态大小不一。

大便常规：黑褐色便，隐血（＋＋＋），白细胞（＋），涂片发现少许寄生虫卵，椭圆形，无色透明，大小为 $(56\sim76)\mu m×(36\sim40)\mu m$。

胃镜检查：胃体至胃窦部有散在出血点，黏膜表面发现有大量 0.5～1.0 cm 淡红色的寄生虫吸附，活检取出活虫 10 条，在出血点周围的炎症处取出活组织两块送病理检查。

问题：

1. 该案例初步诊断是什么疾病？

2. 诊断依据有哪些？

3. 本病常用的病原学诊断方法有哪些？

钩虫病是由十二指肠钩虫和（或）美洲钩虫寄生在人体小肠所致的疾病。主要临床表现为贫血、营养不良、胃肠功能紊乱。轻症患者可无症状，称为钩虫感染。严重贫血可导致心功能不全、儿童发育不良及孕妇流产等。

一、病原学

寄生于人体的钩虫主要有十二指肠钩口线虫（简称十二指肠钩虫）和美洲板口线虫（简称美洲钩虫），成虫长约 1 cm，体壁略透明，呈肉红色，雌雄异体，雌虫较雄虫略粗长，雄虫尾端有交合伞。十二指肠钩虫的口囊腹面前端有 2 对钩齿，美洲钩虫有 1 对板齿。两种钩虫的卵形态相似。

钩虫卵随粪便排出后，在温暖而潮湿的泥土中约经 24 小时孵出第一期杆状蚴，再经 5～8 天先后蜕皮 2 次，发育为丝状蚴（感染期幼虫），条件适宜时可生存 15 周或更久。丝状蚴潜伏于潮湿的泥土表层，或借水爬至植物茎叶上，当与人体皮肤接触时即迅速钻入皮肤，在局部滞留 24 小时后，经皮下毛细血管或淋巴管，随血流达右心至肺，穿破肺泡壁毛细血管进入肺泡内，再沿支气管、气管上行至咽，随吞咽动作经食管、胃而达小肠，发育为成虫，交配产卵。偶可经口腔或食管黏膜侵入血液，再经上述移行途径到达小肠，发育为成虫。自丝状蚴侵入至成虫交配产卵需 35～50 天，成虫寿命 5～7 年，美洲钩虫有时可达 15 年之久，但多于 1～2 年被排出体外。

二、流行病学

1. 传染源 主要是钩虫感染者与钩虫病患者。钩虫病患者粪便排出的虫卵数量多，其作为传染源的意义更大。

2. 传播途径 丝状蚴主要经皮肤感染人体，多因施用未经无害化处理的新鲜人粪，使农田、土壤和农作物广泛被污染，成为重要的感染场所，农民赤脚劳动时受感染。偶可因生食含丝状蚴的蔬菜、瓜果等经口腔、食管黏膜侵入。

3. 易感人群 普遍易感，尤其与土壤、粪便等接触机会多的农民感染率较高，如菜农、桑农、茶农、棉农、矿工和砖瓦厂工人等。男性高于女性，而且可重复感染。

4. 流行特征 钩虫感染遍布全球，估计世界感染人口在 10 亿以上。以热带和亚热带地区最普遍，农村地区的感染率明显高于城市，青壮年农民感染率最高。我国感染人口达 2 亿之

183

多。北方以十二指肠钩虫感染为主，南方则以美洲钩虫感染居多。感染季节为5—9月。感染后大多无明显症状，有症状者仅占1‰。我国除黑龙江、青海、西藏、新疆、内蒙古等省（区）外，其他地区均有不同程度流行，尤以四川、浙江、湖南、福建、广西、广东等地较重。

三、发病机制与病理变化

1. 皮肤损害 由钩虫幼虫引起皮炎，丝状蚴侵入皮肤后数分钟至1小时，局部皮肤出现红色丘疹，1～2天出现水疱、充血、水肿以及细胞浸润的炎症反应。感染后24小时，大多数幼虫仍滞留在真皮层及皮下组织内，然后经淋巴管或微血管到达肺部。

2. 肺部病变 当钩虫幼虫穿过肺微血管到达肺泡时，可引起肺间质和肺泡点状出血和炎症。感染严重者可产生支气管肺炎。当幼虫沿支气管向上移行至咽部时，可引起支气管炎与哮喘。

3. 小肠病变 钩虫口囊咬附在小肠黏膜绒毛上皮，以摄取的黏膜上皮与血液为食，且不断更换吸附部位，并分泌抗凝血物质，引起黏膜伤口持续渗血，血量远较钩虫吸血量多。小肠黏膜上散在多个出血点（点状或斑点状），严重者黏膜下层可出现大片出血性瘀斑，甚至引起消化道大出血。慢性失血是钩虫病贫血的主要原因，贫血程度除取决于钩虫虫种、虫负荷数、感染期限外，尚与饮食中的铁含量、体内铁储存量有关。长期小量失血可消耗体内储存铁，产生小细胞低色素性贫血。长期严重贫血可引起心肌脂肪变性、心脏扩大，甚至发生心力衰竭，出现反甲、毛发干燥脱落及食管、胃黏膜萎缩等病理变化。儿童免疫力下降，会反复出现感染性疾病，引起生长发育迟缓。

四、临床表现

临床症状取决于感染轻重和病程长短。轻度感染大多数无临床症状，感染较重者可出现以下表现。

1. 幼虫引起的临床表现 钩蚴性皮炎，俗称"粪毒""粪疙瘩"或"地痒疹"。丝状蚴侵入人体足趾、足缘、手或臀部等皮肤处，产生红色点状丘疱疹，可有奇痒，一般3～4天后炎症消退，7～10天后皮损自行愈合。若皮肤抓破，可继发细菌感染，形成脓疱。

感染后1周左右，由于大量钩蚴移行至肺部，患者可出现咳嗽、咽部发痒等症状，尤以夜间为甚。重者痰中带血，伴有阵发性哮喘、声音嘶哑等呼吸道症状，持续数周。肺部检查可闻及干啰音或哮鸣音。X线检查显示肺纹理增粗或点片状浸润阴影，数天后自行消退。

2. 成虫所致的临床表现 多数患者于感染后1～2个月出现上腹隐痛或不适，食欲减退、消化不良、腹泻、消瘦、乏力等。重度感染者常有异食癖，如食生米、泥土等。偶有发生消化道出血者，表现为持续黑便，常被误诊为十二指肠溃疡出血。

贫血是钩虫病的主要症状。重度感染后3～5个月逐渐出现进行性贫血，表现为头晕、眼花、耳鸣、乏力，劳动后心悸与气促。患者脸色蜡黄，表情淡漠。心前区可闻及收缩期杂音，血压偏低，脉压增宽，心脏扩大，甚至出现心力衰竭。重症贫血伴低蛋白血症者常有下肢水肿，甚至出现腹水与全身水肿。

孕妇患钩虫病易并发妊娠高征、缺铁性贫血、流产、早产或死胎；新生儿病死率增高；个别患者可有神经精神症状，如注意力下降、记忆力减退等。

五、诊断与鉴别诊断

1. 流行病学资料 在流行区有赤脚下田接触土壤后出现"粪毒"史。

2. 临床表现 程度不同的贫血、营养不良、胃肠功能紊乱及"异食癖"应怀疑为钩虫病。

知识链接 7-5

Note

3. 实验室检查

（1）血常规检查　血红细胞及血红蛋白均减少，网织红细胞增加，红细胞中央苍白区扩大，体积变小，形态大小不一。病初嗜酸性粒细胞增多。

（2）骨髓检查　骨髓红系增生活跃，中幼红细胞显著增多，游离含铁血黄素及铁粒幼细胞减少。

（3）粪便检查　查见钩虫卵是确诊依据。常用直接涂片法或饱和盐水漂浮法。也可做钩蚴培养。粪便隐血试验可呈阳性反应。

六、治疗

知识链接 7-6

主要是对症治疗与驱虫治疗。

（一）对症治疗

1. 钩蚴性皮炎　在感染后 24 小时内局部皮肤可涂抹左旋咪唑涂肤剂（左旋咪唑 750 mg，硼酸 1.3 g，薄荷 1.3 g 加 50％酒精至 100 mL）或 15％阿苯达唑软膏 2～3 次/天，连续 2 天。有止痒、消炎及杀死皮内钩蚴的作用。

2. 贫血治疗　补充铁剂，速力菲（琥珀酸亚铁片）成人 2～4 片/天，儿童 1～3 片/天，分 3 次口服。同时给予富含铁、维生素 C、蛋白质的食物。一般贫血在治疗 2 个月左右得以纠正。血常规恢复正常后需继续服用小剂量铁剂 2～3 个月，以补充体内的储存铁。

（二）驱虫治疗

苯并咪唑类药物：为高效、低毒、广谱驱虫药物，可抑制虫体摄取葡萄糖，使虫体糖原耗竭和抑制延胡索酸酶，阻碍三磷酸腺苷产生，导致虫体死亡，具有杀死成虫和虫卵的作用。药物不良反应轻而短暂，仅少数患者有头晕、腹痛、恶心等。

（1）阿苯达唑　剂量为 400 mg/d，1 次顿服，连服 2～3 天。甲苯达唑 200 mg/d，每天 2 次，连服 3 天。2 岁以上儿童与成人剂量相同，1～2 岁儿童剂量减半。感染较重者需多次反复治疗。

（2）复方甲苯达唑（每片含甲苯达唑 100 mg，盐酸左旋咪唑 25 mg）　成人每天 2 片，连服 2 天，4 岁以下儿童剂量减半。孕妇忌用。治疗 15 天后复查，钩虫卵阴转率为 93％。

（3）复方阿苯达唑（每片含阿苯达唑 67 mg，噻嘧啶 250 mg）　成人和 7 岁以上儿童 2 片，顿服，治疗 2 周后复查，钩虫卵阴转率为 69.91％。

七、预防

1. 管理传染源　根据感染率高低，采取普遍治疗或选择人群重点治疗，如对中小学生，每年用复方甲苯达唑或阿苯达唑进行驱虫，以阻断钩虫病的传播。

2. 切断传播途径　加强粪便管理，推广粪便无害化处理。尽量避免赤脚从事田间生产劳动，防止钩蚴侵入皮肤。不吃未清洗或烹饪的蔬菜，防止钩蚴经口感染。

3. 保护易感人群　加强宣传教育，提高对钩虫病的认识，在钩虫病感染率高的地区开展集体驱虫治疗。

◨ 本节小结

钩虫病是人体常见的蠕虫感染疾病，感染人数多，传播广。贫血是本病的主要症状。传染源是钩虫感染者与钩虫病患者，主要经皮肤感染人体，目前主要采取口服苯并咪唑类药物治

Note

疗,效果良好。加强粪便管理,推广粪便无害化处理,不吃未清洗或消毒的蔬菜等食物,是预防本病的关键。

(刘海云)

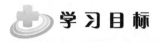 **考点在线**

A1 型题

1. 钩虫病最主要的临床表现是(　　)。

A. 皮炎　　　　　　　B. 肺炎　　　　　　　C. 贫血

D. 柏油样便　　　　　E. 以上都不是

2. 俗称的"粪毒"是指(　　)。

A. 尾蚴性皮炎　　　　B. 丹毒样皮炎　　　　C. 昆虫性皮炎

D. 钩蚴性皮炎　　　　E. 丝虫引起的"流火"

3. 钩虫病的实验诊断方法最常选用(　　)。

A. 直接涂片法　　　　B. 饱和盐水漂浮法　　C. 钩蚴培养法

D. 免疫学诊断　　　　E. 十二指肠引流法

4. 下列哪项不是钩虫病的防治原则?(　　)

A. 治疗患者和带虫者　　　　　　　　　B. 管理好粪便,粪便进行无害化处理

C. 饭前便后洗手,加强个人防护　　　　D. 驱虫治疗时补充铁剂、维生素

E. 不生食不洁的蔬菜、瓜果

5. 钩虫所致的贫血为(　　)。

A. 小细胞低色素性贫血　　B. 溶血性贫血　　　C. 巨幼细胞性贫血

D. 正常细胞性贫血　　　　E. 镰刀形红细胞性贫血

A2 型题

6. 患者,女,35 岁,因头晕、心慌、腹痛、黑便半年就诊。6 个月前在棉花田赤脚干活后脚上出现许多小丘疹,瘙痒,之后开始逐渐出现全身乏力,食欲减退,喜食花椒、干茶叶、生米、生豆子等。查体:面黄浮肿,口唇黏膜苍白。

血常规:WBC $11.7×10^9/L$,RBC $3.5×10^{12}/L$,Hb 68 g/L。

粪便检查:潜血(＋＋＋)。

胃镜检查:十二指肠球部有多发出血点。本病的初步诊断考虑(　　)。

A. 钩虫病　　　　　　B. 血吸虫病　　　　　C. 缺铁性贫血

D. 蛔虫病　　　　　　E. 蛲虫病

第五节　蛲　虫　病

学习目标

知识目标:蛲虫病的病原体和流行病学;蛲虫病的主要临床表现。

能力目标：学会独立诊断、治疗蛲虫病。

素质目标：做好卫生宣教工作，做个有耐心、专业技术过硬的医务人员。

本节 PPT

案例分析

患儿，男，4岁，因夜间睡眠不安、肛周瘙痒1周而就诊。发病以来食欲减退，易疲乏，夜间常有惊醒、哭闹。平素有啃咬指甲的习惯。查体：T 37.0 ℃，P 96 次/分，R 28 次/分，体重 14 kg。一般情况可，营养中等，神志清，面色稍苍白，全身皮肤黏膜无黄染、无皮疹，心肺检查未见异常。肛周皮肤稍红，可见抓痕，无分泌物，无湿疹。家长曾在患儿夜间睡眠时，发现有乳白色线头样小虫自肛门爬出。

血常规：RBC $3.6×10^{12}$/L，Hb 120 g/L，WBC $7.0×10^9$/L，中性粒细胞48%，嗜酸性粒细胞3%，血小板 $230×10^9$/L。粪便常规正常。

问题：

1. 该案例初步诊断是什么疾病？

2. 诊断依据是什么？

3. 为进一步明确诊断可做什么检查？

4. 本病应如何预防？

蛲虫病（enterobiasis）是由蠕形住肠线虫（俗名蛲虫）寄生于人体肠道而引起的传染病。患者和易感染人群主要是儿童。临床上以肛门周围和会阴部瘙痒为特征。

一、病原学

蛲虫成虫细小，呈乳白色。雌虫长8～13 mm，体直，尾部尖细。雄虫长2～3 mm，尾部向腹部卷曲，有一交合刺。虫卵为椭圆形，一侧扁平，一侧微凸，无色透明。卵内含有一个蝌蚪形胚胎，在适宜环境下发育为含幼虫的虫卵，即感染性虫卵。

蛲虫的生活史简单，不需要中间宿主。成虫主要寄生于人体回盲部，头部附着在肠黏膜或刺入黏膜深层，吸取营养，并可吞食肠内容物。雄虫交配后死亡，雌虫在盲肠发育成熟，在宿主睡眠时下行至肛门周围产卵，每条雌虫可产卵 $1×10^4$ 个，产卵后多数雌虫死亡，少数可再回到肛门内，偶可进入尿道、阴道等处，引起异位损害。排出的虫卵约需6小时发育成为含杆状蚴的感染性虫卵。虫卵随污染的食物等进入人体肠道，在十二指肠孵出幼虫，向下移行并不断发育，最后寄生在回盲部发育为成虫。自摄入虫卵至发育为成虫需11～43天。这种自身感染是蛲虫病的特征，也是需多次治疗才能治愈的原因。

二、流行病学

1. 传染源 蛲虫病患者是唯一传染源。

2. 传播途径 蛲虫病主要经消化道传播。

（1）直接感染 当患者用手抓肛门周围皮肤时，虫卵污染手指，经口而自身重复感染。

（2）间接感染 感染期虫卵散落在生活用品或食物上，经口而感染。

（3）通过呼吸感染 感染期虫卵可飘浮于空气尘埃中，从口鼻吸入而感染。

（4）逆行感染 虫卵在肛门周围孵化，幼虫从肛门逆行入肠内而感染。

3. 易感人群 人群对本病普遍易感，感染后无明显保护性免疫力。儿童感染率高。有家庭聚集性。

4. 流行特征 本病呈世界性分布。

Note

知识链接 7-7

三、发病机制与病理变化

蛲虫头部可刺入肠黏膜,偶可深入黏膜下层,引起炎症及微小溃疡。由于蛲虫寄生期短暂,故肠黏膜病变轻微,蛲虫偶尔可穿破肠壁,侵入腹腔或阑尾,诱发急性或亚急性炎症反应。极少数女性患者可发生异位寄生,如侵入阴道、子宫、输卵管等,引起相应部位的炎症反应。雌虫在肛门周围爬行、产卵导致局部瘙痒,长期慢性刺激及搔抓,产生局部皮肤损伤、出血和继发感染。

四、临床表现

大多数患者无明显症状。主要症状为肛门周围和会阴部瘙痒,尤以夜间为甚。因为搔抓可致局部炎症、破溃和疼痛。患儿常有睡眠不安、夜惊、磨牙等表现,可伴食欲减退、腹痛、腹泻、恶心等消化道功能紊乱症状;侵入尿道可出现尿急、尿频、尿痛与遗尿;侵入生殖道可引起阴道分泌物增多和下腹疼痛不适;偶可经子宫与输卵管侵入盆腔,形成肉芽肿,易误诊为肿瘤。

五、诊断

1. 流行病学资料 学校、托幼机构及家庭成员中,曾有蛲虫感染病例,个人有不良卫生习惯。

2. 临床表现 小儿夜间哭闹不安,或诉肛门瘙痒。入睡后 1~3 小时肛门周围发现蛲虫。从大便中排出蛲虫。

3. 实验室检查

(1)血常规检查 本病外周血白细胞、血红蛋白及血小板多无明显变化。

(2)粪便检查 由于雌虫多不在肠道内产卵,因此粪虫卵检出率小于 50%。直接涂片阳性率仅为 1%~2%,浓缩镜检阳性率为 5%。

(3)肛周查虫卵 最常用棉拭子法及透明胶纸粘贴法。一般于清晨便前检查,连续检查 3~5 次,检出率可接近 100%。

六、治疗

知识链接 7-8

1. 驱虫治疗 可选用以下药物之一进行治疗。

(1)阿苯达唑(albendazole) 100 mg 或 200 mg 顿服,2 周后重复 1 次,可全部治愈。

(2)甲苯达唑(mebendazole) 100 mg/d,连服 3 天,成人与儿童剂量相同,治愈率达 95% 以上。

(3)噻嘧啶、双羟萘酸噻嘧啶 为广谱驱虫药,小儿 30 mg/kg,成人每次 1.2~1.5 g,睡前顿服,疗效 80% 以上。2 周后重复 1 次。

(4)中医中药 以百部、川楝子、槟榔等为主的驱蛲汤,每天 1 剂,连服 3 天,有效率达 95% 以上。

2. 外用药 每晚睡前洗净肛门及其周围皮肤,将蛲虫软膏(含百部浸膏 30%,龙胆紫 0.2%)注入肛管或直肠内;也可选用 2% 白降汞(氯化氨基汞)软膏或 10% 氧化锌软膏局部涂敷或注入肛管内,均有止痒、杀虫及防止重复感染的功效。

七、预防

1. 管理传染源 集体儿童机构应定期普查普治。患儿应穿满裆裤,每晚和清晨清洗肛门及周围皮肤,勤换内裤,防止自身重复感染。

2. 切断传播途径 注意个人卫生及环境卫生,培养良好的卫生习惯,饭前便后洗手,勤剪

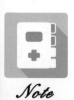

指甲,不吮手指,经常擦洗桌凳、用具、玩具及地板等。内衣、裤、床(被)单常用开水烫洗或煮沸消毒。

3. 保护易感人群 发现集体性机构或家庭内有感染者,应进行蛲虫感染普查,对易感人群可任选一种驱蛲虫药物,每周 2 天口服常规剂量,连服 4 周。有较好的预防作用。

本节小结

蛲虫病是经济欠发达国家和地区的常见病;主要症状为肛门周围和会阴部瘙痒;蛲虫病患者是唯一传染源,主要经消化道传播。管理传染源、切断传播途径是预防本病的主要措施。

(刘海云)

考点在线

A1 型题

1. 关于蛲虫的描述下列哪项是错误的?(　　)

A. 生活史简单

B. 感染率儿童高于成人,城市高于农村

C. 蛲虫主要寄生在人体的回盲部和结肠

D. 蛲虫无中间宿主

E. 感染方式主要是经人体肛门—手—口直接感染

2. 蛲虫病的主要症状是(　　)。

A. 贫血 　　　　　　B. 腹泻 　　　　　　C. 肛门瘙痒

D. 食欲减退 　　　　E. 烦躁不安

3. 蛲虫致病主要在于其(　　)。

A. 摄取营养 　　　　B. 附着在肠壁造成损伤 　C. 代谢产物对机体的刺激

D. 特殊的排卵习惯 　E. 异位寄生

A2 型题

4. 患儿,女,5 岁。因外阴瘙痒、疼痛 1 周来我院就诊。1 周来患儿睡眠不佳,烦躁不安,常用手搔抓外阴部。局部检查:外阴红肿,于右方大阴唇内侧见两个高粱米大小的溃疡,阴道口黏膜充血,有脓性分泌物自阴道流出。阴道分泌物涂片镜检未查到滴虫和霉菌,淋球菌PCR 和沙眼衣原体 PCR 检查均为阴性。其母补述病史:患儿大便中曾有白色线头状小虫。重新取阴道分泌物,检查结果:发现有寄生虫卵,大小为(50～60)μm×(20～30)μm,无色透明,虫卵一侧较平,另一侧凸出,呈"D"字形。本病最可能的诊断是(　　)。

A. 钩虫病 　　　　　B. 蛔虫病 　　　　　C. 蛲虫病

D. 囊尾蚴病 　　　　E. 血吸虫病

参考答案

Note

第八章 医院感染

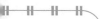

学习目标

知识目标：医院感染的概念，病原学，流行病学，发病机制，临床表现，诊断标准，抗菌药物的合理应用和预防原则。

能力目标：能够独立进行医院感染的诊疗。

素质目标：做个有耐心、有同情心、专业技术过硬的医务人员。

一、概述

医院感染（hospital infection）指住院患者在医院内获得的感染，包括在住院期间发生的感染和在医院内获得但在出院后发生的感染，不包括入院前已开始或入院时已存在的感染，医务人员在医院内获得的感染也属医院感染。医院感染曾称医院内感染、院内感染或医院获得性感染，中华人民共和国卫生部（现更名为中华人民共和国国家卫生健康委员会）2001 年统一定义为医院感染。医院感染不是传染病，但与传染病同属于感染病范畴。

医院感染根据病原体来源的不同，可分为内源性感染和外源性感染。内源性感染又称自源性感染，指患者自身皮肤或腔道等处定植的条件致病菌或从外界获得的定植菌因数量或定植部位的改变而引起的感染。在医院感染中占据重要位置。外源性感染又称获得性感染，指携带病原微生物的医院内患者、工作人员、探视者以及医院环境中的病原微生物所引起的医院感染。引起外源性感染的途径：①患者之间的接触。②患者与家属的接触。③通过医务人员的手和器械接触。这类感染可致医院感染的暴发流行。

二、病原学

细菌、真菌、病毒、立克次体和原虫等均可引起医院感染。

医院感染的病原体有以下特点：①以条件致病菌或机会病原体为主，前者在有诱发因素的患者中引起医院感染，后者仅在患者抵抗力显著降低时引起疾病。②由于抗生素的广泛应用，病原体多为耐药菌，甚至为多重耐药菌。③常见铜绿假单胞菌和沙雷菌。④深部真菌病几乎都是医院感染。

（一）细菌

90％以上的医院感染由细菌引起。医院感染病原体中革兰氏阴性杆菌逐步增多，目前占60％以上，尤其是肠道杆菌科的大肠埃希氏菌、肺炎克雷伯菌和沙雷菌等。假单胞菌属和其他单胞菌、不动杆菌属、产碱杆菌及黄杆菌属有上升趋势。革兰氏阳性球菌主要为葡萄球菌属中的金黄色葡萄球菌和表皮葡萄球菌，链球菌属中的化脓性链球菌、草绿色链球菌和肺炎链球菌，肠球菌属中的粪肠球菌和屎肠球菌等。革兰氏阳性球菌中化脓性链球菌逐步减少，耐甲氧西林金黄色葡萄球菌、耐甲氧西林凝固酶阴性葡萄球菌增多，通常表现为多重耐药，可引起严重的医院感染。军团菌引起的肺部感染占医院内获得性肺炎的 3%～10%。

医院感染中最常见的厌氧菌是类杆菌属，可引起胃肠道和妇科手术后的腹腔和盆腔感染，败血症和心内膜炎并不少见。梭杆菌属可引起口腔和呼吸系统的感染。难辨梭菌是抗生素相关性腹泻的主要病原菌。结核杆菌感染常发生于免疫功能低下的人群。生长速度比较快的非结核杆菌在心脏手术后可造成心包炎、心内膜炎和胸骨骨髓炎等。相关研究表明，携带 NDM-1 基因的"超级细菌"能抵御除替加环素和多黏菌素以外的抗生素的药效，其中一些细菌甚至对目前所有抗生素都有耐药性。

（二）真菌

由于超广谱抗菌药物的广泛应用，内置医用装置的使用增多，各种手术和介入性操作开展的增多，以及移植治疗的开展和免疫抑制剂的应用，医院内真菌感染的发病率明显上升，几乎都是条件致病菌和机会病原体。最常见的白色念珠菌，约占 80%，是医院内肺部感染和消化道感染的常见病原体；在静脉保留导管的患者中可引起败血症；在免疫功能缺陷患者中可造成严重感染。其他真菌包括曲霉、毛霉菌和新型隐球菌。

（三）病毒

医院感染常见的病毒有合胞病毒、巨细胞病毒、疱疹病毒、肠道病毒和肝炎病毒。合胞病毒常引起呼吸道感染；巨细胞病毒感染多见于移植和使用免疫抑制剂的患者；轮状病毒和诺瓦克病毒（诺如病毒）等肠道病毒常引起婴幼儿和老年患者的腹泻；乙型肝炎病毒和丙型肝炎病毒感染与输血及输注其他血液制品、血液透析密切相关。

（四）其他病原体

解脲支原体和阴道加德纳菌可寄生于肾移植后患者，在条件允许时出现感染。沙眼衣原体所致的结膜炎和肺炎常见于新生儿。在艾滋病患者、器官移植后患者以及长期应用免疫抑制剂等重度免疫功能低下的患者，常发生肺孢子菌、诺卡菌、弓形虫及粪类圆线虫等感染。

三、流行病学

（一）感染源（传染源）

医院环境中的任何物体都可能成为感染源（传染源），如携带病原微生物的患者或医院工作人员，以及病原微生物自然生存和滋生的场所或环境。

（二）传播途径

1. 接触传播 是最主要的传播途径，包括直接接触传播和间接接触传播。前者为易感者直接接触到感染者病灶的体液或分泌物引起的传播。后者为通过接触被污染了病原体的手或日常生活用品等引起的传播。污染的手是接触传播的主要媒介，不仅造成直接传播，还可造成间接传播。

2. 血液传播 主要见于乙型肝炎病毒、丙型肝炎病毒和人类免疫缺陷病毒传播。

3. 共同媒介物传播 因插管、导管、内镜和人工呼吸机等侵袭性诊疗设备受病原微生物污染所致，一旦发生，在短期内甚至同时可引起多人感染。

4. 呼吸道传播 以空气中带病原微生物的气溶胶微粒和尘埃为媒介。如空调、雾化吸入装置和吸氧装置都可传播病原菌。

5. 消化道传播 主要见于因饮水、食物被污染造成的肠道感染。

（三）易感性

住院患者对条件致病菌和机会病原体的易感性较高，但以下人群更易发生医院感染：①所

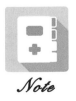

患疾病严重影响了机体的免疫功能,如恶性肿瘤、肝病、肾病、糖尿病、血液病、结缔组织病、慢性阻塞性肺疾病以及严重烧伤或创伤患者。②新生儿、婴幼儿和老年患者。③接受免疫抑制治疗、移植治疗、各种侵袭性操作、异物的植入及长期应用广谱抗生素的患者。

四、发病机制

(一)宿主免疫功能减退

烧伤、创伤、手术及侵袭性诊疗措施造成皮肤黏膜的损伤,病原体易于侵入。免疫抑制治疗、放疗、抗肿瘤化疗以及肝病、糖尿病、血液病、恶性肿瘤等均能造成宿主的免疫功能降低,因此机体内外的条件致病菌可引起医院感染。

(二)各种侵袭性诊疗措施

留置导尿管、各种插管、手术、血管内留置导管、各种内镜检查、人工呼吸等侵袭性操作为病原体入侵提供了机会。

(三)抗菌药物使用不当

广谱抗菌药物的长期使用使体内正常菌群受到抑制,削弱了正常菌群对外来病原体定植的抵抗力,破坏了宿主微生态的平衡,使耐药并有毒力的菌株得以繁殖,引起医院感染。

五、临床表现

(一)常见的感染部位和感染特点

1. 肺部感染 最常见的医院感染,病死率位于医院感染的首位。常见于外科手术患者、肿瘤、白血病、慢性阻塞性肺疾病、长期卧床或行气管切开术和气管插管等危重患者,重症监护病房患者感染率更高。肺部感染的病原体中革兰氏阴性杆菌占 60% 以上,常见的有铜绿假单胞菌、不动杆菌属、克雷伯菌属和肠杆菌属等。铜绿假单胞菌肺炎的病死率可达 70%。革兰氏阳性球菌中以金黄色葡萄球菌为主。其他有肺炎链球菌、嗜肺军团菌及真菌等。免疫功能低下者和危重患者可见真菌、疱疹病毒类、巨细胞病毒、沙眼衣原体和非结核杆菌等。临床表现有发热,咳嗽,咳黏痰,肺部湿啰音,呼吸加快,可有发绀。确诊须经 X 线胸片检查和痰标本检出相应的病原体。

2. 尿路感染 简称尿感,在我国占医院感染的第二位。病原菌以大肠埃希氏菌为主,其次为肠球菌、变形杆菌、铜绿假单胞菌、肺炎链球菌、沙雷菌和念珠菌等。留置导尿、尿路器械检查如膀胱镜检查等是引起尿感的主要原因。临床分为有症状尿路感染、无症状菌尿症和其他尿路感染。

1) 有症状尿路感染 有尿频、尿急、尿痛等尿路刺激症状,或有下腹触痛、肾区叩痛,伴或不伴发热,尿检男性白细胞≥5 个/HP,女性白细胞≥10 个/HP,并有下列之一者可诊断。

(1)清洁中段尿或导尿留取尿液(非留置导尿)培养革兰氏阳性球菌菌落计数≥10^4 cfu/mL、革兰氏阴性杆菌菌落计数≥10^5 cfu/mL、耻骨联合上膀胱穿刺留取尿液培养细菌菌落计数≥10^3 cfu/mL。

(2)新鲜尿标本经离心应用相差显微镜(1×400)检查,在 30 个视野中有半数视野见到细菌。

(3)重复两次导尿,尿标本培养得到相同的病原学结果(革兰氏阴性菌或腐生葡萄球菌),菌落计数≥10^5 cfu/mL。

(4)抗菌药物治疗 2 周后尿中细菌转阴者。

2) 无症状菌尿症 患者无症状,但在近期(通常为 1 周)有内镜检查或留置导尿史,尿培

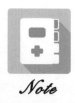

养革兰氏阳性球菌菌落计数≥10^4 cfu/mL、革兰氏阴性杆菌菌落计数≥10^5 cfu/mL。

3）其他尿路感染（如肾、肾周围组织、输尿管、膀胱、尿道） ①从体液或感染组织中分离出病原体；②肾脓肿或其他感染症状，通过直接检查、外科手术或病理组织检查而证实者；③影像学、手术、组织病理或其他方法证实者。

3. 消化道感染 主要为抗菌药物相关性腹泻和胃肠炎。

1）抗菌药物相关性腹泻 又称伪膜性肠炎或假膜性肠炎。最重要的致病菌是难辨梭菌，又称难辨梭状芽孢杆菌，为革兰氏阳性厌氧菌。金黄色葡萄球菌也可在伪膜性肠炎患者大便中检出，仅是伴随菌。伪膜性肠炎常见于胃肠道术后、肠梗阻、尿毒症、糖尿病、再生障碍性贫血和老年患者应用抗菌药物的过程中。在污染的医务人员的手和医院环境中可分离出难辨梭菌，故医务人员在本病传播中起重要作用。临床表现有腹泻，水样便、血便或黏液脓血便等，粪便中可有伪膜，可伴腹痛，发热，外周血白细胞升高。粪便涂片有菌群失调或培养发现有意义的优势菌群。纤维结肠镜检查见肠壁充血、水肿、出血，或见到 2～20 mm 灰黄（白）色斑块伪膜。如不及时治疗，严重者病死率可达 30%。

2）胃肠炎 主要是感染性胃肠炎，指入院 48 小时后腹泻，稀便每天超过 3 次，连续 2 天以上者。为常见的流行性医院感染。常见病原体有沙门菌、产肠毒素大肠埃希氏菌及念珠菌等，其他有志贺菌属、空肠弯曲菌、小肠结肠炎耶尔森菌、轮状病毒等。临床表现因病原菌不同而异。

（1）产肠毒素大肠埃希氏菌肠炎 由多种大肠埃希氏菌引起，临床表现轻重不一。腹泻，粪便呈水样或蛋花样或黏液脓血便等，轻度腹泻者镜检无脓细胞与白细胞。

（2）念珠菌肠炎 多见于有基础疾病患者应用广谱抗菌药物后。腹泻每天数次，严重者可有黑便。粪便镜检可见酵母样菌，粪便培养有念珠菌生长。

（3）鼠伤寒沙门菌肠炎 主要发生于小儿，特别是婴幼儿。急性起病，发热、恶心、呕吐，腹泻每天 10 余次，稀便或黏液脓血便，有腥臭味，粪便培养可有鼠伤寒沙门菌生长。病程 5～7 天。可在新生儿、小儿病房中暴发流行，病死率高，必须采取认真的隔离与彻底消毒措施。

4. 全身感染 不常见，但却最严重。发病率占医院感染的 5%，严重的原发性败血症（原发感染病灶不明显或由静脉输液、血管内检查及血液透析、静脉输入污染的药物或血液者引起的败血症）约占半数。临床表现为寒战，体温达 39～40 ℃，弛张热，中毒症状显著，白细胞和中性粒细胞升高，血培养有病原菌生长，确诊依靠血培养。常见病原菌为革兰氏阳性球菌，革兰氏阴性杆菌及少数真菌。革兰氏阳性球菌中最常见的是凝固酶阴性葡萄球菌，其次为金黄色葡萄球菌和粪肠球菌。革兰氏阴性杆菌主要为大肠埃希氏菌、克雷伯菌属、肠杆菌属、铜绿假单胞菌及沙雷菌属。真菌主要为念珠菌属。少数可为两种及以上细菌混合感染。

5. 其他 有术后伤口感染；器官移植相关的感染主要与免疫抑制有关；各种侵袭性操作相关的感染如内镜检查、留置导尿管等。输血相关感染主要是各种病毒、原虫污染血液制品所致。

（二）各类患者的特点

1. 老年人感染 老年人免疫功能低下，常伴某些基础疾病，容易发生肺部感染，甚至败血症。感染的病原体种类较多，临床表现常不典型，白细胞增高也可不明显。

2. 新生儿与婴幼儿的感染 由于新生儿与婴幼儿发育未健全，易发生各种条件致病菌引起的感染，常见的为肠道感染、呼吸道感染及败血症。临床表现不典型。

3. 患有慢性病或肺、心、肝、肾、脑等重要脏器功能不全者 如慢性肾上腺皮质功能减退症、糖尿病、白血病、系统性红斑狼疮及恶性肿瘤的患者，因免疫功能低下容易发生感染。原发病的治疗如长期使用广谱抗生素、糖皮质激素，抗肿瘤化疗、放疗等，可加重菌群失调。

六、诊断

（一）诊断标准

具有下列情况之一者可诊断为医院感染。

（1）无明确潜伏期的疾病，入院 48 小时后发生的感染。有明确潜伏期的疾病，自入院时起超过平均潜伏期后发生的感染。

（2）本次感染直接与上次住院有关。

（3）在原有感染的基础上培养出新的病原体或出现新的不同部位的感染（除外脓毒血症迁徙灶）。

（4）新生儿在分娩过程中和产后获得的感染。

（5）由于诊疗措施激活的潜在性感染，如疱疹病毒、结核杆菌等的感染。

（6）医务人员在医院工作期间获得的感染。

（二）诊断依据

医院感染的诊断主要依靠临床资料、物理或生化检查、病原学检查等。

1. 病原诊断　对重症感染需要了解：①病原菌的种类及其特点。②病原菌对抗菌药物的敏感性。③病原体分离出的部位。④多种病原体混合感染应区分主要病原体和次要病原体。⑤病原菌的动态变化与菌群失调状况。

2. 病情诊断　需要了解：①感染部位。②老年人、婴幼儿或新生儿。③基础疾病的种类、程度、治疗效果与现状。④诊治措施及其影响：侵入性诊疗措施，手术部位、引流、疗效与现状，免疫抑制治疗如化疗与放疗情况，应用抗菌药物的详细情况如种类、剂量、疗程、变动情况、疗效、不良反应以及菌群失调的优势病原菌。

以下情况不属于医院感染：①皮肤黏膜开放性创口或分泌物中培养出细菌，但无任何症状，为细菌定植。②物理性或化学性刺激引起的炎症反应。③新生儿经胎盘获得的感染（出生后 48 小时内发病），如单纯疱疹病毒、巨细胞病毒、弓形虫或水痘-带状疱疹病毒等感染。④原有的慢性感染复发或全身感染的迁徙性病灶，不能证明确系医院内获得者。⑤患者原有的慢性感染在医院内急性发作。

七、治疗

（一）抗菌药物的合理应用

对抗菌药物的应用总体要求是有效、安全与节约。

1. 抗菌药物的选用依据

（1）病原菌的种类、特点、药敏与动态变化等。

（2）感染部位，老年或小儿及基础疾病等。

（3）抗菌活性与其药代动力学特点，如吸收、分布与排泄，半衰期长短，血浆蛋白结合率高低，血药浓度高低以及不良反应等。

2. 抗菌药物选用步骤

（1）根据临床诊断进行经验性治疗，对常见病原菌选用抗菌药物时参考如下标准。①革兰氏阳性球菌感染：选用青霉素、苯唑西林、头孢哌酮、大环内酯类抗生素、庆大霉素和万古霉素等。②革兰氏阴性杆菌感染：选用氨苄西林、庆大霉素、哌拉西林、头孢唑林、第二代头孢菌素、第三代头孢菌素或氟喹诺酮类。③铜绿假单胞菌感染：选用阿米卡星、哌拉西林、氟喹诺酮类或头孢哌酮、头孢他啶或亚胺培南-西司他丁钠（泰能）等。④厌氧菌感染：选用甲硝唑和替硝唑、青霉素、克林霉素和拉氧头孢等。⑤深部真菌感染：选用两性霉素 B、咪康唑、酮康唑、氟康唑、伊曲康唑或氟胞嘧啶等。⑥念珠菌口腔炎选用1%甲紫,肠炎选用制霉菌素。⑦老年人与肾功能不全者慎用氨基糖苷类。⑧颅内感染:选用青霉素G、第三代头孢菌素。

（2）根据培养出的病原菌和药敏试验结果调整用药,以后再根据疗效、不良反应酌情调整。

3. 抗菌药物的联合应用　指征:①急性严重感染、病原菌未明确前,暂时应用。②严重混合感染,如同时有细菌和真菌或两者细菌感染,用一种抗菌药物不能兼顾者。尽量减少联合用药以免引起菌群失调。

4. 抗菌药物的用法

（1）静脉推注:用于重症患者,病情好转后改为滴注。

（2）静脉滴注:用于病情较重者,以迅速达到适当的血药浓度并维持有效浓度。病情减轻后可改为肌内注射或口服。

（3）肌内注射与口服:用于中度或轻度感染者。

（4）局部用药:用于表浅感染或脓腔,剂量相应减小。

应用抗菌药物的剂量与疗程根据病情与药物而定。

5. 不良反应的防治　老年人和有基础疾病的患者较易发生不良反应、毒性反应与过敏反应,联合用药易引起菌群失调。

（二）对症治疗

（1）基础疾病的相应治疗。

（2）维持水和电解质平衡,补充必要的热量和营养。

（3）维持重要的生理功能,如呼吸与循环功能。

（4）有脓肿或炎性积液者应及时有效引流等。

八、预防

（一）建立和健全医院感染管理组织

根据我国卫生部(现更名为国家卫生健康委员会)有关文件精神和各地具体情况可设立以下组织。

（1）医院感染管理委员会(小组)。

（2）医院感染管理科　负责实施委员会的决定和组织进行监测控制与管理工作等。

（3）医院感染控制中心　在条件成熟的城市,建立区域性的医院感染控制中心,负责组织、协调区域性的感染控制措施、培训及流行菌株的监测和报告。

（二）建立医院的监测制度系统

观察医院感染的发生、分布及影响因素,定期整理和提供有价值的数据资料,如感染率、病原体种类和细菌耐药谱等;了解医院感染的后果和控制感染措施的效果,以便采取更有效的对策。

日常监测工作如下。

（1）现医院感染病例并确定感染的类别。

（2）调查和汇集医院感染的原因和诱因。

（3）患者、医护人员、医疗器械和环境中采样做培养,并做细菌药物敏感试验。

（4）细菌耐药性的监测。

（5）医院感染资料数据的积累、分析。

（6）对有关监测资料及其分析说明做书面报告。

（三）预防措施

1. 建立和健全有关的规章制度 认真执行并定期检查。

1）清洁卫生 包括医院的环境卫生，科室与病室的清洁卫生。

2）消毒 污物与污水的消毒，科室和病室的消毒，医院感染高发区的消毒。医护人员应特别注意手的消毒。

3）隔离

（1）隔离传染病患者以防其传播。

（2）对医院感染患者的分泌物、排泄物消毒。

（3）对其他易感患者进行保护性隔离，防止受感染。

对医院的新职工应进行全面体检，包括测定乙型肝炎标志物、结核菌素试验。对长期在病房工作的员工应定期进行手部及鼻部的细菌培养，如有葡萄球菌感染者应积极治疗，持续金黄色葡萄球菌携带者应停止在病房工作。

4）医院污物处理 医疗垃圾应按照有关规范处理、消毒和运输。

5）灭菌 中心供应室的消毒灭菌必须进行质量控制。

6）无菌技术 必须严格执行手术室与其诊疗措施的无菌技术。

2. 医生、护士、检验与有关人员的培训 讲授有关医院感染的防治知识。

3. 抗菌药物的合理应用 如对医院感染和抗菌药物的讲解，诊断治疗的指导及存在问题的解决。

（四）控制措施

针对该医院常见的医院感染或局部暴发感染的控制措施。

（1）流行病学调查、分析与预防措施。

（2）患者的隔离 主要根据病原体传播途径制订措施。将不同颜色的卡片放在护理办公室和患者的床头，黄色—严格隔离，橙色—接触隔离，蓝色—呼吸道隔离，灰色—抗酸杆菌（结核分枝杆菌）隔离，棕色—肠道隔离，绿色—引流分泌物隔离，粉红色—血液、体液隔离。这个隔离体系保留了严格隔离、呼吸道隔离、结核病隔离和肠道隔离4类经典隔离，仅略加修改，如在肠道隔离中不强调穿隔离衣和戴手套。

（3）加强消毒与灭菌工作。

（4）医院感染患者的及时诊断与合理治疗。

本节小结

医院感染是住院患者在医院内获得的感染，包括在住院期间发生的感染和在医院内获得但在出院后发生的感染，不包括入院前已开始或入院时已存在的感染，医务人员在医院内获得的感染也属医院感染。医院感染分为内源性感染和外源性感染。病原体为细菌、真菌、病毒、立克次体和原虫等，90%以上的医院感染由细菌引起，革兰氏阴性杆菌占60%以上。传播途径包括接触传播、血液传播、共同媒介物传播、呼吸道传播、消化道传播，接触传播是最主要的传播途径。医院感染中最常见的是肺部感染，其次为尿路感染。消化道感染主要为伪膜性肠炎和胃肠炎。全身感染发病率占5%，病情严重，病死率高。老年人，新生儿与婴幼儿，免疫功能低下者易发生医院感染。诊断主要依靠临床资料、物理或生化检查、病原学检查等。治疗主要为抗菌药物的合理应用，要求有效、安全与节约，尽量减少联合用药，以免引起菌群失调。预防原则：建立和健全医院感染管理组织；建立医院的监测制度系统；建立和健全有关的规章制度，认真执行并定期检查，包括清洁卫生、消毒、隔离、医院污物处理、灭菌、无菌技术，医务人员与有关人员的培训,抗菌药物的合理应用;针对常见的医院感染或局部暴发感染采取控制措施。

（崔文君）

考 点 在 线

A1 型题

1. 医院感染不包括下列哪项?（　　）

A. 住院患者在医院内获得的感染

B. 患者在住院期间发生的感染

C. 住院患者在医院内获得但在出院后发生的感染

D. 患者在入院前已开始或入院时已存在的感染

E. 医务人员在医院内获得的感染

2. 医院感染的主要病原体是（　　）。

A. 真菌　　　　　　　　B. 细菌　　　　　　　　C. 支原体

D. 病毒　　　　　　　　E. 寄生虫

3. 医院肺炎最常见的致病菌是（　　）。

A. 真菌　　　　　　　　B. 肺炎链球菌　　　　　C. 厌氧菌

D. 葡萄球菌　　　　　　E. 革兰氏阴性杆菌

4. 下列属于医院感染的是（　　）。

A. 皮肤黏膜开放性伤口只有细菌定植而无炎症表现

B. 婴儿在子宫内的单纯疱疹病毒感染

C. 新生儿经产道时发生的感染

D. 由于创伤或非生物性因子刺激而产生的炎症表现

E. 患者原有的慢性感染在医院内急性发作

5. 下列哪些措施不是预防医院感染的主要措施?（　　）

A. 认真洗手　　　　　　B. 合理使用抗生素　　　C. 严格执行无菌操作

D. 消毒隔离　　　　　　E. 医院感染患者的及时诊断与合理治疗

参考答案

参 考 文 献

［1］　徐小元,祁伟.传染病学［M］.3 版.北京:人民卫生出版社,2013.

［2］　李兰娟,任红.传染病学［M］.8 版.北京:人民卫生出版社,2013.

Note

附录 A　穿、脱隔离衣实训

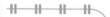

【实训目的】

(1) 保护工作人员和患者不受到污染。
(2) 防止病原微生物播散,避免交叉感染。

【操作流程】

一、评估

(1) 患者病情、治疗及护理情况。
(2) 患者目前隔离的种类。

二、准备

1. 人员准备　取下手表,洗手,戴隔离帽、口罩。
2. 用物准备　隔离衣、挂衣架、洗手及刷手设备。
3. 环境准备　操作环境整洁、宽敞,用物摆放合理。

三、实施

（一）穿隔离衣

1. 取隔离衣　手持衣领取下隔离衣,将隔离衣污染面向外,衣领两端向外折齐,对齐肩缝,露出肩袖内口,使清洁面对着操作者。(注意:衣领及隔离衣内面为清洁面)

2. 持领穿袖　一手持衣领,另一手伸入袖内,举起手臂,将衣袖穿上。换手持衣领,同法将另一袖穿好。(注意:衣袖勿触及面部)

3. 扣好衣扣　两手由衣领中部开始,由前向后理顺领边,扣上领扣,扣好袖口或系上袖带。

4. 系好腰带　从腰部自一侧衣缝向下约 5 cm 处将隔离衣后身向前拉,见到衣边则捏住,再依法将另一边捏住。两手在背后将边缘对齐,向一侧折叠,按住折叠处,将腰带在背后交叉,回到前面系一活结。(注意:手不可触及内面)

（二）脱隔离衣

1. 解开腰带　解开腰带,在前面系一活结。
2. 解开袖扣　解开袖扣,在肘部将部分衣袖塞入工作衣袖内。
3. 消毒双手　消毒双手并擦干。
4. 解开领扣　小心解开领扣,勿污染。
5. 脱去衣袖　一手伸入另一侧袖口内,拉下衣袖过手。用清洁手拉袖口内的清洁面,再用衣袖遮住的手在外面拉下另一衣袖,两手在衣袖内使袖子对齐,双臂逐渐退出,脱去隔离衣。

（注意：双手不可触及隔离衣外面）

6. 挂于衣钩 双手持衣领，将隔离衣两边对齐，挂在衣钩上。不再穿的隔离衣，脱下后清洁面向外，卷好投入污物袋中。（注意：挂在污染区时污染面朝外，挂在半污染区时清洁面朝外）

【注意事项】

（1）隔离衣要完整无破损，长短合适，必须全部遮盖工作服。

（2）隔离衣应每天更换，如有潮湿或污染应立即更换。

（3）清洁的手不能触及隔离衣的污染面，系领子时污染的袖口不可触及衣领、面部、帽子。注意保持衣领清洁。

（4）穿好隔离衣后，双臂保持在腰部以上、视线以内，不得进入清洁区，避免接触清洁物品。

（5）隔离观念强，操作者、环境及物品无污染。

（6）手的消毒方法正确，隔离衣未被浸湿。

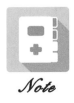

Note

附录 B　2017 年临床执业助理医师考试大纲（传染病、性传播疾病）

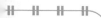

（一）传染病总论

（1）感染过程

（2）流行过程中的基本条件

（3）基本特征

（4）流行病学资料

（5）治疗原则与主要预防方法

（二）常见传染病

1. 病毒性肝炎

（1）病原分型

（2）临床分型

（3）甲、乙型肝炎的血清学诊断

（4）预防

2. 肾综合征出血热

（1）病原学

（2）临床分期及表现

（3）确诊依据

（4）主要预防措施

3. 细菌性痢疾

（1）病原学

（2）急性细菌性痢疾的临床表现

（3）确诊依据

（4）病原治疗

4. 流行性脑脊髓膜炎

（1）病原学

（2）临床表现（普通型与暴发型）

（3）确诊依据

（4）病原治疗

5. 疟疾

（1）疟原虫种类

（2）间日疟典型临床表现

（3）确诊依据

（4）病原治疗

（5）主要预防措施

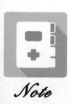

6. 血吸虫病

(1)急性血吸虫病的临床表现

(2)确诊依据

(3)病原治疗

(4)主要预防措施

7. 艾滋病

(1)病原学

(2)传播途径

(3)临床表现

(4)诊断

8. 流行性乙型脑炎

(1)病原学

(2)流行病学

(3)临床表现

(4)诊断、确诊依据与鉴别诊断

(5)治疗原则与预防

（三）性传播疾病

1. 淋病

(1)病原与传播途径

(2)临床表现

(3)诊断

(4)治疗

2. 梅毒

(1)病因

(2)分期与临床表现

(3)诊断

(4)治疗

3. 尖锐湿疣

(1)病原与传播途径

(2)临床表现

(3)诊断

(4)治疗

注:参考"人卫智网考试",略有修改。

附录 C　中华人民共和国传染病防治法

1989 年 2 月 21 日第七届全国人民代表大会常务委员会第六次会议通过。
2004 年 8 月 28 日第十届全国人民代表大会常务委员会第十一次会议修订。
2013 年 6 月 29 日第十二届全国人民代表大会常务委员会第三次会议通过。

第一章　总则

第一条　为了预防、控制和消除传染病的发生与流行,保障人体健康和公共卫生,制定本法。

第二条　国家对传染病防治实行预防为主的方针,防治结合、分类管理、依靠科学、依靠群众。

第三条　本法规定的传染病分为甲类、乙类和丙类。

甲类传染病是指:鼠疫、霍乱。

乙类传染病是指:传染性非典型肺炎(严重急性呼吸综合征)、艾滋病、病毒性肝炎、脊髓灰质炎、人感染高致病性禽流感、麻疹、流行性出血热、狂犬病、流行性乙型脑炎、登革热、炭疽、细菌性和阿米巴性痢疾、肺结核、伤寒和副伤寒、流行性脑脊髓膜炎、百日咳、白喉、新生儿破伤风、猩红热、布鲁氏菌病、淋病、梅毒、钩端螺旋体病、血吸虫病、疟疾、人感染 H_7N_9 禽流感。

丙类传染病是指:流行性感冒(含甲型 H_1N_1 流感)、流行性腮腺炎、风疹、急性出血性结膜炎、麻风病、流行性和地方性斑疹伤寒、黑热病、包虫病、丝虫病、手足口病(2008 年增加),除霍乱、细菌性和阿米巴性痢疾、伤寒和副伤寒以外的感染性腹泻病。

国务院卫生行政部门根据传染病暴发、流行情况和危害程度,可以决定增加、减少或者调整乙类、丙类传染病病种并予以公布。

第四条　对乙类传染病中传染性非典型肺炎、炭疽中的肺炭疽和人感染高致病性禽流感,采取本法所称甲类传染病的预防、控制措施。其他乙类传染病和突发原因不明的传染病需要采取本法所称甲类传染病的预防、控制措施的,由国务院卫生行政部门及时报经国务院批准后予以公布、实施。

需要解除依照前款规定采取的甲类传染病预防、控制措施的,由国务院卫生行政部门报经国务院批准后予以公布。

省、自治区、直辖市人民政府对本行政区域内常见、多发的其他地方性传染病,可以根据情况决定按照乙类或者丙类传染病管理并予以公布,报国务院卫生行政部门备案。

第五条　各级人民政府领导传染病防治工作。

县级以上人民政府制定传染病防治规划并组织实施,建立健全传染病防治的疾病预防控制、医疗救治和监督管理体系。

第六条　国务院卫生行政部门主管全国传染病防治及其监督管理工作。县级以上地方人民政府卫生行政部门负责本行政区域内的传染病防治及其监督管理工作。

县级以上人民政府其他部门在各自的职责范围内负责传染病防治工作。

军队的传染病防治工作,依照本法和国家有关规定办理,由中国人民解放军卫生主管部门

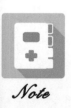

Note

实施监督管理。

第七条　各级疾病预防控制机构承担传染病监测、预测、流行病学调查、疫情报告以及其他预防、控制工作。

医疗机构承担与医疗救治有关的传染病防治工作和责任区域内的传染病预防工作。城市社区和农村基层医疗机构在疾病预防控制机构的指导下,承担城市社区、农村基层相应的传染病防治工作。

第八条　国家发展现代医学和中医药等传统医学,支持和鼓励开展传染病防治的科学研究,提高传染病防治的科学技术水平。

国家支持和鼓励开展传染病防治的国际合作。

第九条　国家支持和鼓励单位和个人参与传染病防治工作。各级人民政府应当完善有关制度,方便单位和个人参与防治传染病的宣传教育、疫情报告、志愿服务和捐赠活动。

居民委员会、村民委员会应当组织居民、村民参与社区、农村的传染病预防与控制活动。

第十条　国家开展预防传染病的健康教育。新闻媒体应当无偿开展传染病防治和公共卫生教育的公益宣传。

各级各类学校应当对学生进行健康知识和传染病预防知识的教育。

医学院校应当加强预防医学教育和科学研究,对在校学生以及其他与传染病防治相关人员进行预防医学教育和培训,为传染病防治工作提供技术支持。

疾病预防控制机构、医疗机构应当定期对其工作人员进行传染病防治知识、技能的培训。

第十一条　对在传染病防治工作中做出显著成绩和贡献的单位和个人,给予表彰和奖励。

对因参与传染病防治工作致病、致残、死亡的人员,按照有关规定给予补助、抚恤。

第十二条　在中华人民共和国领域内的一切单位和个人,必须接受疾病预防控制机构、医疗机构有关传染病的调查、检验、采集样本、隔离治疗等预防、控制措施,如实提供有关情况。疾病预防控制机构、医疗机构不得泄露涉及个人隐私的有关信息、资料。

卫生行政部门以及其他有关部门、疾病预防控制机构和医疗机构因违法实施行政管理或者预防、控制措施,侵犯单位和个人合法权益的,有关单位和个人可以依法申请行政复议或者提起诉讼。

第二章　传染病预防

第十三条　各级人民政府组织开展群众性卫生活动,进行预防传染病的健康教育,倡导文明健康的生活方式,提高公众对传染病的防治意识和应对能力,加强环境卫生建设,消除鼠害和蚊、蝇等病媒生物的危害。

各级人民政府农业、水利、林业行政部门按照职责分工负责指导和组织消除农田、湖区、河流、牧场、林区的鼠害与血吸虫危害,以及其他传播传染病的动物和病媒生物的危害。

铁路、交通、民用航空行政部门负责组织消除交通工具以及相关场所的鼠害和蚊、蝇等病媒生物的危害。

第十四条　地方各级人民政府应当有计划地建设和改造公共卫生设施,改善饮用水卫生条件,对污水、污物、粪便进行无害化处置。

第十五条　国家实行有计划的预防接种制度。国务院卫生行政部门和省、自治区、直辖市人民政府卫生行政部门,根据传染病预防、控制的需要,制定传染病预防接种规划并组织实施。用于预防接种的疫苗必须符合国家质量标准。

国家对儿童实行预防接种证制度。国家免疫规划项目的预防接种实行免费。医疗机构、疾病预防控制机构与儿童的监护人应当相互配合,保证儿童及时接受预防接种。具体办法由国务院制定。

Note

第十六条　国家和社会应当关心、帮助传染病病人、病原携带者和疑似传染病病人,使其得到及时救治。任何单位和个人不得歧视传染病病人、病原携带者和疑似传染病病人。

传染病病人、病原携带者和疑似传染病病人,在治愈前或者在排除传染病嫌疑前,不得从事法律、行政法规和国务院卫生行政部门规定禁止从事的易使该传染病扩散的工作。

第十七条　国家建立传染病监测制度。

国务院卫生行政部门制定国家传染病监测规划和方案。省、自治区、直辖市人民政府卫生行政部门根据国家传染病监测规划和方案,制定本行政区域的传染病监测计划和工作方案。

各级疾病预防控制机构对传染病的发生、流行以及影响其发生、流行的因素,进行监测;对国外发生、国内尚未发生的传染病或者国内新发生的传染病,进行监测。

第十八条　各级疾病预防控制机构在传染病预防控制中履行下列职责:

(一)实施传染病预防控制规划、计划和方案;

(二)收集、分析和报告传染病监测信息,预测传染病的发生、流行趋势;

(三)开展对传染病疫情和突发公共卫生事件的流行病学调查、现场处理及其效果评价;

(四)开展传染病实验室检测、诊断、病原学鉴定;

(五)实施免疫规划,负责预防性生物制品的使用管理;

(六)开展健康教育、咨询,普及传染病防治知识;

(七)指导、培训下级疾病预防控制机构及其工作人员开展传染病监测工作;

(八)开展传染病防治应用性研究和卫生评价,提供技术咨询。

(九)对医疗机构内传染病预防工作进行指导、考核、开展流行病学调查。

国家、省级疾病预防控制机构负责对传染病发生、流行以及分布进行监测,对重大传染病流行趋势进行预测,提出预防控制对策,参与并指导对暴发的疫情进行调查处理,开展传染病病原学鉴定,建立检测质量控制体系,开展应用性研究和卫生评价。

设区的市和县级疾病预防控制机构负责传染病预防控制规划、方案的落实,组织实施免疫、消毒、控制病媒生物的危害,普及传染病防治知识,负责本地区疫情和突发公共卫生事件监测、报告,开展流行病学调查和常见病原微生物检测。

第十九条　国家建立传染病预警制度。

国务院卫生行政部门和省、自治区、直辖市人民政府根据传染病发生、流行趋势的预测,及时发出传染病预警,根据情况予以公布。

第二十条　县级以上地方人民政府应当制定传染病预防、控制预案,报上一级人民政府备案。

传染病预防、控制预案应当包括以下主要内容:

(一)传染病预防控制指挥部的组成和相关部门的职责;

(二)传染病的监测、信息收集、分析、报告、通报制度;

(三)疾病预防控制机构、医疗机构在发生传染病疫情时的任务与职责;

(四)传染病暴发、流行情况的分级以及相应的应急工作方案;

(五)传染病预防、疫点疫区现场控制,应急设施、设备、救治药品和医疗器械以及其他物资和技术的储备与调用。

地方人民政府和疾病预防控制机构接到国务院卫生行政部门或者省、自治区、直辖市人民政府发出的传染病预警后,应当按照传染病预防、控制预案,采取相应的预防、控制措施。

第二十一条　医疗机构必须严格执行国务院卫生行政部门规定的管理制度、操作规范,防止传染病的医源性感染和医院感染。

医疗机构应当确定专门的部门或者人员,承担传染病疫情报告、本单位的传染病预防、控制以及责任区域内的传染病预防工作;承担医疗活动中与医院感染有关的危险因素监测、安全防护、消毒、隔离和医疗废物处置工作。

疾病预防控制机构应当指定专门人员负责对医疗机构内传染病预防工作进行指导、考核，开展流行病学调查。

第二十二条　疾病预防控制机构、医疗机构的实验室和从事病原微生物实验的单位，应当符合国家规定的条件和技术标准，建立严格的监督管理制度，对传染病病原体样本按照规定的措施实行严格监督管理，严防传染病病原体的实验室感染和病原微生物的扩散。

第二十三条　采供血机构、生物制品生产单位必须严格执行国家有关规定，保证血液、血液制品的质量。禁止非法采集血液或者组织他人出卖血液。

疾病预防控制机构、医疗机构使用血液和血液制品，必须遵守国家有关规定，防止因输入血液、使用血液制品引起经血液传播疾病的发生。

第二十四条　各级人民政府应当加强艾滋病的防治工作，采取预防、控制措施，防止艾滋病的传播。具体办法由国务院制定。

第二十五条　县级以上人民政府农业、林业行政部门以及其他有关部门，依据各自的职责负责与人畜共患传染病有关的动物传染病的防治管理工作。

与人畜共患传染病有关的野生动物、家畜家禽，经检疫合格后，方可出售、运输。

第二十六条　国家建立传染病菌种、毒种库。

对传染病菌种、毒种和传染病检测样本的采集、保藏、携带、运输和使用实行分类管理，建立健全严格的管理制度。

对可能导致甲类传染病传播的以及国务院卫生行政部门规定的菌种、毒种和传染病检测样本，确需采集、保藏、携带、运输和使用的，须经省级以上人民政府卫生行政部门批准。具体办法由国务院制定。

第二十七条　对被传染病病原体污染的污水、污物、场所和物品，有关单位和个人必须在疾病预防控制机构的指导下或者按照其提出的卫生要求，进行严格消毒处理；拒绝消毒处理的，由当地卫生行政部门或者疾病预防控制机构进行强制消毒处理。

第二十八条　在国家确认的自然疫源地计划兴建水利、交通、旅游、能源等大型建设项目的，应当事先由省级以上疾病预防控制机构对施工环境进行卫生调查。建设单位应当根据疾病预防控制机构的意见，采取必要的传染病预防、控制措施。施工期间，建设单位应当设专人负责工地上的卫生防疫工作。工程竣工后，疾病预防控制机构应当对可能发生的传染病进行监测。

第二十九条　用于传染病防治的消毒产品、饮用水供水单位供应的饮用水和涉及饮用水卫生安全的产品，应当符合国家卫生标准和卫生规范。

饮用水供水单位从事生产或者供应活动，应当依法取得卫生许可证。

生产用于传染病防治的消毒产品的单位和生产用于传染病防治的消毒产品，应当经省级以上人民政府卫生行政部门审批。具体办法由国务院制定。

第三章　疫情报告、通报和公布

第三十条　疾病预防控制机构、医疗机构和采供血机构及其执行职务的人员发现本法规定的传染病疫情或者发现其他传染病暴发、流行以及突发原因不明的传染病时，应当遵循疫情报告属地管理原则，按照国务院规定的或者国务院卫生行政部门规定的内容、程序、方式和时限报告。

军队医疗机构向社会公众提供医疗服务，发现前款规定的传染病疫情时，应当按照国务院卫生行政部门的规定报告。

第三十一条　任何单位和个人发现传染病病人或者疑似传染病病人时，应当及时向附近的疾病预防控制机构或者医疗机构报告。

第三十二条　港口、机场、铁路疾病预防控制机构以及国境卫生检疫机关发现甲类传染病病人、病原携带者、疑似传染病病人时,应当按照国家有关规定立即向国境口岸所在地的疾病预防控制机构或者所在地县级以上地方人民政府卫生行政部门报告并互相通报。

第三十三条　疾病预防控制机构应当主动收集、分析、调查、核实传染病疫情信息。接到甲类、乙类传染病疫情报告或者发现传染病暴发、流行时,应当立即报告当地卫生行政部门,由当地卫生行政部门立即报告当地人民政府,同时报告上级卫生行政部门和国务院卫生行政部门。

疾病预防控制机构应当设立或者指定专门的部门、人员负责传染病疫情信息管理工作,及时对疫情报告进行核实、分析。

第三十四条　县级以上地方人民政府卫生行政部门应当及时向本行政区域内的疾病预防控制机构和医疗机构通报传染病疫情以及监测、预警的相关信息。接到通报的疾病预防控制机构和医疗机构应当及时告知本单位的有关人员。

第三十五条　国务院卫生行政部门应当及时向国务院其他有关部门和各省、自治区、直辖市人民政府卫生行政部门通报全国传染病疫情以及监测、预警的相关信息。

毗邻的以及相关的地方人民政府卫生行政部门,应当及时互相通报本行政区域的传染病疫情以及监测、预警的相关信息。

县级以上人民政府有关部门发现传染病疫情时,应当及时向同级人民政府卫生行政部门通报。

中国人民解放军卫生主管部门发现传染病疫情时,应当向国务院卫生行政部门通报。

第三十六条　动物防疫机构和疾病预防控制机构,应当及时互相通报动物间和人间发生的人畜共患传染病疫情以及相关信息。

第三十七条　依照本法的规定负有传染病疫情报告职责的人民政府有关部门、疾病预防控制机构、医疗机构、采供血机构及其工作人员,不得隐瞒、谎报、缓报传染病疫情。

第三十八条　国家建立传染病疫情信息公布制度。

国务院卫生行政部门定期公布全国传染病疫情信息。省、自治区、直辖市人民政府卫生行政部门定期公布本行政区域的传染病疫情信息。

传染病暴发、流行时,国务院卫生行政部门负责向社会公布传染病疫情信息,并可以授权省、自治区、直辖市人民政府卫生行政部门向社会公布本行政区域的传染病疫情信息。

公布传染病疫情信息应当及时、准确。

第四章　疫情控制

第三十九条　医疗机构发现甲类传染病时,应当及时采取下列措施:

(一)对病人、病原携带者,予以隔离治疗,隔离期限根据医学检查结果确定;

(二)对疑似病人,确诊前在指定场所单独隔离治疗;

(三)对医疗机构内的病人、病原携带者、疑似病人的密切接触者,在指定场所进行医学观察和采取其他必要的预防措施。

拒绝隔离治疗或者隔离期未满擅自脱离隔离治疗的,可以由公安机关协助医疗机构采取强制隔离治疗措施。

医疗机构发现乙类或者丙类传染病病人,应当根据病情采取必要的治疗和控制传播措施。

医疗机构对本单位内被传染病病原体污染的场所、物品以及医疗废物,必须依照法律、法规的规定实施消毒和无害化处置。

第四十条　疾病预防控制机构发现传染病疫情或者接到传染病疫情报告时,应当及时采取下列措施:

（一）对传染病疫情进行流行病学调查，根据调查情况提出划定疫点、疫区的建议，对被污染的场所进行卫生处理，对密切接触者，在指定场所进行医学观察和采取其他必要的预防措施，并向卫生行政部门提出疫情控制方案；

（二）传染病暴发、流行时，对疫点、疫区进行卫生处理，向卫生行政部门提出疫情控制方案，并按照卫生行政部门的要求采取措施；

（三）指导下级疾病预防控制机构实施传染病预防、控制措施，组织、指导有关单位对传染病疫情的处理。

第四十一条　对已经发生甲类传染病病例的场所或者该场所内的特定区域的人员，所在地的县级以上地方人民政府可以实施隔离措施，并同时向上一级人民政府报告；接到报告的上级人民政府应当即时作出是否批准的决定。上级人民政府作出不予批准决定的，实施隔离措施的人民政府应当立即解除隔离措施。

在隔离期间，实施隔离措施的人民政府应当对被隔离人员提供生活保障；被隔离人员有工作单位的，所在单位不得停止支付其隔离期间的工作报酬。

隔离措施的解除，由原决定机关决定并宣布。

第四十二条　传染病暴发、流行时，县级以上地方人民政府应当立即组织力量，按照预防、控制预案进行防治，切断传染病的传播途径，必要时，报经上一级人民政府决定，可以采取下列紧急措施并予以公告：

（一）限制或者停止集市、影剧院演出或者其他人群聚集的活动；

（二）停工、停业、停课；

（三）封闭或者封存被传染病病原体污染的公共饮用水源、食品以及相关物品；

（四）控制或者扑杀染疫野生动物、家畜家禽；

（五）封闭可能造成传染病扩散的场所。

上级人民政府接到下级人民政府关于采取前款所列紧急措施的报告时，应当即时作出决定。

紧急措施的解除，由原决定机关决定并宣布。

第四十三条　甲类、乙类传染病暴发、流行时，县级以上地方人民政府报经上一级人民政府决定，可以宣布本行政区域部分或者全部为疫区；国务院可以决定并宣布跨省、自治区、直辖市的疫区。县级以上地方人民政府可以在疫区内采取本法第四十二条规定的紧急措施，并可以对出入疫区的人员、物资和交通工具实施卫生检疫。

省、自治区、直辖市人民政府可以决定对本行政区域内的甲类传染病疫区实施封锁；但是，封锁大、中城市的疫区或者封锁跨省、自治区、直辖市的疫区，以及封锁疫区导致中断干线交通或者封锁国境的，由国务院决定。

疫区封锁的解除，由原决定机关决定并宣布。

第四十四条　发生甲类传染病时，为了防止该传染病通过交通工具及其乘运的人员、物资传播，可以实施交通卫生检疫。具体办法由国务院制定。

第四十五条　传染病暴发、流行时，根据传染病疫情控制的需要，国务院有权在全国范围或者跨省、自治区、直辖市范围内，县级以上地方人民政府有权在本行政区域内紧急调集人员或者调用储备物资，临时征用房屋、交通工具以及相关设施、设备。

紧急调集人员的，应当按照规定给予合理报酬。临时征用房屋、交通工具以及相关设施、设备的，应当依法给予补偿；能返还的，应当及时返还。

第四十六条　患甲类传染病、炭疽死亡的，应当将尸体立即进行卫生处理，就近火化。患其他传染病死亡的，必要时，应当将尸体进行卫生处理后火化或者按照规定深埋。

为了查找传染病病因，医疗机构在必要时可以按照国务院卫生行政部门的规定，对传染病病人尸体或者疑似传染病病人尸体进行解剖查验,并应当告知死者家属。

　　第四十七条　疫区中被传染病病原体污染或者可能被传染病病原体污染的物品,经消毒可以使用的,应当在当地疾病预防控制机构的指导下,进行消毒处理后,方可使用、出售和运输。

　　第四十八条　发生传染病疫情时,疾病预防控制机构和省级以上人民政府卫生行政部门指派的其他与传染病有关的专业技术机构,可以进入传染病疫点、疫区进行调查、采集样本、技术分析和检验。

　　第四十九条　传染病暴发、流行时,药品和医疗器械生产、供应单位应当及时生产、供应防治传染病的药品和医疗器械。铁路、交通、民用航空经营单位必须优先运送处理传染病疫情的人员以及防治传染病的药品和医疗器械。县级以上人民政府有关部门应当做好组织协调工作。

第五章　医疗救治

　　第五十条　县级以上人民政府应当加强和完善传染病医疗救治服务网络的建设,指定具备传染病救治条件和能力的医疗机构承担传染病救治任务,或者根据传染病救治需要设置传染病医院。

　　第五十一条　医疗机构的基本标准、建筑设计和服务流程,应当符合预防传染病医院感染的要求。

　　医疗机构应当按照规定对使用的医疗器械进行消毒;对按照规定一次使用的医疗器具,应当在使用后予以销毁。

　　医疗机构应当按照国务院卫生行政部门规定的传染病诊断标准和治疗要求,采取相应措施,提高传染病医疗救治能力。

　　第五十二条　医疗机构应当对传染病病人或者疑似传染病病人提供医疗救护、现场救援和接诊治疗,书写病历记录以及其他有关资料,并妥善保管。

　　医疗机构应当实行传染病预检、分诊制度;对传染病病人、疑似传染病病人,应当引导至相对隔离的分诊点进行初诊。医疗机构不具备相应救治能力的,应当将患者及其病历记录复印件一并转至具备相应救治能力的医疗机构。具体办法由国务院卫生行政部门规定。

第六章　监督管理

　　第五十三条　县级以上人民政府卫生行政部门对传染病防治工作履行下列监督检查职责:

　　(一)对下级人民政府卫生行政部门履行本法规定的传染病防治职责进行监督检查;

　　(二)对疾病预防控制机构、医疗机构的传染病防治工作进行监督检查;

　　(三)对采供血机构的采供血活动进行监督检查;

　　(四)对用于传染病防治的消毒产品及其生产单位进行监督检查,并对饮用水供水单位从事生产或者供应活动以及涉及饮用水卫生安全的产品进行监督检查;

　　(五)对传染病菌种、毒种和传染病检测样本的采集、保藏、携带、运输、使用进行监督检查;

　　(六)对公共场所和有关单位的卫生条件和传染病预防、控制措施进行监督检查。

　　省级以上人民政府卫生行政部门负责组织对传染病防治重大事项的处理。

　　第五十四条　县级以上人民政府卫生行政部门在履行监督检查职责时,有权进入被检查单位和传染病疫情发生现场调查取证,查阅或者复制有关的资料和采集样本。被检查单位应当予以配合,不得拒绝、阻挠。

第五十五条 县级以上地方人民政府卫生行政部门在履行监督检查职责时,发现被传染病病原体污染的公共饮用水源、食品以及相关物品,如不及时采取控制措施可能导致传染病传播、流行的,可以采取封闭公共饮用水源、封存食品以及相关物品或者暂停销售的临时控制措施,并予以检验或者进行消毒。经检验,属于被污染的食品,应当予以销毁;对未被污染的食品或者经消毒后可以使用的物品,应当解除控制措施。

第五十六条 卫生行政部门工作人员依法执行职务时,应当不少于两人,并出示执法证件,填写卫生执法文书。

卫生执法文书经核对无误后,应当由卫生执法人员和当事人签名。当事人拒绝签名的,卫生执法人员应当注明情况。

第五十七条 卫生行政部门应当依法建立健全内部监督制度,对其工作人员依据法定职权和程序履行职责的情况进行监督。

上级卫生行政部门发现下级卫生行政部门不及时处理职责范围内的事项或者不履行职责的,应当责令纠正或者直接予以处理。

第五十八条 卫生行政部门及其工作人员履行职责,应当自觉接受社会和公民的监督。单位和个人有权向上级人民政府及其卫生行政部门举报违反本法的行为。接到举报的有关人民政府或者其卫生行政部门,应当及时调查处理。

第七章 保障措施

第五十九条 国家将传染病防治工作纳入国民经济和社会发展计划,县级以上地方人民政府将传染病防治工作纳入本行政区域的国民经济和社会发展计划。

第六十条 县级以上地方人民政府按照本级政府职责负责本行政区域内传染病预防、控制、监督工作的日常经费。

国务院卫生行政部门会同国务院有关部门,根据传染病流行趋势,确定全国传染病预防、控制、救治、监测、预测、预警、监督检查等项目。中央财政对困难地区实施重大传染病防治项目给予补助。

省、自治区、直辖市人民政府根据本行政区域内传染病流行趋势,在国务院卫生行政部门确定的项目范围内,确定传染病预防、控制、监督等项目,并保障项目的实施经费。

第六十一条 国家加强基层传染病防治体系建设,扶持贫困地区和少数民族地区的传染病防治工作。

地方各级人民政府应当保障城市社区、农村基层传染病预防工作的经费。

第六十二条 国家对患有特定传染病的困难人群实行医疗救助,减免医疗费用。具体办法由国务院卫生行政部门会同国务院财政部门等部门制定。

第六十三条 县级以上人民政府负责储备防治传染病的药品、医疗器械和其他物资,以备调用。

第六十四条 对从事传染病预防、医疗、科研、教学、现场处理疫情的人员,以及在生产、工作中接触传染病病原体的其他人员,有关单位应当按照国家规定,采取有效的卫生防护措施和医疗保健措施,并给予适当的津贴。

第八章 法律责任

第六十五条 地方各级人民政府未依照本法的规定履行报告职责,或者隐瞒、谎报、缓报传染病疫情,或者在传染病暴发、流行时,未及时组织救治、采取控制措施的,由上级人民政府责令改正,通报批评;造成传染病传播、流行或者其他严重后果的,对负有责任的主管人员,依法给予行政处分;构成犯罪的,依法追究刑事责任。

第六十六条　县级以上人民政府卫生行政部门违反本法规定,有下列情形之一的,由本级人民政府、上级人民政府卫生行政部门责令改正,通报批评;造成传染病传播、流行或者其他严重后果的,对负有责任的主管人员和其他直接责任人员,依法给予行政处分;构成犯罪的,依法追究刑事责任:

(一)未依法履行传染病疫情通报、报告或者公布职责,或者隐瞒、谎报、缓报传染病疫情的;

(二)发生或者可能发生传染病传播时未及时采取预防、控制措施的;

(三)未依法履行监督检查职责,或者发现违法行为不及时查处的;

(四)未及时调查、处理单位和个人对下级卫生行政部门不履行传染病防治职责的举报的;

(五)违反本法的其他失职、渎职行为。

第六十七条　县级以上人民政府有关部门未依照本法的规定履行传染病防治和保障职责的,由本级人民政府或者上级人民政府有关部门责令改正,通报批评;造成传染病传播、流行或者其他严重后果的,对负有责任的主管人员和其他直接责任人员,依法给予行政处分;构成犯罪的,依法追究刑事责任。

第六十八条　疾病预防控制机构违反本法规定,有下列情形之一的,由县级以上人民政府卫生行政部门责令限期改正,通报批评,给予警告;对负有责任的主管人员和其他直接责任人员,依法给予降级、撤职、开除的处分,并可以依法吊销有关责任人员的执业证书;构成犯罪的,依法追究刑事责任:

(一)未依法履行传染病监测职责的;

(二)未依法履行传染病疫情报告、通报职责,或者隐瞒、谎报、缓报传染病疫情的;

(三)未主动收集传染病疫情信息,或者对传染病疫情信息和疫情报告未及时进行分析、调查、核实的;

(四)发现传染病疫情时,未依据职责及时采取本法规定的措施的;

(五)故意泄露传染病病人、病原携带者、疑似传染病病人、密切接触者涉及个人隐私的有关信息、资料的。

第六十九条　医疗机构违反本法规定,有下列情形之一的,由县级以上人民政府卫生行政部门责令改正,通报批评,给予警告;造成传染病传播、流行或者其他严重后果的,对负有责任的主管人员和其他直接责任人员,依法给予降级、撤职、开除的处分,并可以依法吊销有关责任人员的执业证书;构成犯罪的,依法追究刑事责任:

(一)未按照规定承担本单位的传染病预防、控制工作、医院感染控制任务和责任区域内的传染病预防工作的;

(二)未按照规定报告传染病疫情,或者隐瞒、谎报、缓报传染病疫情的;

(三)发现传染病疫情时,未按照规定对传染病病人、疑似传染病病人提供医疗救护、现场救援、接诊、转诊的,或者拒绝接受转诊的;

(四)未按照规定对本单位内被传染病病原体污染的场所、物品以及医疗废物实施消毒或者无害化处置的;

(五)未按照规定对医疗器械进行消毒,或者对按照规定一次使用的医疗器具未予销毁,再次使用的;

(六)在医疗救治过程中未按照规定保管医学记录资料的;

(七)故意泄露传染病病人、病原携带者、疑似传染病病人、密切接触者涉及个人隐私的有关信息、资料的。

第七十条　采供血机构未按照规定报告传染病疫情,或者隐瞒、谎报、缓报传染病疫情,或者未执行国家有关规定,导致因输入血液引起经血液传播疾病发生的,由县级以上人民政府卫生行政部门责令改正,通报批评,给予警告;造成传染病传播、流行或者其他严重后果的,对负有责任的主管人员和其他直接责任人员,依法给予降级、撤职、开除的处分,并可以依法吊销采供血机构的执业许可证;构成犯罪的,依法追究刑事责任。

非法采集血液或者组织他人出卖血液的,由县级以上人民政府卫生行政部门予以取缔,没收违法所得,可以并处十万元以下的罚款;构成犯罪的,依法追究刑事责任。

第七十一条　国境卫生检疫机关、动物防疫机构未依法履行传染病疫情通报职责的,由有关部门在各自职责范围内责令改正,通报批评;造成传染病传播、流行或者其他严重后果的,对负有责任的主管人员和其他直接责任人员,依法给予降级、撤职、开除的处分;构成犯罪的,依法追究刑事责任。

第七十二条　铁路、交通、民用航空经营单位未依照本法的规定优先运送处理传染病疫情的人员以及防治传染病的药品和医疗器械的,由有关部门责令限期改正,给予警告;造成严重后果的,对负有责任的主管人员和其他直接责任人员,依法给予降级、撤职、开除的处分。

第七十三条　违反本法规定,有下列情形之一,导致或者可能导致传染病传播、流行的,由县级以上人民政府卫生行政部门责令限期改正,没收违法所得,可以并处五万元以下的罚款;已取得许可证的,原发证部门可以依法暂扣或者吊销许可证;构成犯罪的,依法追究刑事责任:

(一)饮用水供水单位供应的饮用水不符合国家卫生标准和卫生规范的;

(二)涉及饮用水卫生安全的产品不符合国家卫生标准和卫生规范的;

(三)用于传染病防治的消毒产品不符合国家卫生标准和卫生规范的;

(四)出售、运输疫区中被传染病病原体污染或者可能被传染病病原体污染的物品,未进行消毒处理的;

(五)生物制品生产单位生产的血液制品不符合国家质量标准的。

第七十四条　违反本法规定,有下列情形之一的,由县级以上地方人民政府卫生行政部门责令改正,通报批评,给予警告,已取得许可证的,可以依法暂扣或者吊销许可证;造成传染病传播、流行以及其他严重后果的,对负有责任的主管人员和其他直接责任人员,依法给予降级、撤职、开除的处分,并可以依法吊销有关责任人员的执业证书;构成犯罪的,依法追究刑事责任:

(一)疾病预防控制机构、医疗机构和从事病原微生物实验的单位,不符合国家规定的条件和技术标准,对传染病病原体样本未按照规定进行严格管理,造成实验室感染和病原微生物扩散的;

(二)违反国家有关规定,采集、保藏、携带、运输和使用传染病菌种、毒种和传染病检测样本的;

(三)疾病预防控制机构、医疗机构未执行国家有关规定,导致因输入血液、使用血液制品引起经血液传播疾病发生的。

第七十五条　未经检疫出售、运输与人畜共患传染病有关的野生动物、家畜家禽的,由县级以上地方人民政府畜牧兽医行政部门责令停止违法行为,并依法给予行政处罚。

第七十六条　在国家确认的自然疫源地兴建水利、交通、旅游、能源等大型建设项目,未经卫生调查进行施工的,或者未按照疾病预防控制机构的意见采取必要的传染病预防、控制措施的,由县级以上人民政府卫生行政部门责令限期改正,给予警告,处五千元以上三万元以下的罚款;逾期不改正的,处三万元以上十万元以下的罚款,并可以提请有关人民政府依据职责权限,责令停建、关闭。

第七十七条　单位和个人违反本法规定,导致传染病传播、流行,给他人人身、财产造成损害的,应当依法承担民事责任。

第九章　附则

第七十八条　本法中下列用语的含义:

(一)传染病病人、疑似传染病病人:指根据国务院卫生行政部门发布的《中华人民共和国传染病防治法规定管理的传染病诊断标准》,符合传染病病人和疑似传染病病人诊断标准的人。

(二)病原携带者:指感染病原体无临床症状但能排出病原体的人。

(三)流行病学调查:指对人群中疾病或者健康状况的分布及其决定因素进行调查研究,提出疾病预防控制措施及保健对策。

(四)疫点:指病原体从传染源向周围播散的范围较小或者单个疫源地。

(五)疫区:指传染病在人群中暴发、流行,其病原体向周围播散时所能波及的地区。

(六)人畜共患传染病:指人与脊椎动物共同罹患的传染病,如鼠疫、狂犬病、血吸虫病等。

(七)自然疫源地:指某些可引起人类传染病的病原体在自然界的野生动物中长期存在和循环的地区。

(八)病媒生物:指能够将病原体从人或者其他动物传播给人的生物,如蚊、蝇、蚤类等。

(九)医源性感染:指在医学服务中,因病原体传播引起的感染。

(十)医院感染:指住院病人在医院内获得的感染,包括在住院期间发生的感染和在医院内获得出院后发生的感染,但不包括入院前已开始或者入院时已处于潜伏期的感染。医院工作人员在医院内获得的感染也属医院感染。

(十一)实验室感染:指从事实验室工作时,因接触病原体所致的感染。

(十二)菌种、毒种:指可能引起本法规定的传染病发生的细菌菌种、病毒毒种。

(十三)消毒:指用化学、物理、生物的方法杀灭或者消除环境中的病原微生物。

(十四)疾病预防控制机构:指从事疾病预防控制活动的疾病预防控制中心以及与上述机构业务活动相同的单位。

(十五)医疗机构:指按照《医疗机构管理条例》取得医疗机构执业许可证,从事疾病诊断、治疗活动的机构。

第七十九条　传染病防治中有关食品、药品、血液、水、医疗废物和病原微生物的管理以及动物防疫和国境卫生检疫,本法未规定的,分别适用其他有关法律、行政法规的规定。

第八十条　本法自 2004 年 12 月 1 日起施行。